大づかみ矯正歯科臨床シリーズ

知りたい・聞きたい
矯正歯科

Q&A

診断・資料採得
Questions and Answers
to the Diagnosis
and the Diagnostic Materials

メカニクス
Questions and Answers
to the Mechanics

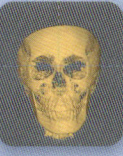

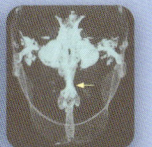

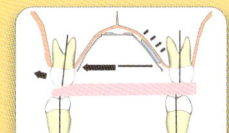

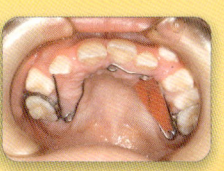

各種機能
Questions and Answers
to the Functions

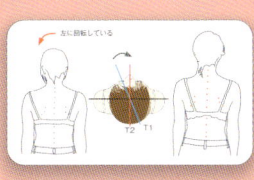

中島榮一郎 著
槇 宏太郎

クインテッセンス出版株式会社　2012

Tokyo, Berlin, Chicago, London, Paris, Barcelona, Istanbul, Milano, São Paulo, Moscow, Prague, Warsaw,
Delhi, Beijing, Bukarest, and Singapore

「大づかみ矯正歯科臨床シリーズ」第2弾
『知りたい・聞きたい矯正歯科 Q&A』発刊によせて

　本シリーズの第1弾『矯正歯科装置の技工ガイドブック』を出したのが1年前、2011年である．お陰さまで多くの方に好意を持っていただいていると聞く．そもそもこのシリーズの目的は、矯正歯科臨床にかかわるすべての歯科関係者のために、多様化した現在の矯正臨床を整理し、そこで治療を受けた患者さんに一人でも多く「矯正治療を受けてよかった」と思っていただくことである．

　そのためにはまず、"何がわからないのか"を知ることが先決である．幸い本書の共著者である昭和大学の槇　宏太郎教授が矯正の医局員の先生からアンケートをとり、臨床についての疑問点を集めてくださった．その疑問点について槇先生と私が自由に語り、それをQ&Aの形でまとめたのが本書である．したがって著者二人が得意とする分野についてはそれなりに詳しく書かれているが、他の分野では質問者と同じ目線で話している項目のほうが多い．本書は読者にそれぞれの項目について研究者のように詳細に理解していただくことを目的にはしていないし、もとよりそれにはわれわれでは任が重すぎる．

　私が矯正臨床の本を「大づかみ」で書こうと思ったきっかけは、数年前に手にした『大掴源氏物語　まろ、ん？』(小泉吉宏著・幻冬舎) という本である．源氏はそれまで何度も試みて挫折していたが、同書を読み"なんだこんなことだったのか"と腑に落ちた．古典としてみると、やたら難しいが"紫式部はミタ"と思えば時代は違え"男と女のおはなし"である．それと同じく、矯正歯科臨床も捉えられたらもっと読者にわかりやすくなるのではないかと考えた．だから、それぞれの専門の先生にはお叱りを受ける覚悟でまとめた項目も多い．それ以上深く知りたい時はそれぞれの文献に当たってくださればよいと思う．

　本書は質問の内容から次の3つのパートに分け、それぞれ色分けした．
PART 1 （■）：診断・資料採得に関する Q&A
PART 2 （■）：メカニクスに関する Q&A
PART 3 （■）：各種機能に関する Q&A

　この本を手にして下さった方々が、"なるほどそうだったのか！"と手を打っていただけることを期待して筆をおく．また、本書の出版にあたり多くの皆様にご援助をいただいた．その方々のお名前を巻末に記して謝辞に代えたい．

　2012年　弥生三月　遅咲きの梅の香に包まれつつ

中島榮一郎／槇　宏太郎

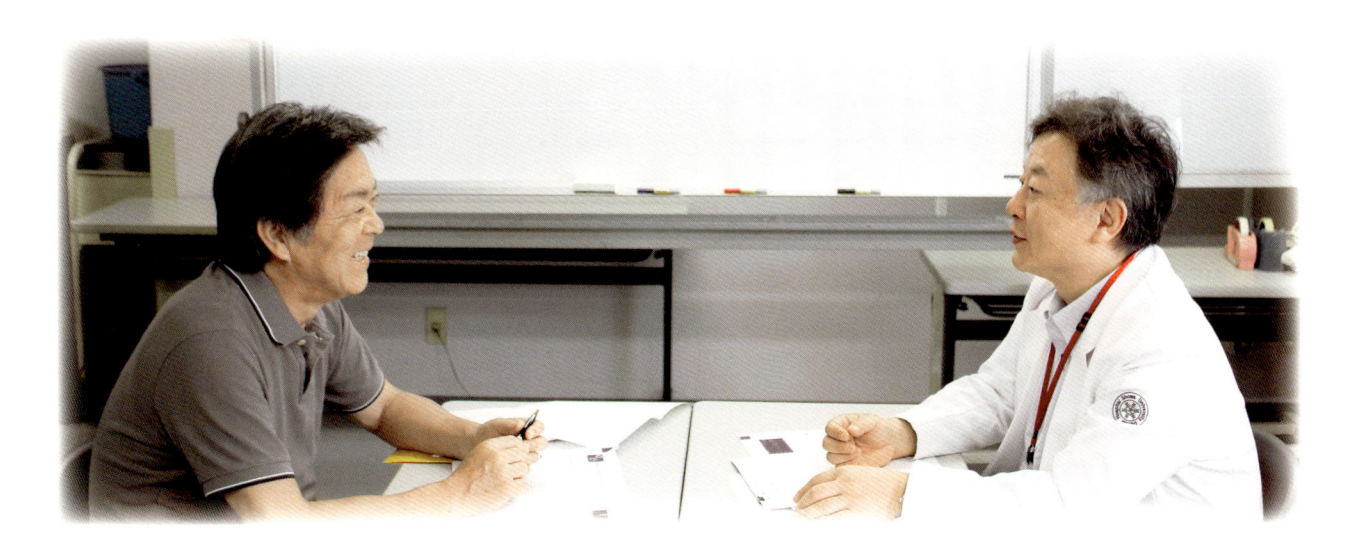

目次

PART 1 | 診断・資料採得に関するQ&A
Questions and Answers to the Diagnosis and the Diagnostic Materials

Q 1	セファログラムのトレースには，さまざまな方法がありますが，筋突起や頬骨弓下縁をトレースするのはなぜですか？	8
Q 2	セファログラムのトレースにおいて，下顎頭を正確にトレースする方法はありますか？	10
Q 3	頸椎をトレースするのはなぜですか？	14
Q 4	歯根が湾曲している歯のパラレリングはどのようにすればよいですか？	18
Q 5	矯正診断における軟組織の機能的な評価はどのようにすればよいですか？	20
Q 6	治療後の軟組織の変化についてはどの程度の予測が可能ですか？	22
Q 7	舌癖は，どのように診断しますか？	26
Q 8	筋電図をどのように活用したらよいでしょうか？	28
Q 9	顎顔面に影響を及ぼす習癖にはどのようなものがありますか？	30
Q 10	顎変形症をCBCTで分析する時に，観察すべき解剖学的特徴はありますか？	32
Q 11	気道の狭窄は，何ミリ以下が狭窄なのですか？	34
Q 12	加齢変化を予測し，仕上がりを考慮すべきですか？	36
Q 13	乳歯前歯部反対咬合の治療は，いつから開始しますか？	38
Q 14	八重歯を"予防"することは可能ですか？	40
Q 15	ClassⅠ仕上げとClassⅡ仕上げでは，どちらがよいのでしょうか？	42
Q 16	上顎第一大臼歯の位置は，どのように決定すればよいですか？	44
Q 17	永久歯列弓のディスクレパンシー予測において，一番信頼できるものは何ですか？	46
Q 18	呼吸に関する検査は必要だと思いますか？	48
Q 19	舌縮小術はするべきですか？	50
Q 20	矮小歯は補綴するべきですか？	52
Q 21	個々の患者の歯の移動速度を事前に知る方法はありますか？	54
Q 22	混合歯列期の患者において，拡大するか抜歯するかはどのように診断すればよいですか？	56
Q 23	診断時において，矯正歯科治療におけるリスクについてどのように予測していますか？	60
Q 24	ratioが悪い症例や先天欠如歯がある，または左右非対称の抜歯をよぎなくされる症例の場合には，オーバージェット，臼歯の咬合，ディスキング（ストリッピング）のどれを優先するべきですか？	62
Q 25	外科矯正が必要なほどの顎変形症ではなく，顎骨の歪みや筋力の左右差がある症例は，他の症例と異なる治療方針を立てますか？	66

〈凡 例〉
本文中，一部以下の表記を示す．
・T1 ＝治療開始時
・T2 ＝治療終了時
・Tm ＝治療途中
・RO ＝保定　ex）RO（2）＝保定2年，RO（5）＝保定5年

PART 2 | メカニクス に関する Q&A
Questions and Answers to the Mechanics

Q 1	ブルループとスライディングメカにおいて，アンテリアリトラクションの際に注意することは何ですか？	70
Q 2	エッジワイズでの固定源はどこですか？	72
Q 3	ゲイブルベンド，コスメティックベンドは，どのような役割でどのように使用しますか？	74
Q 4	アンチカーブオブスピー，トーイン，ティップバックベンド，それぞれのベンドは，どのようなときに付与すればよいですか？	78
Q 5	O（オー）リング，パワーチェーン，結紮線のそれぞれの結紮の違いは何ですか？	80
Q 6	エンド処理としてのシンチバックとタイバックの違いは何ですか？	82
Q 7	片側の歯列弓拡大は，どのようなメカニクスにすればよいですか？	84
Q 8	上顎の正面観咬合平面の歪みは，ワイヤーで治すことはできますか？	86
Q 9	バイトレイズに効果的なメカはありますか？	88
Q 10	外科矯正直後の顎間ゴムのかけ方は，どのように注意すればよいですか？	90
Q 11	上顎前方牽引装置のゴムのかけ方に工夫されていることはありますか？	92
Q 12	口唇圧が強い場合，どのような治療をすればよいですか？	96
Q 13	口唇圧が強いことを見極める方法はありますか？	98
Q 14	歯根吸収を防ぐために工夫されていることはありますか？	100
Q 15	矯正歯科臨床を学ぶには，どのような本がいいですか？	102

PART 3 | 各種機能 に関する Q&A
Questions and Answers to the Functions

Q 1	頭蓋や背骨に歪みがある場合，治療目標はどのように設定していますか？	106
Q 2	顎関節円板転位は，矯正治療前に治療するべきですか？	108
Q 3	下顎成長促進の際，構成咬合位の指標となるものはありますか？	110
Q 4	矯正歯科治療と全身（姿勢）の関連はありますか？	112
Q 5	矯正歯科治療と視力の関連はありますか？	116
Q 6	矯正歯科治療により，患者の食べられる物は変わりますか？	118
Q 7	舌癖はⅠ級叢生症例でも治療対象となりますか？	120
Q 8	開咬症例において，前歯挺出と臼歯圧下の各々の程度を治療方針としてどのように決定していますか？	122
Q 9	レベリングにより唇側傾斜（フレアー）する患者としない患者の違いは何ですか？	124
Q 10	顎位が定まらない症例は，どのように顎位を決定しますか？	126
Q 11	なぜ矯正歯科治療が必要なのですか？	128

PART 1

診断・資料採得 に関する Q&A

Questions and Answers to the Diagnosis and the Diagnostic Materials

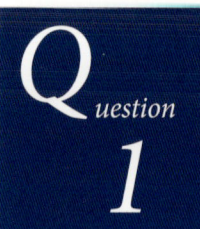

Question 1
セファログラムのトレースには，さまざまな方法がありますが，筋突起や頬骨弓下縁をトレースするのはなぜですか？

A 形態だけでもなく，機能も推測するために…

中島：非常にいい質問ですが，さまざまな方法の中で，逆になぜ**筋突起**や**頬骨弓下縁**をトレースしないのは何でなんですかね．ほとんどの方法では，何かちょいちょいっと計測に必要なポイントとラインだけをとって済ませているのが現実です．

では，なぜ，筋突起や頬骨弓をトレースしなければいけないのかとなると，トレースの目的は，形態と機能の両方を推測することにあります．筋突起や頬骨弓下縁をトレースするというのは，まさに側頭筋や咬筋などの**閉口筋の機能**を推測するのに必要です．筋突起の大きさや形態や頬骨弓をトレースしないで，ポイントだけをとって角度を測ってもあまり意味がありませんね．

槇：筋の作用によって顎骨形状は変化します．さらに，筋牽引力の大小によって骨の質（**骨密度**）も異なります．では，セファロに筋肉は写っているでしょうか？ もちろんみえません．だから，筋の付着部位は重要なのです．

現在，用いられている計測点の多くは，形状や位置を評価するためだけのものです．**生体力学的**な観点から顎骨の特徴を抽出するためには，筋突起や頬骨弓下縁のトレースが不可欠です．

筋突起から頬骨前頭突起後縁をトレースできれば，**側頭筋前腹**の前方限界を知ることができます．

また，薄く現れる耳介外縁をトレースできれば，**側頭筋後腹**の後方限界を示せるのです．頬骨の下縁をトレースし，顎角から直線を引ければ，**咬筋**の牽引方向を知ることができるのです．また，力学的に力の**作用点**とみなされる歯列はできるだけ克明にトレースすべきです．そうすれば，咬筋，側頭筋，歯牙荷重部位の三者の位置関係が明示され，下顎頭の力学的な環境を推測する手段となります．

中島：この質問に必要な具体的な図とか，シェーマをつけ加えたほうがいいと思います．それと宮下先生の本の中から，筋突起と頬骨弓下縁の部分のトレースの仕方も入れましょう（図1-1～3）．

もうひとつ，参考として，最近のABO[*1]の合格者のトレースの中で，筋突起や頬骨弓下縁が全く描かれていないものや独自の想像で描かれたものがたくさんありますので，そういうものもおみせしましょう（図1-4～6）．

AJO-DO[*2]やAO[*3]に発表されている臨床例にもこの類のものがありますが，もちろん，わが国の学会誌や出版物にもいっぱいあります．

槇：つまり何を知りたいかということです．機能と形態の関連性を把握する意図をもって診断に臨むか否か，それによって，トレースも分析方法も変わるべきです．

中島：ABOの合格症例の中にもひどいものがあります．「筋突起がない」とか乳様突起と第1頸椎がつながっているものとかけっこうあります．もちろん，わが国の認定医，専門医試験に提出された症例の中にも同様のことがみられます．

これを機会に各大学でも"**各大学方式**"ではなく，機能を考慮してきちっとした**解剖学的トレース**[*4]を基とした**セファロトレース**[*5]を一から教育してほしいですね．

槇：そうですね．特に**生体力学的**な評価法を示さなければいけないと思います．われわれ教育者サイドの課題でもあります．

[*1] ABO＝AAO（米国矯正歯科医会）が認定する矯正歯科専門医の認定試験資格のこと（American Board of Orthodontics）
[*2] AJO-DO＝米国矯正歯科専門医会誌（American Journal of Orthodontics and Dentofacial Orthopedics）
[*3] AO＝アングル矯正学会誌（The Angle Orthodontist）
[*4] 解剖学的トレース＝セファロ上で確認できる硬軟両組織をできるだけ詳しく描記したもの．
[*5] セファロトレース＝解剖学的トレースを基に，セファロのトレースに必要な部分を抜き出して描記したもの．

[よいトレースの例（図1-1～3）]

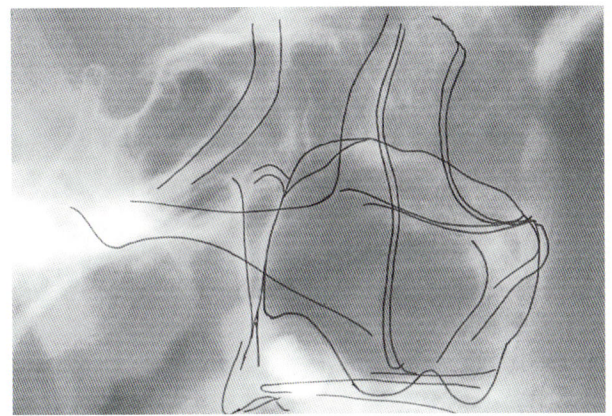

図1-1　眼窩部と翼口蓋窩のトレース（宮下邦彦．カラーアトラスX線解剖学とセファロ分析法．東京：クインテッセンス出版，2009；174より転載）．

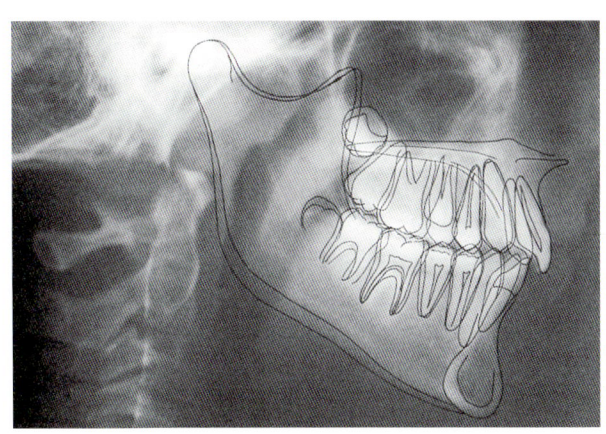

図1-2　上顎および下顎のトレース（同左；177より転載）．

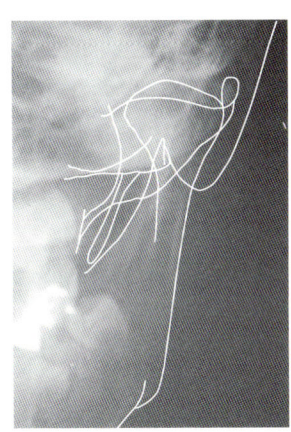

[悪いトレースの例（図1-4～6）]

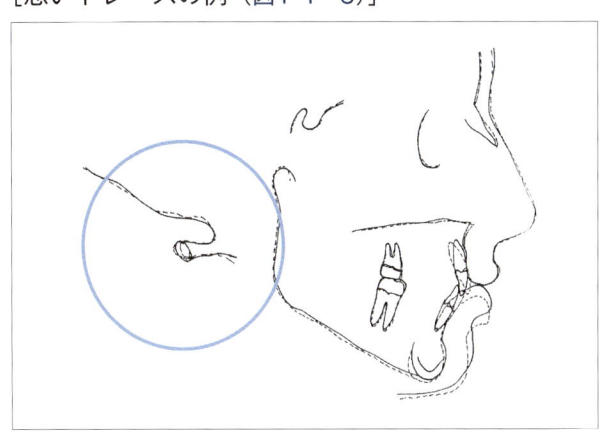

図1-3　顎関節および下顎角部のトレース（同上；184より引用改変）．

図1-4

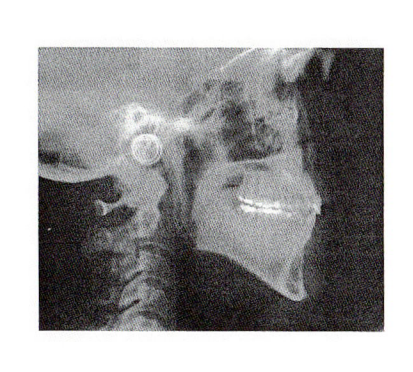

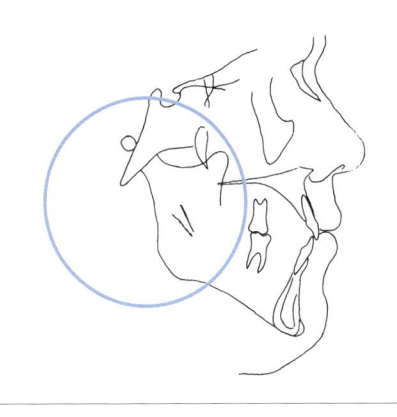

図1-5　　　　　　　　　　　　図1-6▶

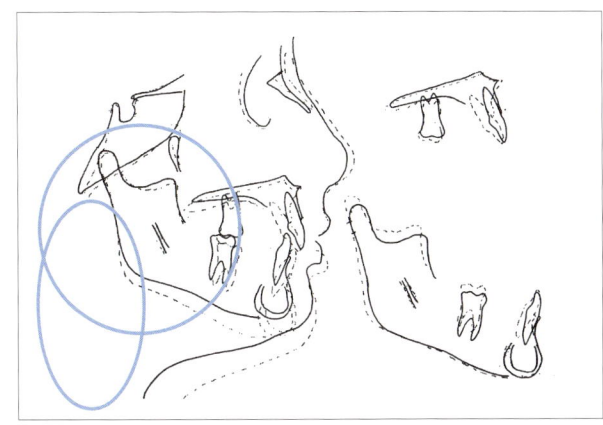

図1-4　AJO-DO（米国矯正歯科専門医会雑誌掲載症例），非ABO症例．後頭骨，乳様突起，第1頸椎がなぜか一筆書きでつながっている（中島榮一郎．矯正歯科臨床・世界同時漂流中．In：伊藤学而，中島榮一郎（編）．臨床家のための矯正 YEAR BOOK '06．東京：クインテッセンス出版，2006；225, Fig11より転載）．

図1-5　実際のセファロでは左右の下顎骨後縁が大きくズレ，顎関節頭部もズレているが，トレースにはまったく再現されていない（同上；224, Fig10より転載）．

図1-6　ABO Case（米国矯正歯科医会矯正歯科専門医試験提出症例）．頸椎や他の組織がトレースされていないが，この筋突起の形態もおかしい（同上；224, Fig 9より転載）．

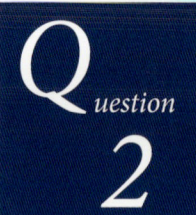

Question 2 セファログラムのトレースにおいて，下顎頭を正確にトレースする方法はありますか？

A 側方セファロだけでは，下顎頭を正確にトレースすることは難しい…

中島：まず，**下顎頭**がセファロ上にどのように投影されているかについて理解する必要があります．次に，下顎頭を正確にトレースする意義について考える必要があります．この2つが最も基本的なことになりますね．槇先生はどのように考えますか？

槇：**下顎頭の発生**について理解することも重要と考えます．解剖学に加え，発生学を学んでほしいですね．下顎窩と下顎頭がどのように形成されるかを理解することで，基準平面などから下顎頭の位置を推測することが容易になります（図2-1）．

中島：なぜ，下顎頭があのような形態をしているのかを考えることも重要ですね．また加齢でも変化していきます（図2-2）．それを理解しないでトレースをしても意味がありません．司会者の方は，なぜ下顎頭があのような形態をし，そしてなぜあのような前方滑走運動を行うと考えますか？

——開閉口するのに一番適した形態であり，長く進化の過程で獲得してきた形態だと思います．

中島：そうですね．生存のためですよね．それでは，ヒトが最初に開口するのは，いつですか？

——**出産直後に「オギャー」と泣くとき**です（図2-3）．

中島：そうですね．出産後初めて呼吸をする時ですよね．つまり，下顎頭が動き，開口しない限りヒトは生存できないということです．それでは，質問に戻らせていただきます．
側方セファロで投影されている下顎頭は，果たしてどのような状態であるのかということについて説明させていただきます．
つまり，セファロ上でみえる下顎頭の近心は，解剖学的な下顎頭の近心ではなく，解剖学的な下顎頭を正確に写し出してはいないのです．遠心についても同様です．

この質問の"下顎頭"とは，解剖学的な下顎頭を意味していると考えると，下顎頭は，頭蓋に対して，約20°傾斜しているので，セファロ上でみえる下顎頭の近心は，解剖学的な下顎頭の内側近心極であり，セファロ上でみえる下顎頭の遠心は，外側遠心極であるのです（次ページ 図2-4〜6 参照）．

つまり，セファロでは，解剖学的な下顎頭の対角線をトレースせざるを得ないのです．このことを理解した上での本質問であるのならば，正確にトレースすることは難しい，ということです．つまり，この質問に対する回答は「できない」ということになります．

セファロに投影されている下顎頭は，下顎頭の幻影だと理解していただきたい．

槇：そうですね．しかし，質問者は，セファロ上に投影されている下顎頭がみえなくて困っている可能性もありますね．確かにセファロに投影されている下顎頭は幻影かもしれませんが，おおよその位置や形状を知ることは，顎骨の成長や形態の特徴を評価するには役に立つと思います．もちろんCBCTがあればなおいいですが…（図2-9）．
セファロ上に投影されている下顎頭を正確にトレースするには，どのような方法がありますか？

中島：セファロ上に投影されている下顎頭を正確にトレースしたいということであれば，開口時（wide open）セファロを撮影すれば，前方滑走することにより，周囲の組織と離断し，下顎頭を正確にトレースすることができるでしょう．それらのトレースの方法については，関連の図にて詳細に記します（図2-7）．

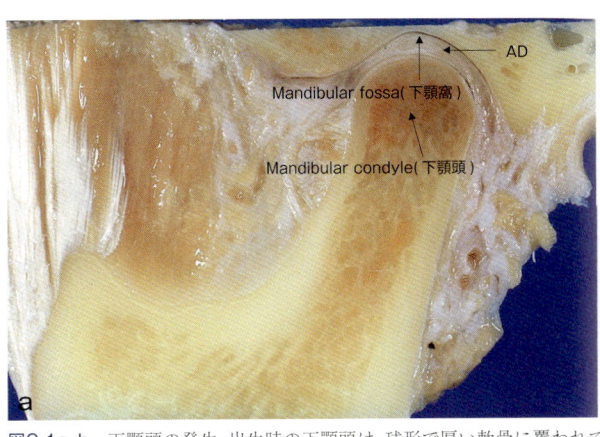

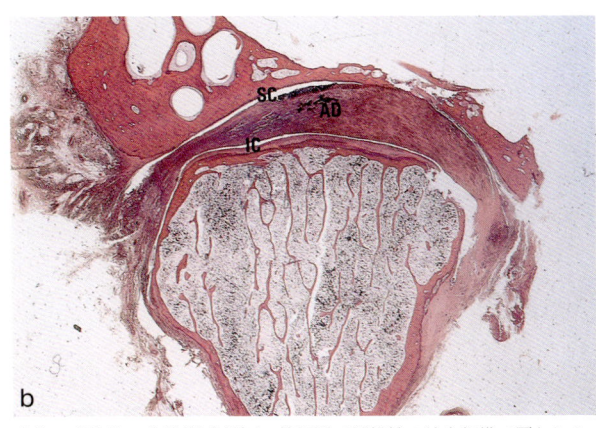

図2-1a, b　下顎頭の発生．出生時の下顎頭は，球形で厚い軟骨に覆われているが，成人では外側に成長（軟骨性）し，楕円形で繊維性の結合組織で覆われる．幼少時には，下顎頭も下顎窩も平坦であるが，次第に球状となりくぼみもできてくる．AD: Articular disk（関節円板），SC: Superior articular cavity（上関節腔），IC: Inferior articular cavity（下関節腔）．（浦郷篤史．口腔諸組織の加齢変化．東京：クインテッセンス出版，1991；116，図4.1a，117，図4.2cより改変）．

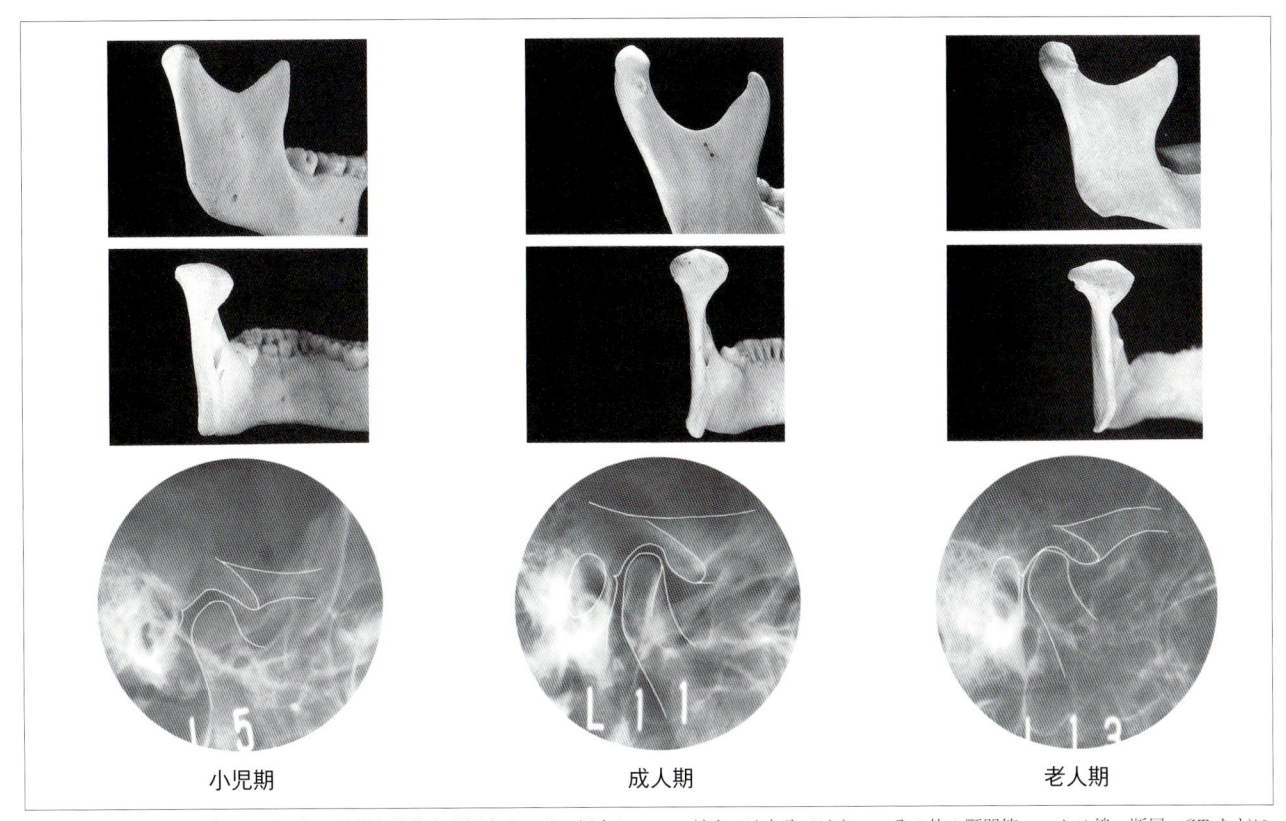

小児期　　　　　成人期　　　　　老人期

図2-2　下顎頭の加齢変化．顎関節の形態と機能を理解するには，側方セファロだけでは十分ではない．その他の顎関節エックス線，断層，CTなどに加えて，MKGやEMGなど他の方法も必要になる．ただ，どの手段を利用するにしてもあらかじめそれぞれの形態の特徴や加齢による変化を知っておくことが大切である（宮下邦彦．カラーアトラスX線解剖学とセファロ分析法．東京：クインテッセンス出版，2009；107,110,111より転載）．

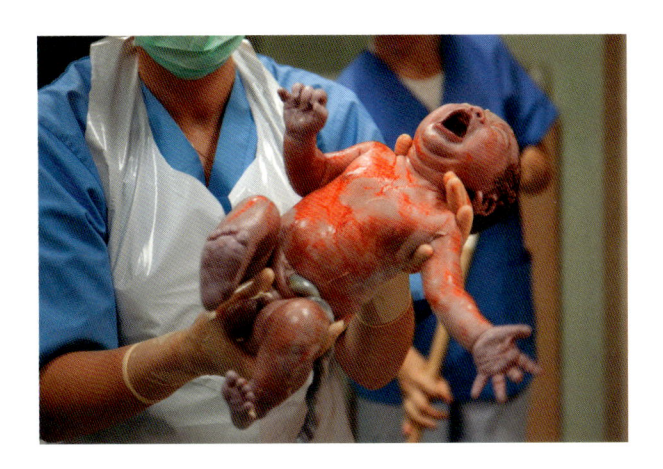

図2-3　産声を上げた瞬間．それまで肺や気道にあった空気を一気にはき出すのが"産声"である（Jozsef Szasz-Fabian/Shutterstock.comより転載）．

診断・資料採得に関するQ&A

PART 1

11

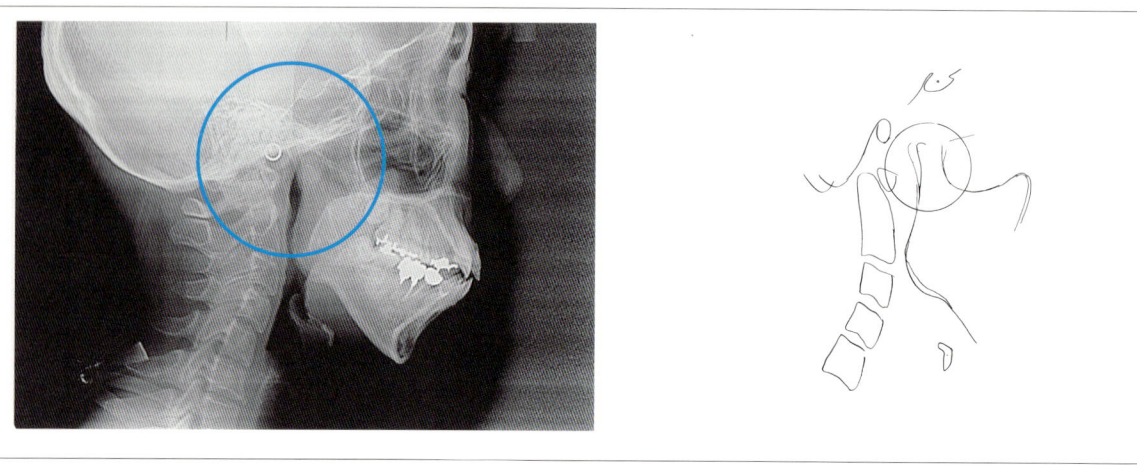

図2-4 下顎頭の上に軟組織や硬組織が重なり，下顎の形がよくみえない．

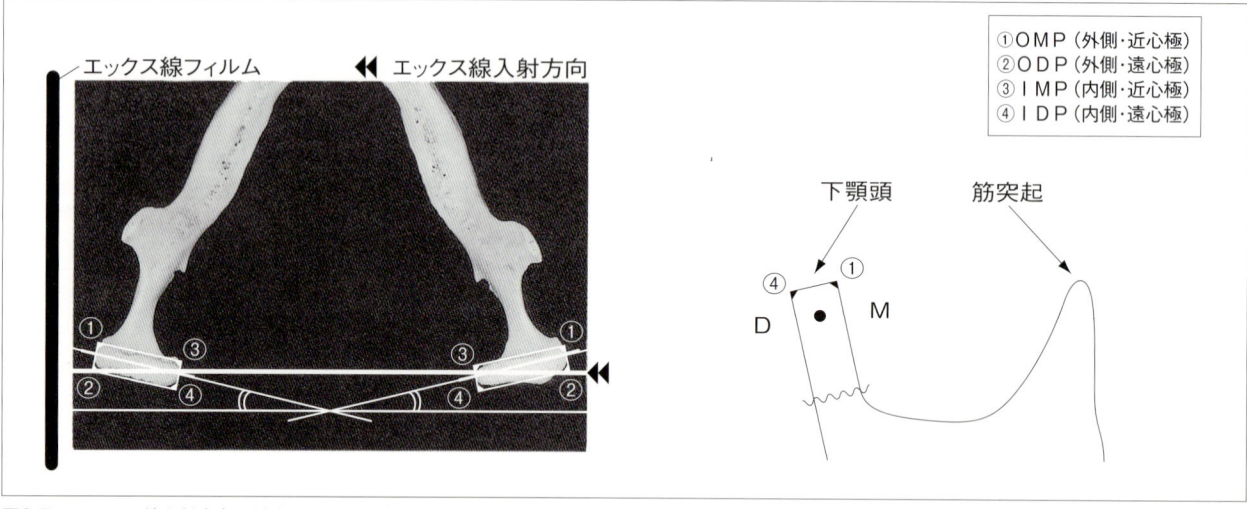

図2-5 エックス線入射方向に対する下顎頭の角度．
左：側方セファロでみえる下顎頭（宮下邦彦．頭部X線規格写真法の基礎．東京：クインテッセンス出版，1999；324，図V-550より改変）．
右：平均的な下顎頭はエックス線の入射方向に対して，15°〜20°傾斜している．よって，側方セファロ上に投影された下顎頭の近心側は①のOMP（外側・近心極），遠心側は④のIDP（内側・遠心極）を示す．ただし，下顎頭軸にはさまざまなタイプがあるので，正確にトレースするには，あらかじめ頭頂投影法で撮影しておくことも大切である．

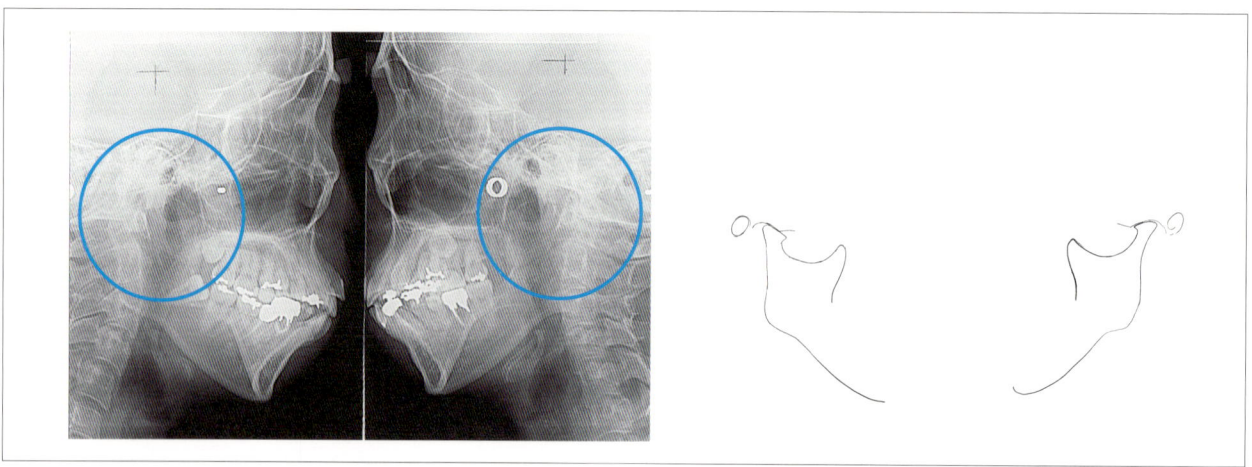

①OMP（外側・近心極）
②ODP（外側・遠心極）
③IMP（内側・近心極）
④IDP（内側・遠心極）

下顎頭　筋突起

図2-6 20°のセファロを使って下顎頭の形態を知る．

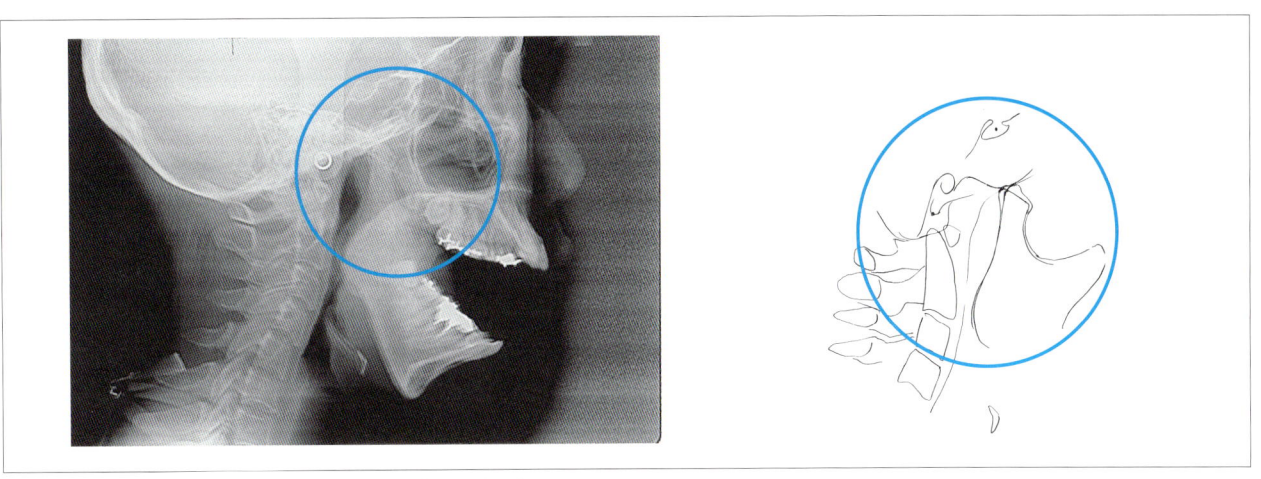

図2-7 L：wide open．左右のCondyle-Headの形態がよくみえる．

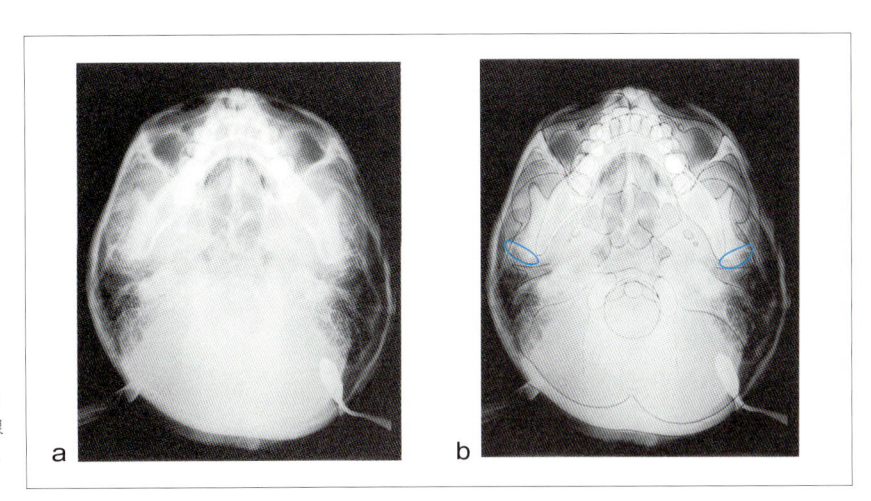

図2-8 a：オトガイ頭頂撮影法エックス線像．b：エックス線像とトレース（宮下邦彦．頭部X線規格写真法の基礎．東京：クインテッセンス出版，1999；327，図V-564，V-565より引用改変）．

Volume 画像

SSD 画像

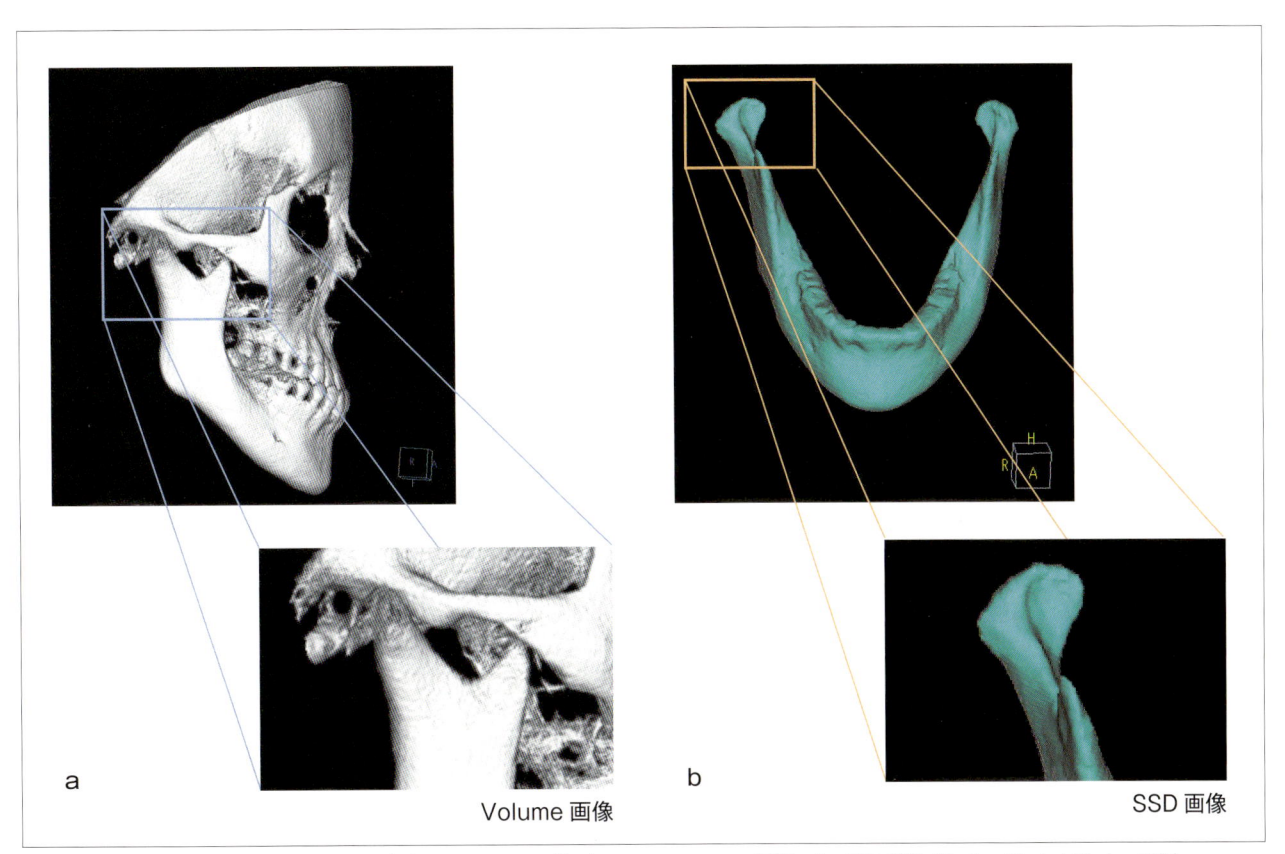

図2-9 CBCTを使って下顎頭の形態を知る方法．a：Volume画像（Volume Rendering画像）．b：SSD画像（Surface Shaded Display画像）．

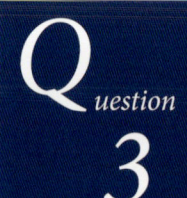

Question 3 頸椎をトレースするのはなぜですか？

A 体幹に対する頭部の傾斜や重力・姿勢の影響などを知るため

槇：**頸椎**の位置と形から，頭部の傾斜や姿勢の影響なども知ることができます．また，手のエックス線写真（Hand X-ray）を撮影しなくても骨の成熟度を測ることもできます．

中島：これまで頸椎がなぜトレースをされてこなかったのかを考えると，いま現存するセファロ計測の中で，基本的に頸椎が果たしている機能的意味がまったく無視されているからです．なぜ頸椎がそこにあるのかという，基本的意味を考えずにポイントとラインのみで計測をしているということです．

つまり，頭蓋への**重力**がどのように吸収されているのかを推察するには，頸椎の形態をみる必要があります．主に7つの頸椎がどのような連続したカーブになっているかが，一番重要になります．また頸椎の体部と前弓部が二重にみえるのは，頸椎がねじれていることを意味します．そういうことをみることができます．

もうひとつは，**各椎間板の上下の幅**ですね．それぞれの椎間板の間，たとえば3番4番だけが他の部分より狭かったり，ひとつだけ外に飛び出していることがあります．これは主に整形外科領域で扱っていることですが，いわゆる「すべり症」といいます．

また頸椎後縦靱帯骨化症というものもあります．これは首が曲がらなくなる病気ですけれど，以前，有名な指揮者がいました．その方は常にタクトを振っているので，それで頸椎後縦靱帯骨化症を患って手術をされました．特に第2頸椎と前弓との距離をみることによって，衝撃を受けたとか，あるいは第2頸椎の歯突起あたりが骨折したとか，そういうことをみることができます．そういう意味からも，本来であれば，頸椎は7つ全部トレースしなければいけない．

ただ，問題なのは，成人はカセッテが横向きでは頸椎を7つ全部エックス線撮影できないんですね．ですから，実際には，もしできれば**カセッテ**を立てて縦方向でエックス線撮影することも必要になる．ただし，カセッテを横向きで頸椎だけをトレースしたい場合には，通常のセファロと，プラスカセッテを下にずらして頸椎部分だけをエックス線撮影することもできますので，その両方を応用しながら，問題がある場合には，整形外科医に相談するほうがいいと思います．

頸椎後縦靱帯骨化症の場合，頸椎の前方部が白くすーっと硬化してみえます．私も初めて1症例みつけました．これはすぐ整形に送りましたけれど．

頸椎の計測方法や，実際の臨床での治療前後の頸椎の変化と咬合の変化の例を示します（図3-1〜5）．

今後は，セファロや模型などのこれまでの資料とCT，CBCTなどの新しい資料を一元化して臨床応用できればいいと思うけど，岡山の田井先生が各種の資料の一元化について最新の知見を今度の『臨床家のための矯正 YEAR BOOK' 12』に発表してくださることになっています*．

---

*現在，医科用CT，CBCT，MRIおよび非接触三次元データなどは，すでに顎顔面領域で，正確な三次元データとして収集可能となっている．それらのモダリティの一元化の可能性，さらに矯正への応用について，岡山の田井先生が本誌に，すでに国際ジャーナルでいくつか出版された彼らの研究を要約して報告してくれるという．その一つとして，MRI投射画像は被曝がないことからも，現在のセファロの代用として可能であることを2011年AAOで報告し，Best Clinical Awardを受賞された．田井規能，金尾晃，Jae Hyun Park，飯田征二．矯正歯科におけるマルチモダリティの可能性．In：伊藤学而，中島榮一郎（編）．臨床家のための矯正 YEAR BOOK' 12．東京：クインテッセンス出版，掲載予定．

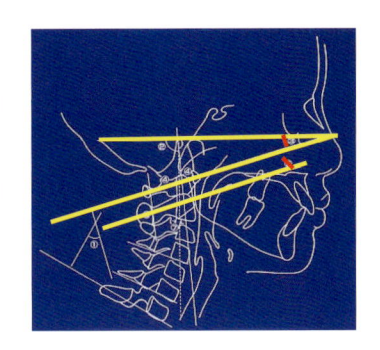

分析

1）正常：35°〜45°の間
2）頸椎の前彎減少（Hypolordosis）：35°以下
3）頸椎の前彎過剰（Hyperdosis）：45°以上
＊平椎（Flat）：0°に近い状態
　後彎（Kyphosis）：彎曲が逆になった場合

図3-1　環椎・軸椎とFHの角度とその分析（中島榮一郎．アトラス矯正に強くなる本．東京：クインテッセンス出版，2004；131，図9-4より転載）．

［頸椎後彎の症例（図3-2a, b）］

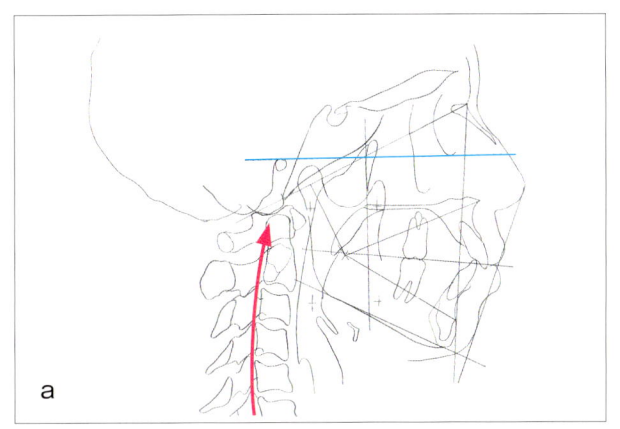

図3-2a　T1（24歳）の側方セファログラムトレース．頸椎が後彎している．

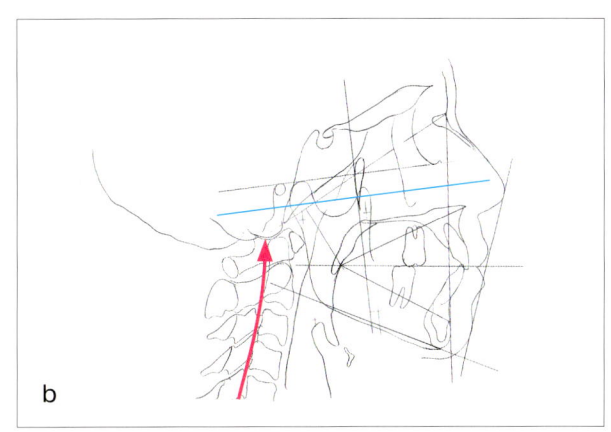

図3-2b　T2（28歳）．後彎から前彎への改善がみられる（資料提供：医正眼堂　疋田歯科医院　藤原章賀氏）．

［後方に頭がきている症例（図3-3a〜d）］

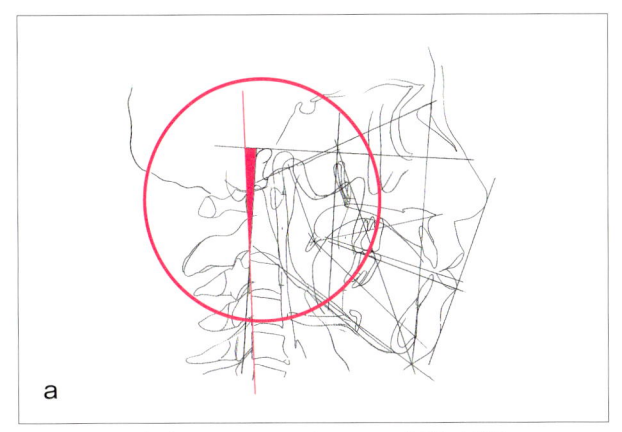

図3-3a　T1の側方セファログラムトレース．後傾した頸椎．

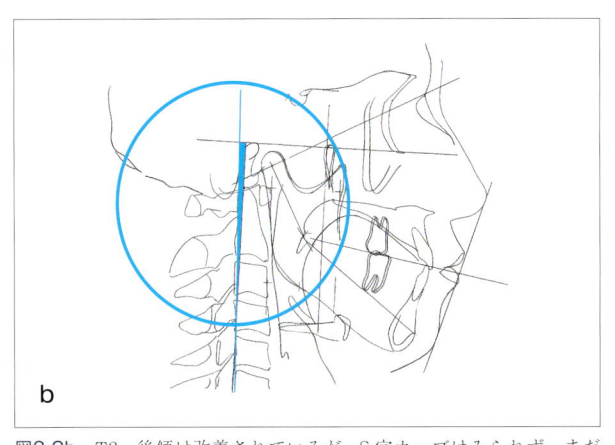

図3-3b　T2．後傾は改善されているが，S字カーブはみられず，まだ直線的．

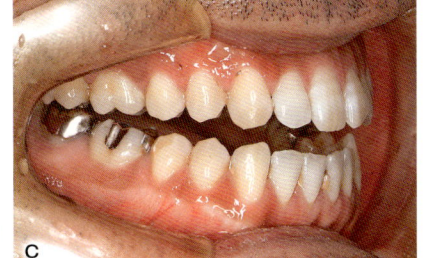

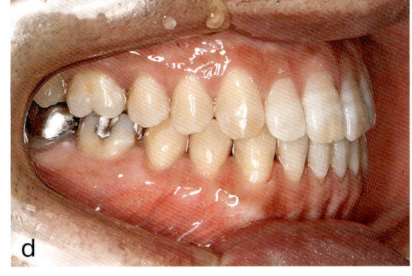

図3-3c　T1の口腔内．後傾していた時の口腔内，大きく開咬している．

図3-3d　T2．後傾が改善された時の口腔内．開咬が改善し，調和した咬合状態を示す．

診断・資料採得に関するQ&A

PART 1

15

［前方に頭がきている症例1（図3-4a〜g）］

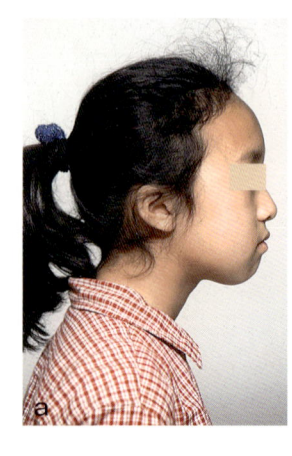

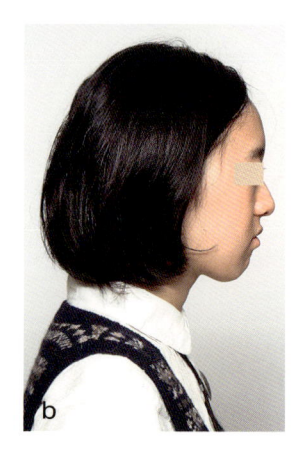

図3-4a, b　顔貌の変化．a：T1（10歳7か月），b：R-O（5）．

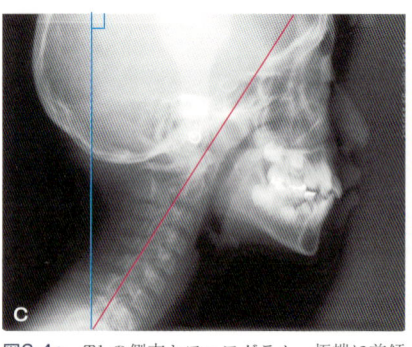

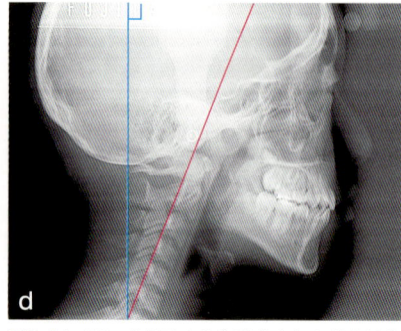

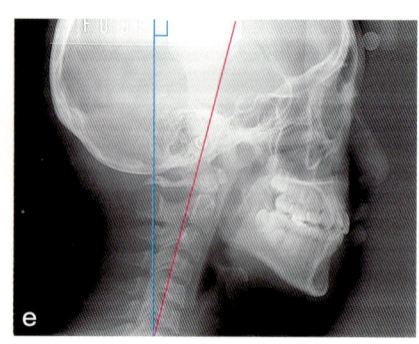

図3-4c　T1の側方セファログラム．極端に前傾している頸椎．

図3-4d　T2．前傾はかなり改善されたが直線的．

図3-4e　R-O（5）．前傾はさらに改善されているが，まだ直線的．

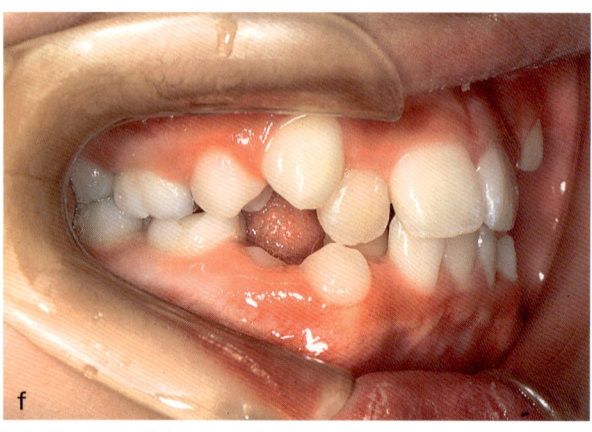

図3-4f　T1の口腔内．上下ともに著しい叢生がみられる．

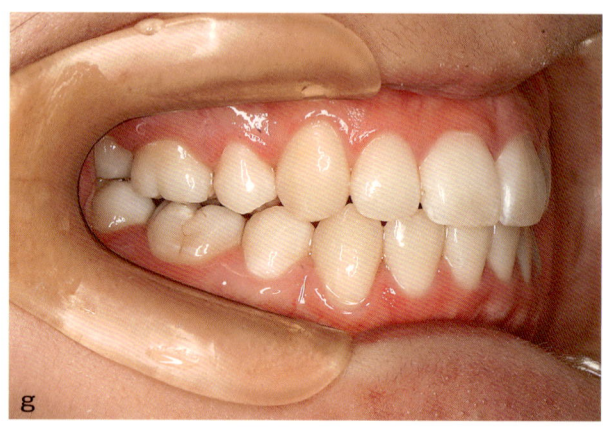

図3-4g　R-O（5）の口腔内．

[前方に頭がきている症例2（図3-5a～g）]

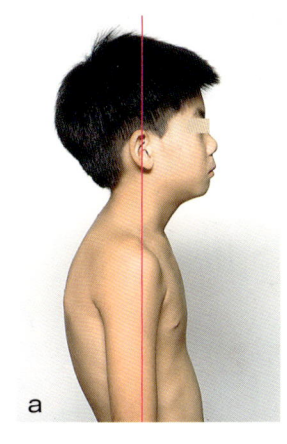

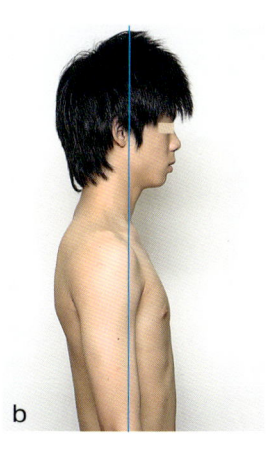

図3-5a, b　背中の変化．a：T1（8歳2か月），b：T2．

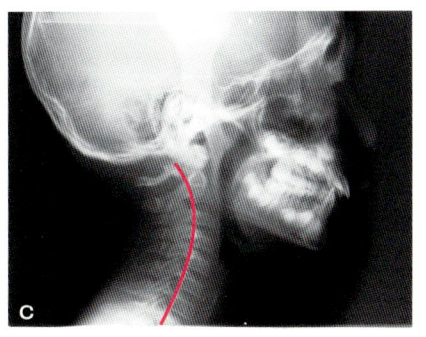

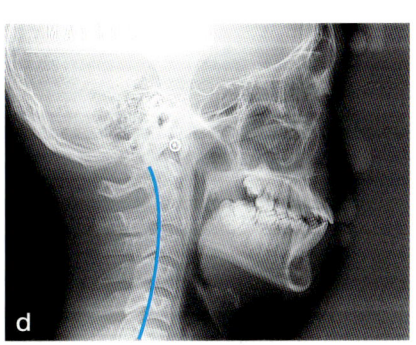

図3-5c　T1の側方セファログラム．頭蓋が前方位にあり，かつ頸椎のS字カーブが強い．

図3-5d　T2．頭位が改善され，S字カーブも改善されたが，S2－S3の間の直続性がやや悪い．

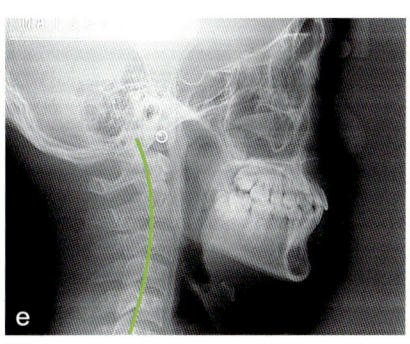

図3-5e　R-O（2）．S2－S3の関係もほぼ改善され，全体としてのバランスもよい．

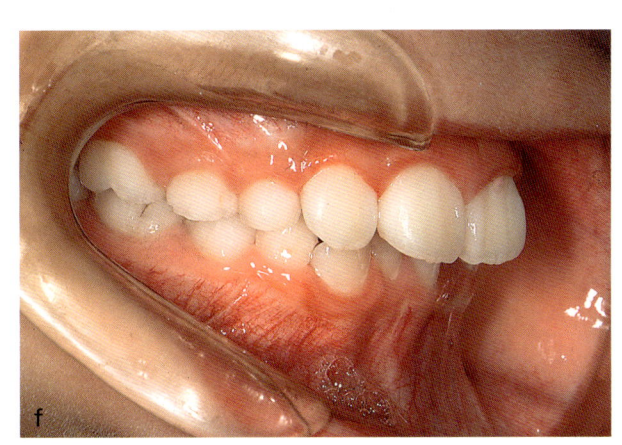

図3-5f　T1の口腔内．大臼歯がClass Ⅱであり，オーバージェット・オーバーバイトが大きい．

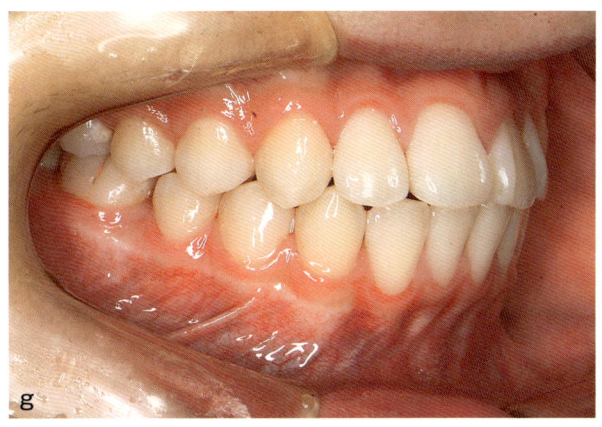

図3-5g　T2．大臼歯はClass Ⅰになり，オーバージェット・オーバーバイトも改善されている．

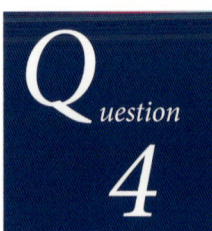

Question 4 歯根が湾曲している歯のパラレリングはどのようにすればよいですか？

A 歯根と歯冠の両者をよくみて三次元的に考慮する

中島：歯根の湾曲度にもよりますが，臨床的に気をつけることは，隣接歯と湾曲した歯根が接触しないように位置づけすることですね．

なおかつ，平均的に「ここが歯軸だ」と思われるようなセファロはもちろん，パントモやデンタルオクルーザルなど位置を確認する必要がありますが，願わくは三次元的に歯槽骨の中に収まるような位置を設定できればいいですね．こういうときにCTなんか使っていらっしゃいますか．

槇：われわれが心配することは，湾曲した歯根が皮質骨から出ていないようにすることです．前からみたパラレリングだけでなく，**三次元的に皮質骨との位置関係を把握**して，歯軸傾斜を決めてください．歯根と皮質骨の位置関係もみてほしいと．

中島：また，すでにその歯冠部が何らかの形でかなり咬耗とか摩耗しているとしたら，パラレリングを行った後で補綴をすることが必要だと思います．またワイヤーで調整可能な範囲の歯冠歯根の屈曲とかであるならば，可能な限り補綴はせずに治す方法を考える．

これは槇先生に具体的に症例をお持ちですか？私はデンタルやセファロの20°とかそういうものしかありませんが…．

槇：私のところには資料があると思いますので，お出しします（図4-1〜2）．

[唇舌的な歯根湾曲が認められる症例（図4-1）]

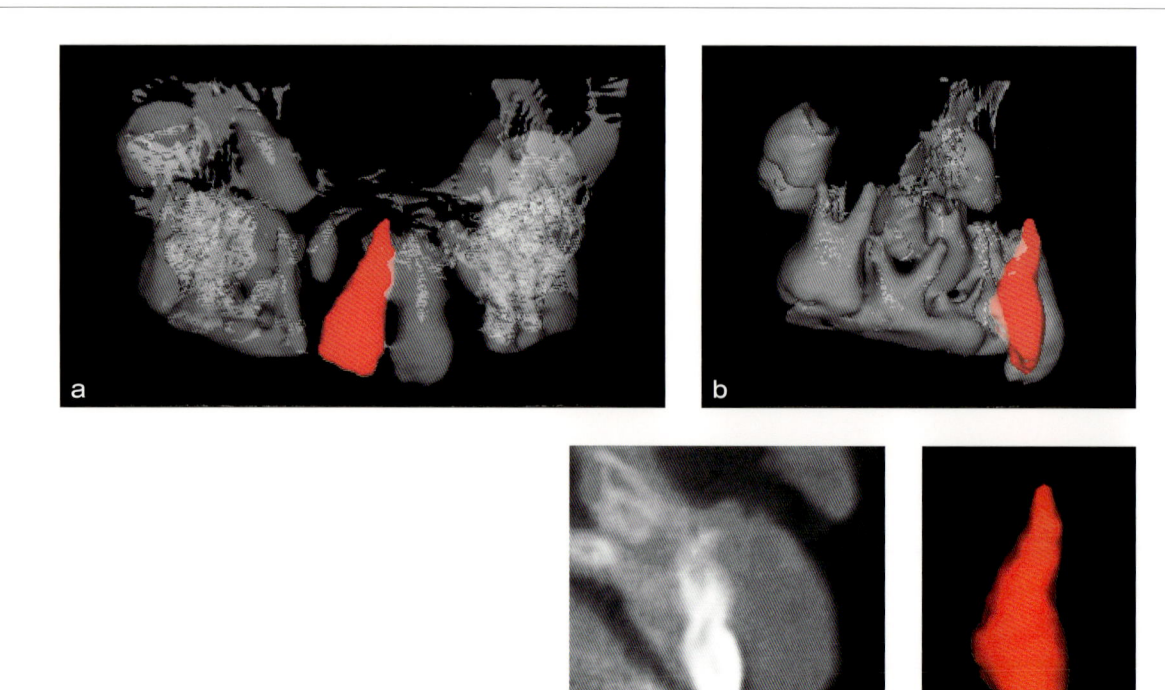

図4-1　a, b, d：CBCT（SSD画像）．c：CBCT（MPR画像：Multi Planer Reconstruction 画像）．

[歯根湾曲のある症例（図4-2a〜d）]

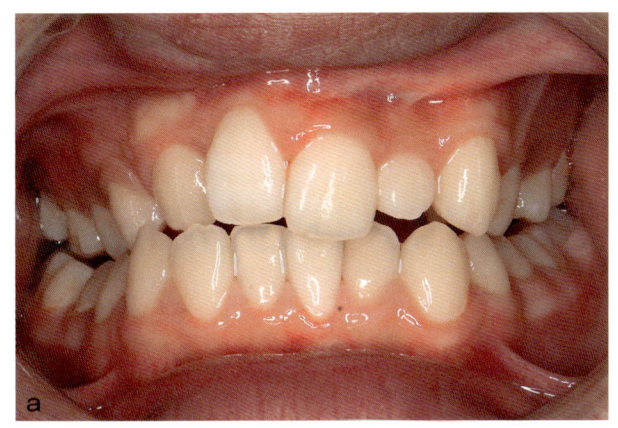

図4-2a　初診時口腔内．

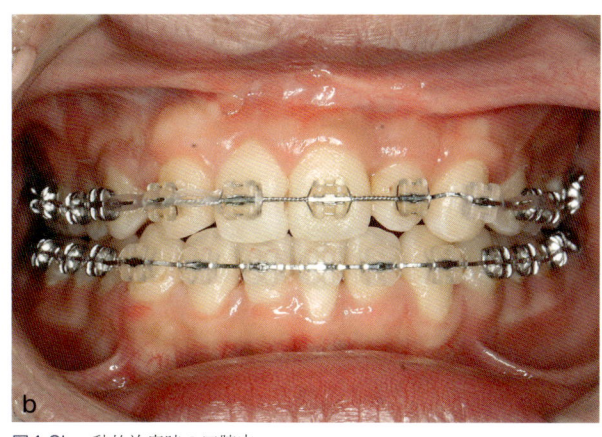

図4-2b　動的治療時の口腔内．

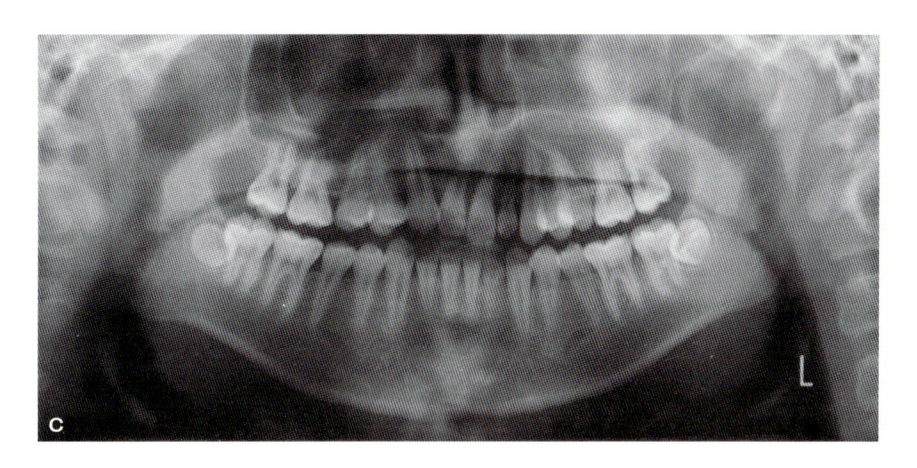

図4-2c　初診時パノラマエックス線像．

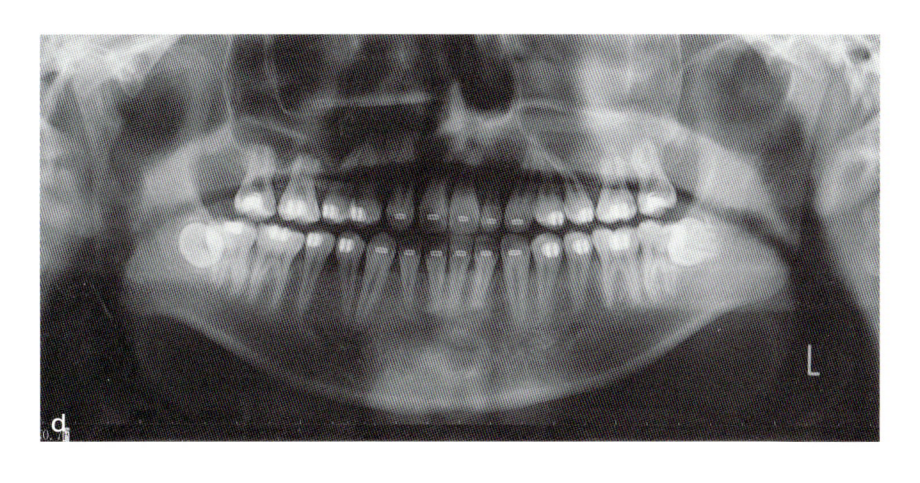

図4-2d　動的治療時のパノラマエックス線像．

診断・資料採得に関するQ&A

PART 1

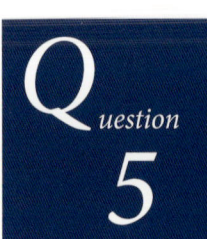

Question 5 矯正診断における軟組織の機能的な評価はどのようにすればよいですか？

A 軟組織の評価は形態だけでなく，機能との関連が深いので，側面のみでなく正面の評価をとり入れるべき…

槇：軟組織の評価で一般的なのは，側方からみたときのEラインでしょう．しかし，私が一番大事だと思うのは，実は強さです．つまり，機能時に発揮する筋力だと思います．特に口唇の強さをできるだけ定量的に評価しないといけないと思います．

現在，計測する装置があまりありません．そこで，私はよく指を入れたままで，嚥下してもらったりしています．このとき感じる圧力は，その人の歯列のイメージや治療の難易に非常に有意義な情報を与えてくれます．ただただ本当に定量的に言えないのが，歯がゆいばかりです．

中島：軟組織の評価は，診断の中でも非常に大切になります．それは機能と形態との関係で決まるからです．**形態**というのは，**機能**の結果生じ，また形態が機能を制限しているという**相互関係**にあります．矯正の場合，通常われわれが判断できる資料はフェイシャルの正面，側方，斜めですが，同時に全身像あるいは半身像の正面や側方も大切です．

明らかに形態的な変化がオトガイ部，あるいは頬筋や胸鎖乳突筋のあたりに左右非対称もあれば，そこに機能的・形態的な問題点があると考えられます．それを改善するためにはどうしたらいいかを考え，治療方法の中に，可能な限り組み入れていくことが必要です．

つまり，軟組織の評価は，硬組織や機能と一緒に考えなければならないということです．

槇：質問の意図は，他にもいろいろあるのかもしれませんね．審美的な評価との関連性を問われているのかもしれません．

中島：いま一般的に側方ばかりでしょ．正面の評価も必要だと思います．私がつくった$\sqrt{2}$という評価表があるので，それもひとつの参考になると思います（図5-2）．「美しさ」は個々のパーツに連続した関連性がないと美しいと感じられません．たとえばClass II division 1 でオーバージェットが大きい場合，正面観では鼻の幅と口の幅が1対1くらいになってしまいます．ひどい場合には1対0.8くらいになってしまう．

ところが，上下の歯列弓を拡大して，歯列弓をV字形からU字形にきちっと治してオーバージェットも改善されれば，外鼻翼の幅と口唇の幅が$1 : \sqrt{2}$の比率に近く改善されます．

槇：もしかすると，正面の軟組織の評価というのは大事なテーマになってくるかもしれません．そのためには，食べたり，話したり，表情を変化させて解析する必要もあるでしょう．

中島：ほとんど側方のEライン関係しかやりませんからね．

槇：教科書にも出ておりません．これからの分野だと思います．

中島：最近，阪大の高田先生らが「3D診断法」*を出されているけど面白いですね（図5-3）．それから，口角の左右の下垂とかをどうするか．

槇：今後，「軟組織の力がこんなにあるんだよ」というのをみせられるような計測方法を開発したいとも思います．

中島：そのための資料は多いほどいいですけど，たとえば側方の顔面写真だけでも評価する方法もあるけど…（図5-4）．

---

*廣垣靖，野呂卓司，高田健治，荘村泰治，高橋純造．セットアップモデルと顔面との合成（第1報），日本歯科理工学会学術講演会講演集 15（特別号28）．日本歯科理工学会，1996；64-65．

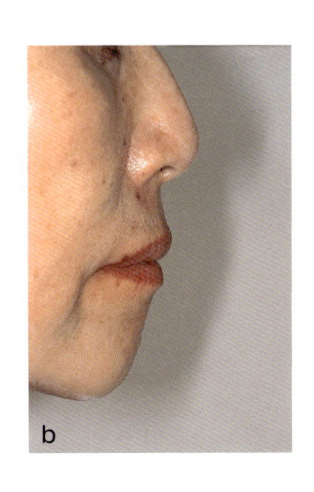

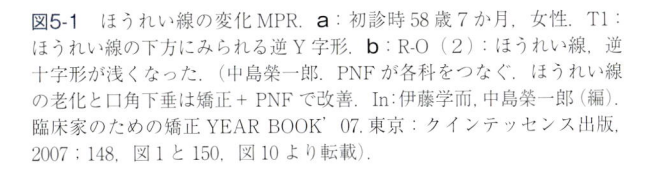

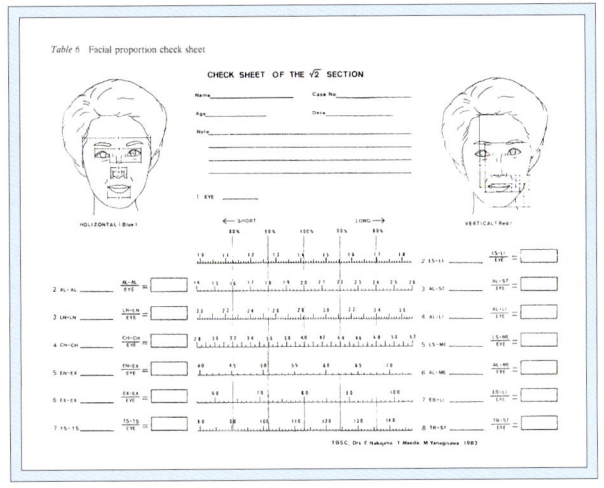

図5-1 ほうれい線の変化 MPR. a：初診時58歳7か月，女性．T1：ほうれい線の下方にみられる逆Y字形．b：R-O（2）：ほうれい線，逆十字形が浅くなった．（中島榮一郎．PNFが各科をつなぐ．ほうれい線の老化と口角下垂は矯正＋PNFで改善．In：伊藤学而，中島榮一郎（編）．臨床家のための矯正YEAR BOOK'07．東京：クインテッセンス出版，2007；148，図1と150，図10より転載）．

図5-2 √2を基調として顔の正面像のプロポーションを計測するためのチェックシート（中島榮一郎．アトラス矯正に強くなる本．東京：クインテッセンス出版，2004；204，図5より転載）．

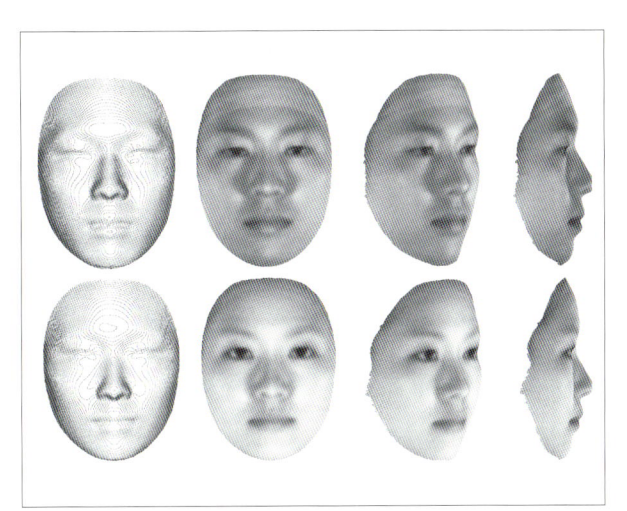

図5-3 立体顔画像を資料とした男女それぞれの平均顔像（高田健治（編）．高田の歯科矯正の学び方．わかる理論・治す技術．大阪：メデジットコーポレーション，2010；134，図7.19より転載）．

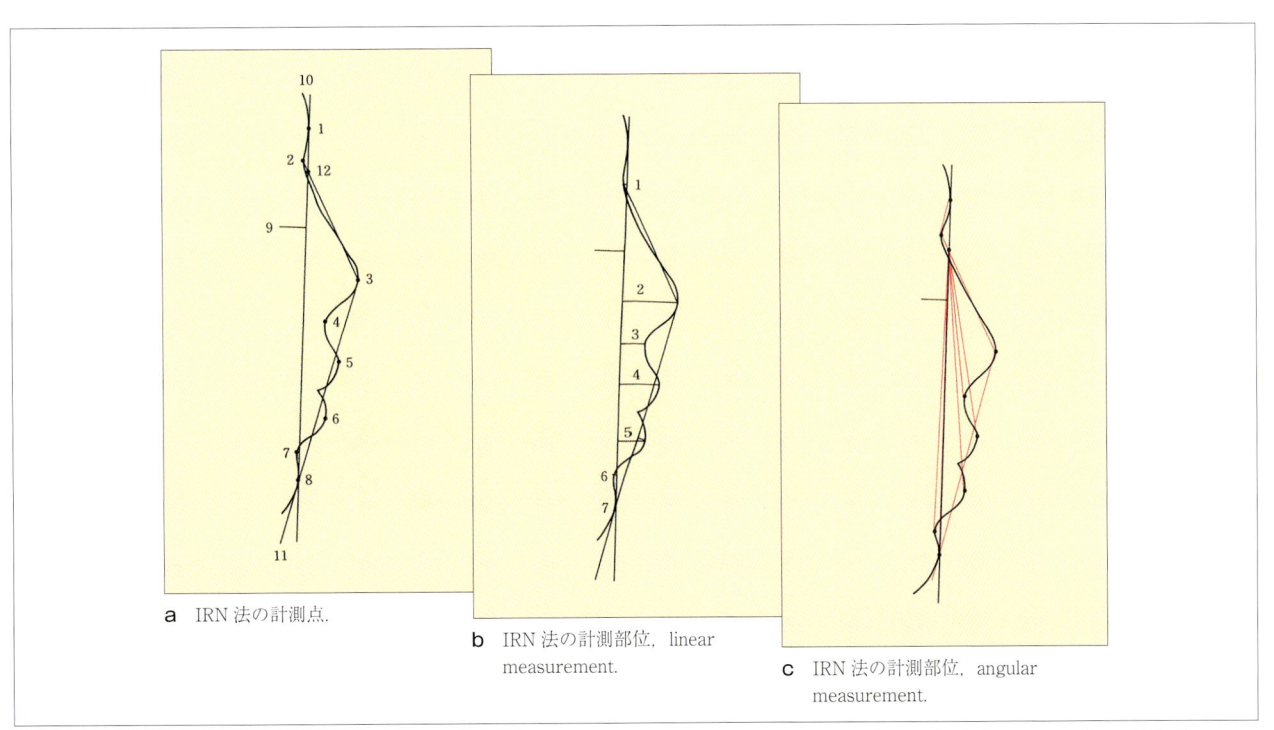

a IRN法の計測点．

b IRN法の計測部位，linear measurement.

c IRN法の計測部位，angular measurement.

図5-4 顔面写真のみを用いてプロフィールを評価する方法（IRN：Izard・Ricketts・Nakajima法）（中島榮一郎．顔面写真を利用した，新しい側貌プロフィールの評価法について．IRN．デンタル エステティック（パートⅢ）美の基準とMSKの分類．東京：クインテッセンス出版，1994；147，図13～15より引用改変）．

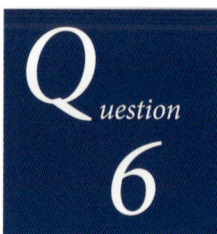

Question 6 治療後の軟組織の変化についてはどの程度の予測が可能ですか？

A 今のところ平均値の予測は可能ですが，実際にはかなり経験が必要ですね…

中島：これはＱ５との関連が非常に高いのですが，主に側方ということで皆さんやっていると思いますけれど，まず本格的に予測を取り入れている診断法というのはあまりありませんね．まず基本的に予測がないと思っていいと思います．だから，個別なVTOを使っている治療法はほとんどないと思って差し支えないです．

ただ，Ricketts の場合には軟組織の予測を組み入れていますが，側方の**硬組織と軟組織の関係**は，成長と治療による硬組織の変化と軟組織の変化を予測しています．たとえば，歯の移動量の３分の２が軟組織の移動量と設定しています．それから正面に関しては，日本人については**√２の評価法**がある程度参考にはなります（前頁図5-2 参照）．

槇：硬組織の変化に追従する軟組織の変化を正確に推定するには，軟組織の**物理性状**に関する情報が不可欠です．しかも，それは，年齢によって変化するので，かなり難しいでしょう．あくまでも，確度の不明な予測であるとみなすべきです．

中島：いまのに関連するけれど，この場合の「予測」というのは，さっきも言いましたが，成長期での予測と，成長が終わった後の予測の２つに分けたほうがいい．それにしても軟組織だけを予測することはできないから，硬組織の変化と合わせて予測することが大切です．

[T1 = VTO．T1 時の VTO と Tm および TmVTO と T2 の結果が比較的合っていた症例（図6-1a〜k）]

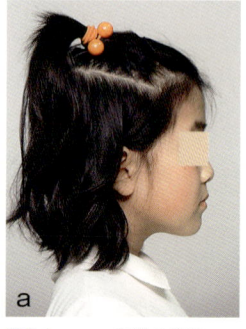

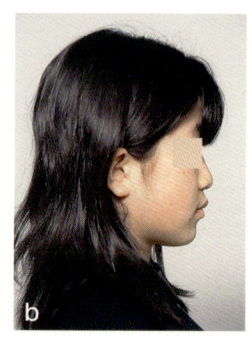

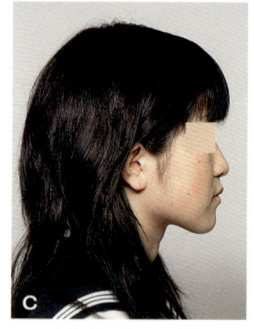

図6-1a〜c 顔貌の変化．a：T1（７歳11か月），b：T2（12歳10か月），c：R-O（５）（18歳１か月）．

[T1 と R-O（５）の 軟組織の変化]

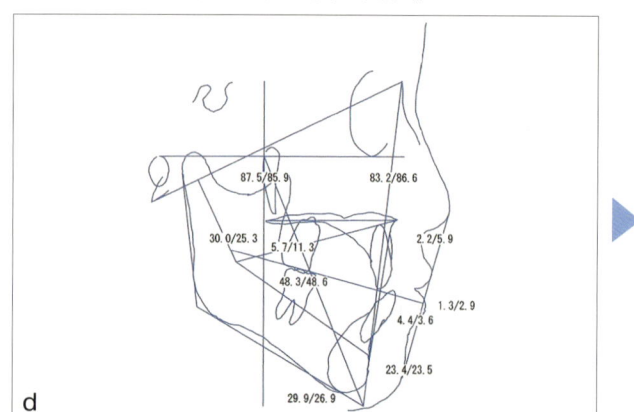

図6-1d T1（７歳11か月）の側方セファログラムトレース．

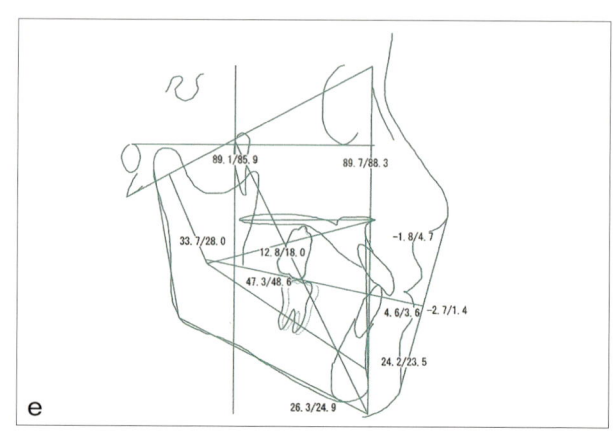

図6-1e R-O（５）（18歳１か月）の側方セファログラムトレース．

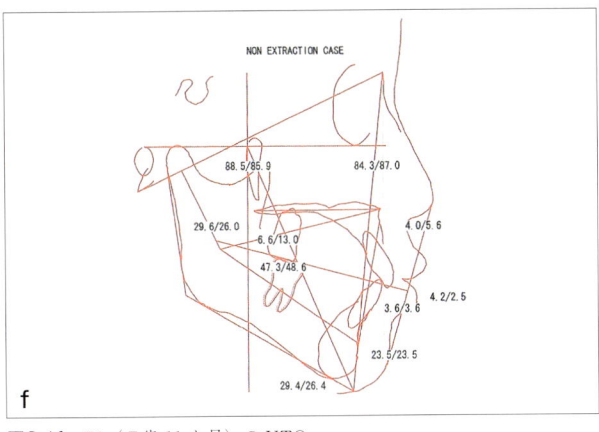

図6-1f　T1（7歳11か月）のVTO.

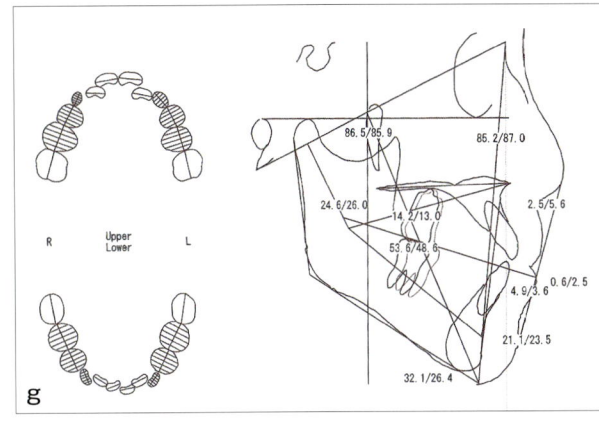

図6-1g　Tm（9歳8か月）の側面セファログラムトレース.

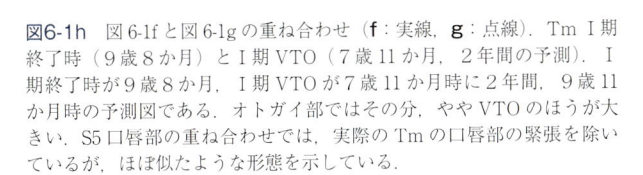

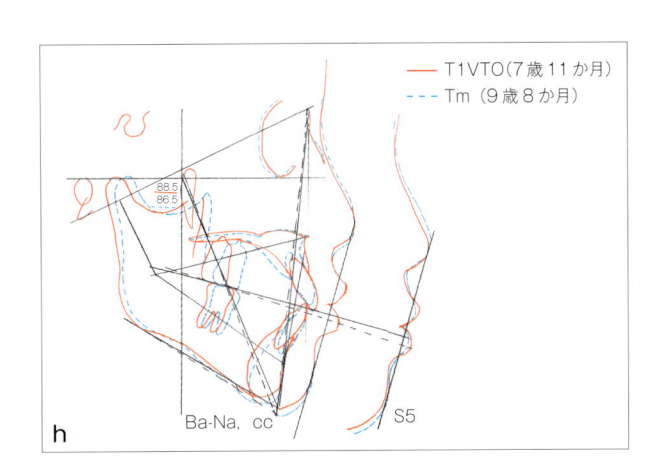

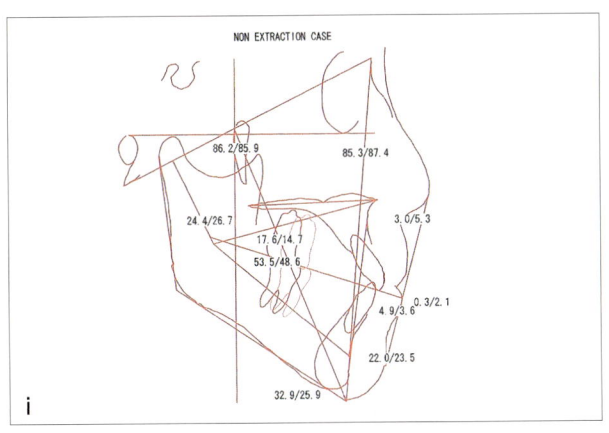

図6-1h　図6-1fと図6-1gの重ね合わせ（f：実線，g：点線）．TmⅠ期終了時（9歳8か月）とⅠ期VTO（7歳11か月，2年間の予測）．Ⅰ期終了時が9歳8か月，Ⅰ期VTOが7歳11か月時に2年間，9歳11か月時の予測図である．オトガイ部ではその分，ややVTOのほうが大きい．S5口唇部の重ね合わせでは，実際のTmの口唇部の緊張を除いているが，ほぼ似たような形態を示している．

図6-1i　Tm（9歳8か月）のVTO.

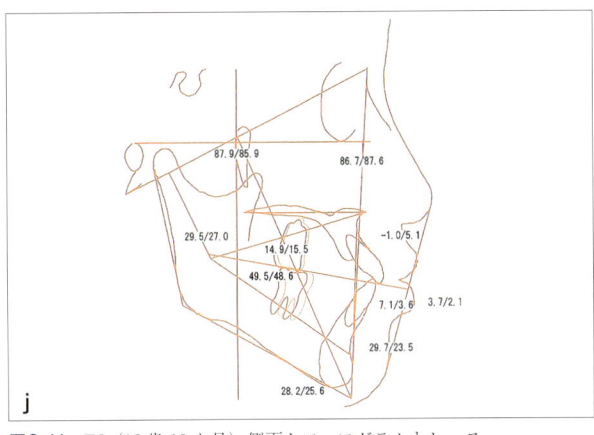

図6-1j　T2（12歳10か月）側面セファログラムトレース.

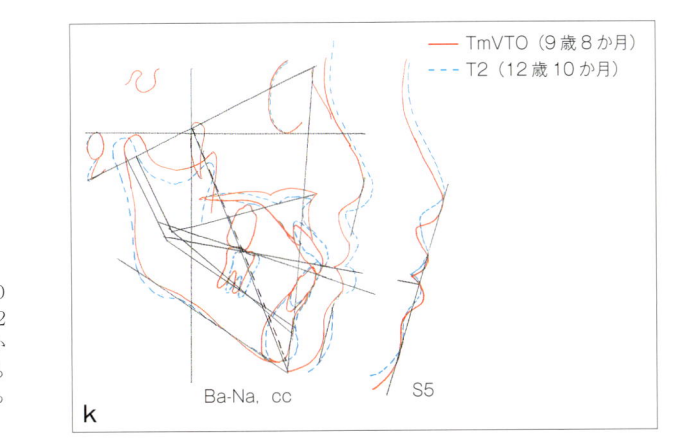

図6-1k　図6-1iと図6-1jの重ね合わせ（i：実線，j：点線）．Ⅱ期VTO（9歳8か月）とⅡ期終了時（12歳10か月）の重ね合わせ．VTOは2年で作製してあるため，11歳8か月時の予測であり，T2時12歳10か月とは，14か月の差があるが，骨格的な成長量では，大きな差がみられなかった．S5口唇部の重ね合わせでは，T2時の口唇部の緊張をとった状態で重ね合わせている．

[T1 ≒ VTO．T1 時の VTO と Tm および TmVTO と T2 の結果が合わなかった症例（図6-2a〜l）]

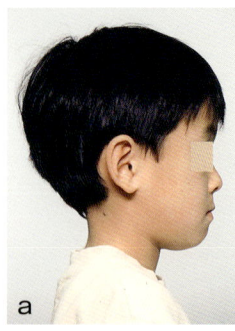

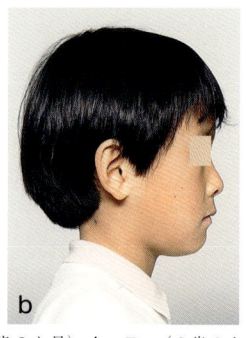

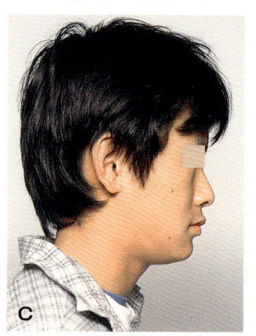

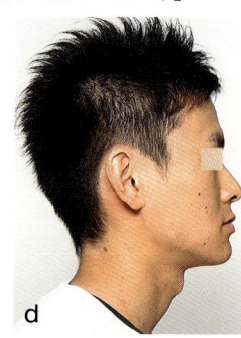

図6-2a〜d　顔貌の変化．a：T1（7歳3か月），b：Tm（9歳3か月），c：T2（14歳5か月），d：R-O（5）（19歳6か月）．

[T1 と R-O（5）の 軟組織の変化]

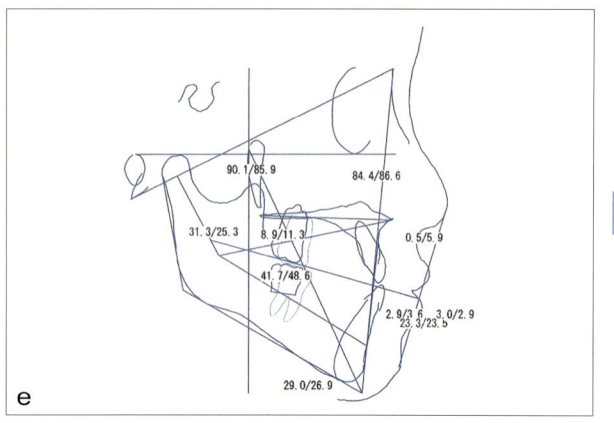

図6-2e　T1（7歳3か月）の側方セファログラムトレース．

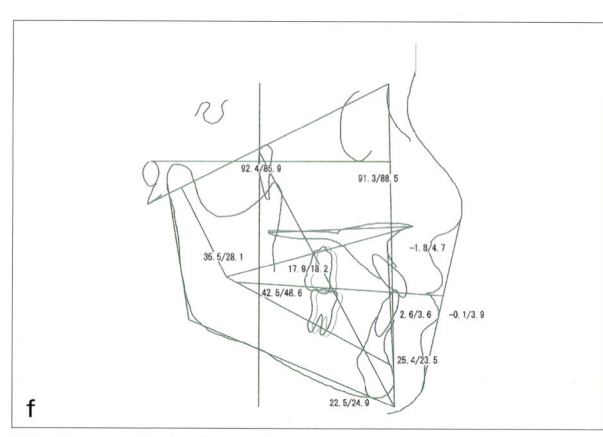

図6-2f　R-O（5）（19歳6か月）の側方セファログラムトレース．

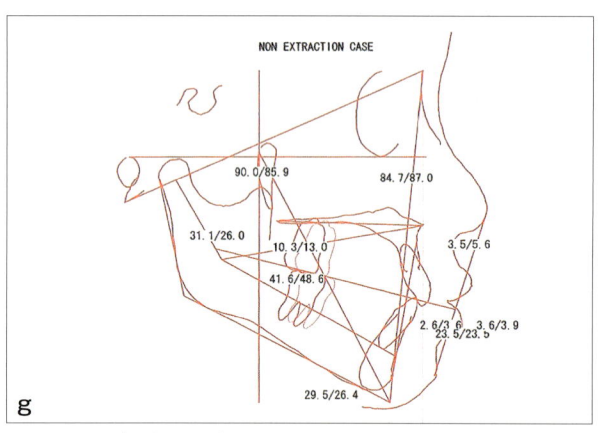

図6-2g　T1（7歳3か月）のVTO．

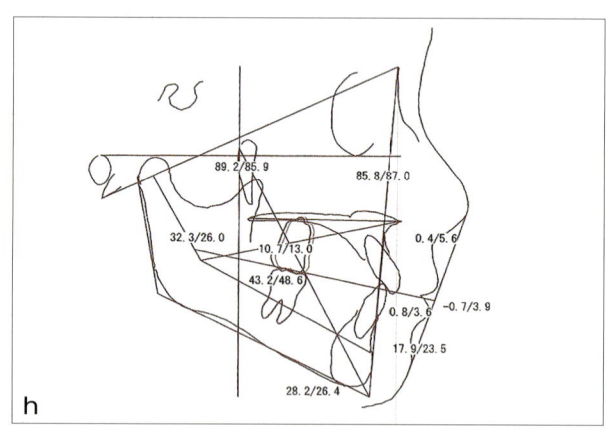

図6-2h　Tm（9歳3か月）の側面セファログラムトレース．

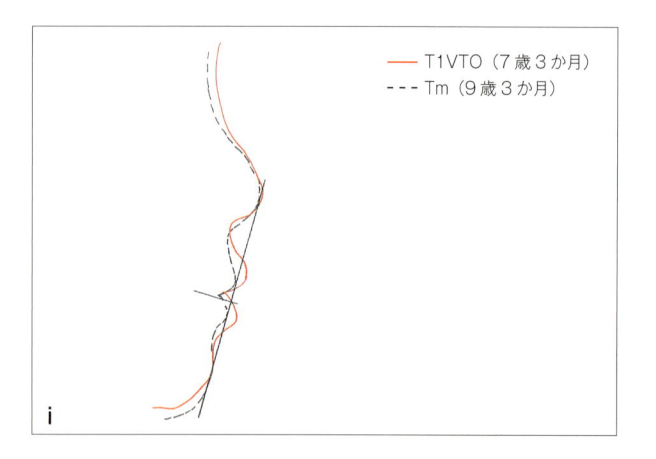

図6-2i　図6-2g（T1VTO，7歳3か月）と図6-2h（Tm，9歳3か月）の重ね合わせ．S5での重ね合わせ（軟組織の評価）〈Ep at Occl.P.〉．
　両者の上下唇の突出度が大きく違っている．予測年齢と実際がほぼ同じなので，原因としてはT1撮影時に口唇部をとがらせていたことがT1VTOに反映されているのではないか．T1撮影時に口唇をリラックスさせることが大切である．

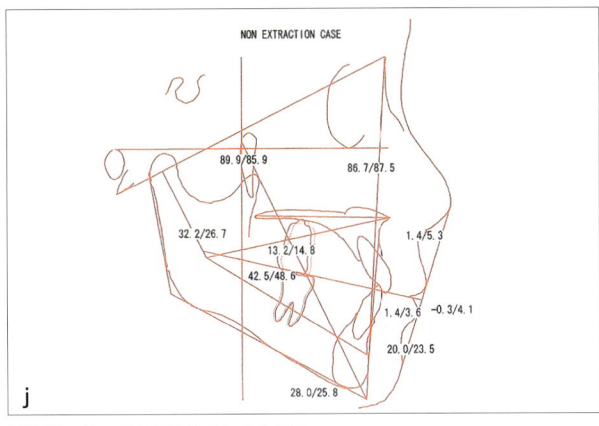

図6-2j　Tm（9歳3か月）のVTO．

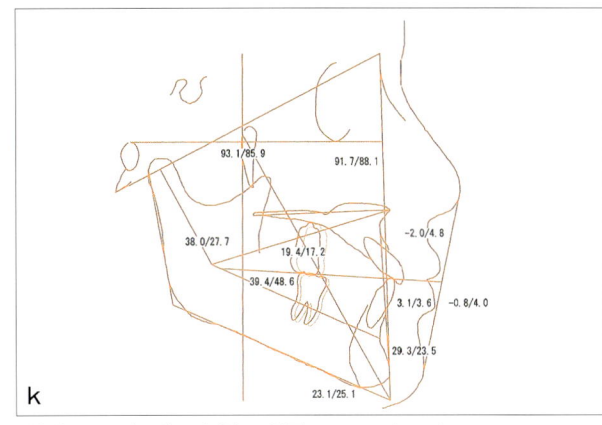

図6-2k　T2（14歳5か月）の側面セファログラムトレース．

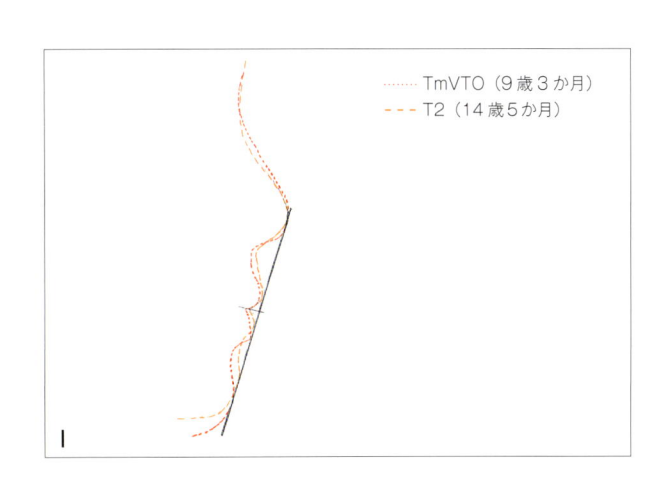

図6-2l　図6-2j（Tm，9歳3か月）のVTOと図6-2k（T2，14歳5か月）．S5での重ね合わせ（軟組織の評価）〈Ep at Occl.P.〉．

　E-Pに対する上下唇の位置はTm，T2ともにほぼ一致しているが，オトガイの大きさは大きくずれている．その理由としてTm VTOが9歳3か月の時に2年間の予測をしたもので，11歳3か月であり，T2は14歳5か月なので，3年2か月の差があることが大きな原因であろう．

診断・資料採得に関するQ&A

PART 1

25

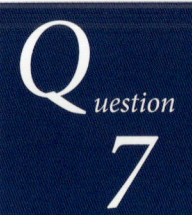

Question 7 舌癖は，どのように診断しますか？

A 舌癖って，舌だけ？

槇：これは大きいですね．機能的な問題に対して，「どのように診断しますか？」というと，なかなか難しい問いです．現状では，かなり綿密に舌の動きや力を評価する手段は見当たらないと思われます．

もちろん，**嚥下や咀嚼時の動き**をみることは当然ですが，私の場合は，正常なのか，正常の域を逸脱しているのかということについては，生理学的な知識や解剖学的な知識を基礎にして，日常の咬合や顎顔面形態との関連性を経験的に感じて，総合的に判断しているような気がします．また，舌癖だけではなく，他の異常も考えることも大事です．

舌癖と言えば，開咬や前突を思い浮かべる方が多いでしょう．それもそうなんですが，実は顎関節症を併発している人が，非常に多いという印象をもっています．恐らく嚥下の際に，何か異常な状況が起きている人が多いような気がします．ただ，文献的には何も示されていないのですが．中島先生は，どのようにお答えになりますか．

中島：槇先生がおっしゃるように舌癖だけを分けて考えることはできません．たとえば，習癖ということだけでも，2010年に『態癖』*ということで一冊の本を出版された筒井先生もおられます．

槇：**舌癖といっても，さまざまな原因があり**，それが形態にどういう影響を与えてきたのか，治るものなのか・治らないものなのか，そういうところを調べて確認すべきであると思われます．呼吸，気道はもちろん，中枢性のものや心理的なものから，歯槽堤の高さの問題まで，さまざまでしょう．ですから，あえてこの問いに答えるとすれば，なるべく全体をみて考えてください，と言うべきかと（図7-1〜3）．

中島：舌癖にどのように対応するかを考える場合，まず，なぜいまのような舌癖が生じてきたのかを踏まえた上でなければ，当然その対応方法は決まりません．舌の小帯が短い場合は，手術も必要になりますし…（図7-4）．現在のように"舌癖＝タングトレーニング"というようなアプリオリな対応だけでは不足なんだ，ということをここでは伝えたいと思います．

Stage	時期	管理内容	Stage	時期	管理内容
ⅠA	哺乳期 離乳初期 離乳中期	哺乳の知識 母乳と人工乳　離乳の知識 噛む事の大切さ	ⅢA	第一大臼歯 永久前歯 萌出完了期 交換期	―積極的に舌癖トレーニングを行う― 舌癖トレーニングのみ 　永久歯の萌出力を最大限に生かす 舌癖トレーニングと装置との併用 　本人や保護者にとって，なるべく簡単な方法でのアプローチを考える 　ハビットブレーカー 　上顎拡大プレート 　トゥースポジショナー，マウスガード 　部分的矯正装置
ⅠC	離乳後期 離乳完成期	哺乳ビン使用中止の確認 ―咀嚼を確立すること― 各離乳期の口腔機能と摂食機能の獲得	ⅢB	側方歯群 交換期	
ⅡA	乳歯列完成期	悪習癖の歯列への為害性を保護者に指導 悪習癖を持続させる要因をとりのぞく ―咀嚼し臼歯を噛みしめて 　　　　　嚥下することを指導―	ⅢC	第二大臼歯 萌出開始期	矯正と平行しての舌癖トレーニング
ⅡC	第一大臼歯 永久前歯 萌出開始期	悪習癖，舌癖について保護者に指導 ―本人にあった舌癖トレーニング―	ⅣA	第二大臼歯 萌出完了期	術後の安定のためリップトレーニングを行う （自然保定装置）

図7-1　舌癖の原因除去（ヘルマンの歯牙年齢別）．（山口秀晴，大野粛英，佐々木洋．口腔筋機能療法（MFT）の臨床．東京：わかば出版，1998：53，図4-2より転載）．

*筒井照子ほか（編著）．態癖．力のコントロール．東京：クインテッセンス出版，2010．

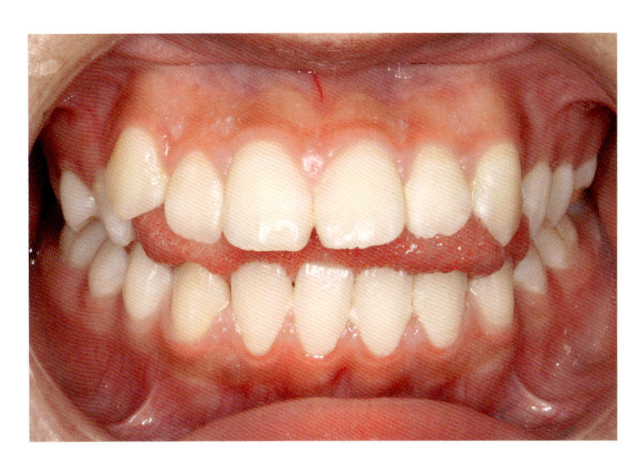

図7-2 舌突出癖の口腔内.

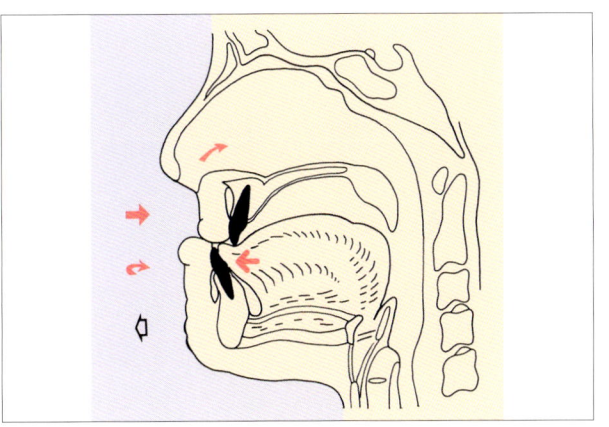

図7-3a 下顎前突者にみられる低位舌と加わる圧力（山口秀晴，大野粛英，佐々木洋．口腔筋機能療法（MFT）の臨床．東京：わかば出版，1998；369，図11-34より転載）.

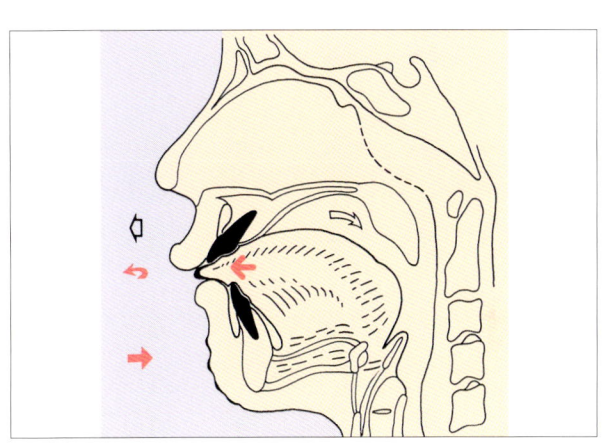

図7-3b 上顎前突者にみられる舌前方突出と加わる圧力（同左；369，図11-35より転載）.

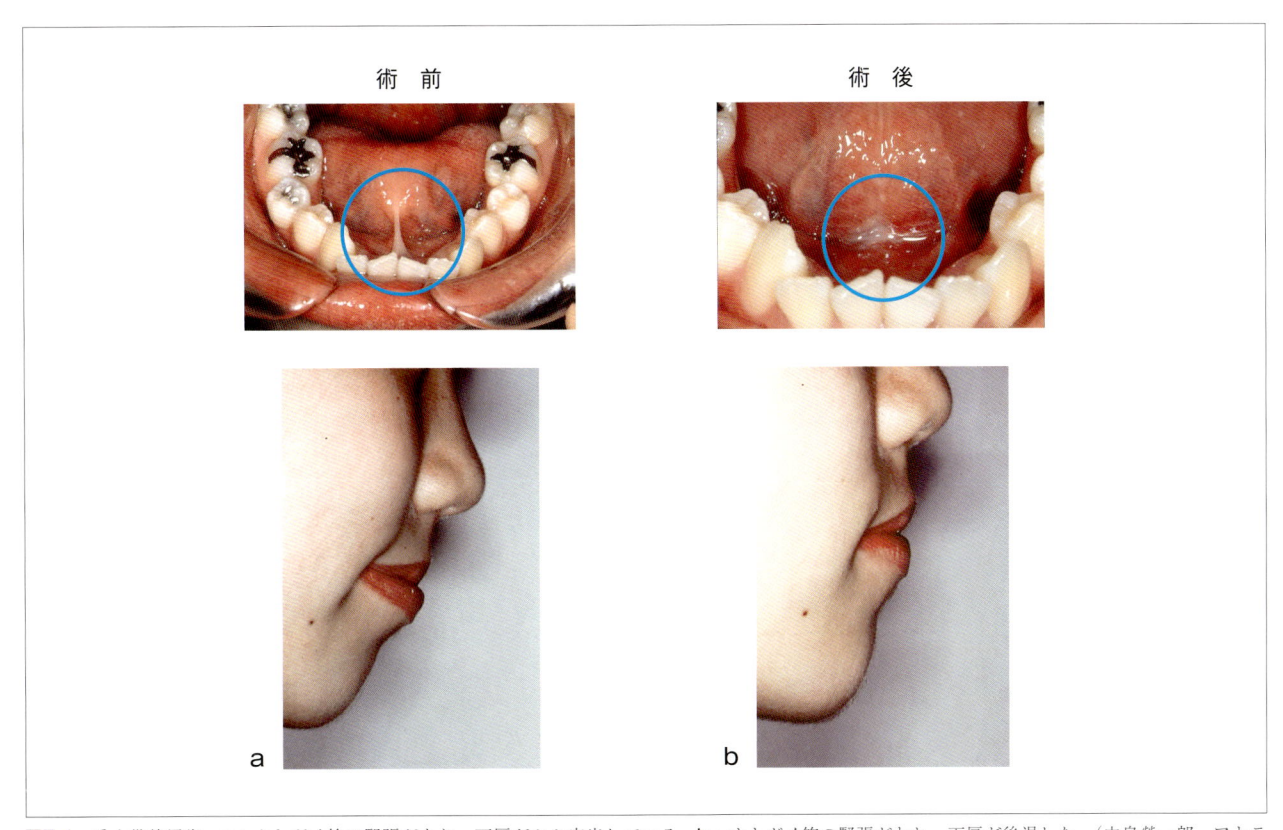

術前　　　　　　　　　術後

図7-4 舌小帯伸展術. a：オトガイ筋の緊張があり，下唇がやや突出している. b：オトガイ筋の緊張がとれ，下唇が後退した.（中島榮一郎．アトラス矯正に強くなる本．東京：クインテッセンス出版，2004；104，図7-5より転載）.

診断・資料採得に関するQ&A

PART 1

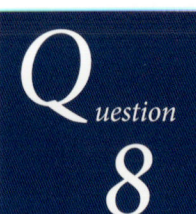

Question 8 筋電図をどのように活用したらよいでしょうか？

A あくまでも全体的な傾向という形で利用すれば…

中島：臨床的に私たちが用いている筋電図というのは，表面筋電図であって，それぞれの運動に対する機能的な問題をきちっと把握するには，十分とはいえません．

たとえば，後楽園の天気を予測して，当日売れる弁当の数を予測することには役に立たなくて「関東地方は雨のち曇りでしょう」とか大雑把な筋機能の変化の程度を知ることには役に立つと私は思いますが，それ以上，詳しくはどうでしょうか？

槇：実際には，**表面筋電図**しか使えないですよね．**筋の最大断面積と筋力が比例する**という法則もありますが，筋電図からは，咬筋が優位か，側頭筋が優位かを把握するという意味で参考にしたほうがよろしいでしょう．積分値はよく使います．また，変な放電が発生していないかとか，左右差はどのくらいか，などに使用しております（図8-1, 2）．

しかし，筋力については，ベクトルの方向がわからなければ顎態との関連性などを云々すべきではないように思われます．

中島：だけれど，なくてもいいということではなくて，血液検査のデータほどには正確に反映していないことを理解した上で使うことが必要じゃないかと思います．

臨床的に使われている筋電計の中で，4筋ではなくて8筋というものも出ていますが，じゃあ，内側翼突筋，顎二腹筋とかはどうやって正確に測るのか，ということはあります．だから，私は4筋しか使っていないのですが…．果たして顎二腹筋なんて，正確にはどこに貼り付けたらいいんだと思うの

で，むしろ東京地方は「晴れのち曇り」というような形で判断したほうがいいんじゃないかなとは思います．

槇：「雷が発生している」というのはわかる（笑）．側頭筋の優位性，咬筋の優位性の左右差であるとか…．われわれは，先に述べた，ちょっと特殊なセファロ分析と併用して，関節反力の推定などに使っています．でも，きちんと証明されたものではありません．

中島：ええ．金科玉条のごとく，ディーラーの能書きをそのまま臨床に応用するわけにはいきませんから．

槇：機能情報の治療への応用は，まだまだ難しい点が残されています．

中島：節電計で「保険請求ができます」ってことだけど，その結果が診断や治療方針にどのように反映されるのかが明確ではないですね．だって，治療方法を考えていないんだから，いくら診断が出ても，治療に反映しようがないのが現状です．

槇：外科矯正手術によって，接触面積が増大し，筋電図の改善がみられるというのは，よく経験します．それが機能と形態の改善の指標となってもいいと思いますが，問題はどのくらいを目標にすると，どのくらいの改善が見込まれるのか，という定量的な推定の方法に結びついていない点ではないでしょうか．

*筋電データ＝左右側側頭筋と咬筋の筋電図の積分値

[上顎右側犬歯,第一小臼歯の欠損により左右差が認められる症例（図8-1a~c）]

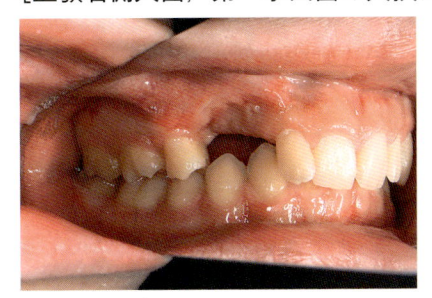

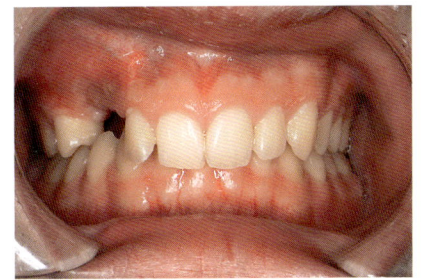

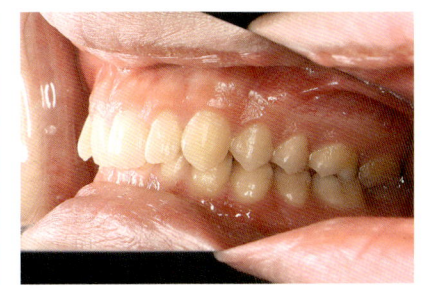

図8-1a　口腔内.

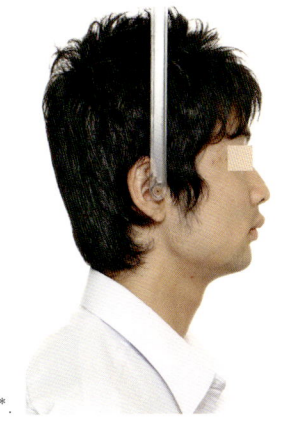

図8-1b, c　b：顔貌.　c：筋電データ*.

	L-TempA	L-TempP	L-Mass	R-TempA	R-TempP	R-Mass
first	2.26013	2.43988	3.10272	2.10136	2.04733	4.72565
first tired	2.47375	2.32819	3.02307	1.96655	2.59888	6.18164

[咬筋優位の症例（図8-2a~c）]

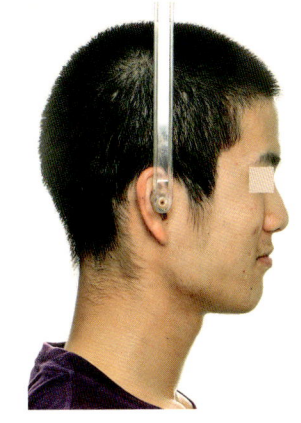

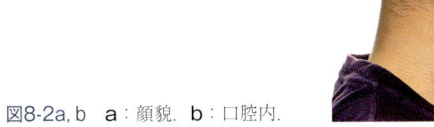

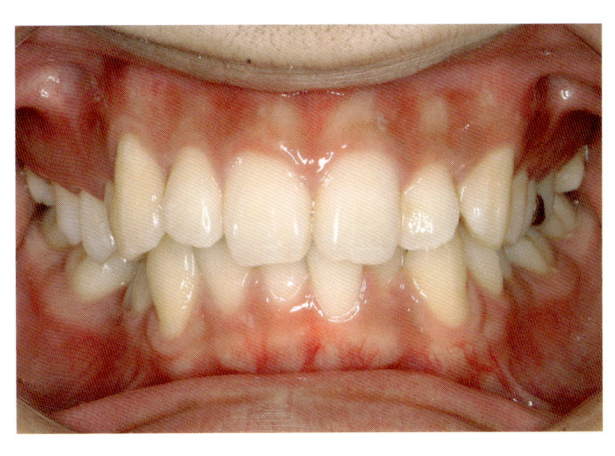

図8-2a, b　a：顔貌.　b：口腔内.

図8-2c　筋電データ.

	L-TempA	L-TempP	L-Mass	R-TempA	R-TempP	R-Mass
first	3.12854	2.02558	3.65708	2.17562	2.22725	3.46562
first tired	3.47660	2.30037	5.09194	2.85356	2.92927	4.30280

診断・資料採得に関するQ&A

PART 1

29

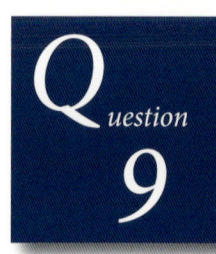

Question 9 顎顔面に影響を及ぼす習癖にはどのようなものがありますか？

A いっぱいありますよ．日常生活のすべてでは…

槇：それこそQ7とちょっと関係してくる内容ですが，日常生活でどういう姿勢をしているかとか，どういう寝方をしているかを聞く場合もあります．あと，食事に要する時間とか，食事の際の部屋の間取りを聞いたりしています．

たとえば，中島先生のところでは，特殊な例ってありますか？

中島：**悪習慣の特殊な例**としてバイオリンやサックス等の楽器類があります．**バイオリンの練習のし過ぎ**で，身体が曲がってきた症例に，試しにバイオテンプレートを入れて経過をみた症例があります（図9-1）．またプロのバレリーナ志望の女性が，回転軸が曲がっちゃってうまく回れないので，どうしたらいいか，ということで来院したので，バイオテンプレートを入れて，PNF*を行った結果，試験に受かった人とかもいますが，少しは効果があったかもしれない．

その後，そのバイオリニストは，国際的なバイオリニストになるために海外で勉強していたので，ときどきバイオテンプレートの調整と作り換えに来院していました．

槇：私の患者さんで一卵性双生児の方がいらっしゃいまして，そのお二人が，お二人とも，反対方向へ下顎が変形しておりました．全くその理由がわからないまま，治療を進めていたのですが，どうも変でした．ある日，食事の時の椅子の位置や，勉強部屋の配置なんかを聞いたのです．そしたら，何と，食事の時は向かい合わせで，いつもテレビをみて食事していました．そして，勉強部屋では，実は二人の机が並んで置かれており，いつも二人は反対方向を向くように**頬杖**をしていたのです．驚きました．遺伝と環境のことを考えさせられた症例です．

[バイオリニストの症例（図9-1a〜d'）]

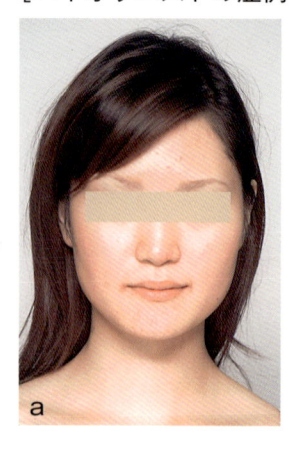

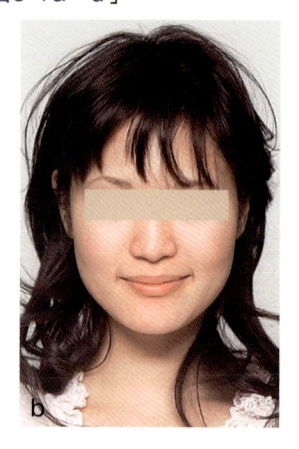

図9-1a, b 顔貌の変化．a：T1（20歳7か月），b：T2．

* PNF = Proprioceptive Neuromuscular Facilitation. 固有受容性神経筋促通法のことをいう．

[バイオリニストの症例のつづき]

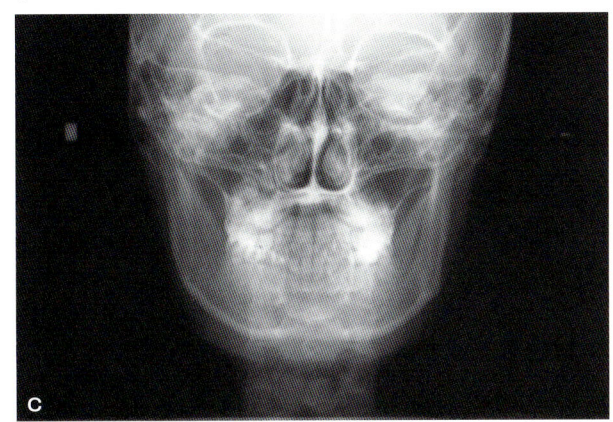

図9-1c T1のセファログラム.

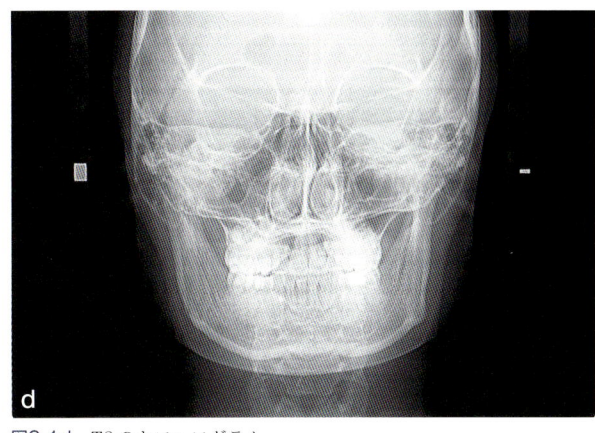

図9-1d T2のセファログラム.

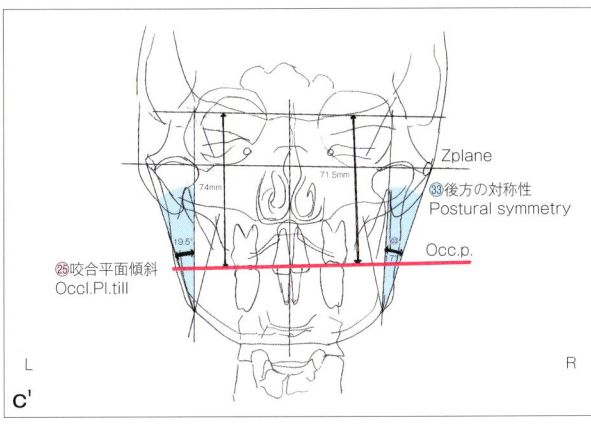

図9-1c' T1のPAトレース.
㉕咬合平面傾斜（Occlusal plane tilt）により咬合平面の傾斜をみる．本症例では2.5（Homo,o,CD,1.7）．
㉝後方の対称性（Postural symmetry）により骨格性の非対称性をみる．本症例の場合，Lが19.5°，Rが17.0°．

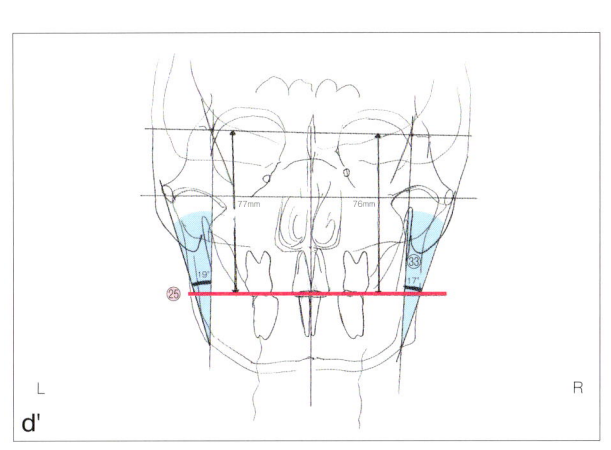

図9-1d' T2のPAトレース.
㉕咬合平面傾斜はT1の2.5から1.0に改善．
㉝後方の対称性はLが19.0°，Rが17.0°で2.5°から2.0°に変化したが，骨格性の変化はほとんどみられない．顔面の変化には主に咬合平面の変化によるものと考えられる．

[頰杖の症例（図9-2a～c）]

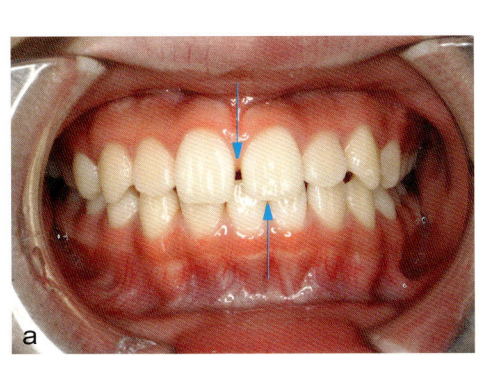

図9-2a～c　a：口腔内，b：顔貌，c：CBCT（SSD画像）．

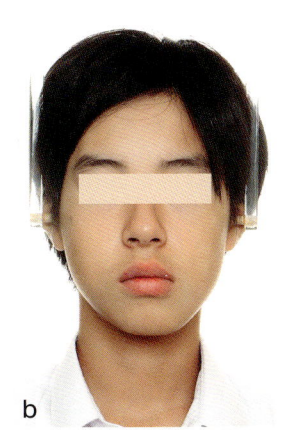

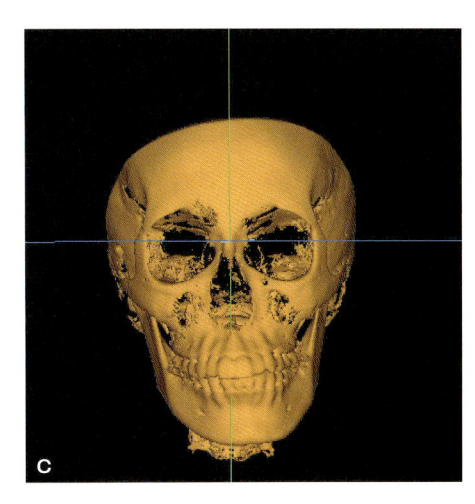

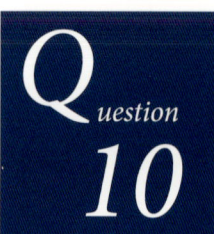

Question 10 顎変形症をCBCT*で分析する時に，観察すべき解剖学的特徴はありますか？

A 下顎頭の左右差，顎の高低差，上顎のひずみなど…

槇：CBCT*の一番の利点は，三次元で立体的に画像表示できることでありますので，セファロの二次元的な表示では，分析することが困難である「**歪み**」や「左右の**非対称性**」などについて診断していただきたい．また，下顎頭の大きさの**左右差**，長軸の角度などについても分析できます．そこから，各々の咬合や発育の過程をぜひ想像してみてください．

　三次元的な観察の利点は，骨体の**唇舌的，頰舌的な断面**がみえる点にもあります．パノラマエックス線とセファログラムではわかりにくかった特徴がとてもよくわかります．

　図10-1を示しますが，前歯の歯軸傾斜を決めるのは，このような画像をみてからがいいと思われます．この症例は，骨格性Ⅲ級のため，長い間にわたって前歯部に荷重が加わらなかったのでしょう．とても薄い骨になってしまっています．

　このような例をみると，将来オペになるとわかっていても，成長中に荷重を発生させたほうがいいのではないかとも思えてしまいます．三次元画像は従来の治療に対する考え方も変える可能性があるということもしれません．

中島：下顎頭は，人体で唯一の移動関節であり，そして，重力に直接の影響を受けない関節でもありますよね．そういったことから，他の関節と比較し，形状などとても興味深いですよね．

槇：以前は，歯には体重ほどの荷重がかかるとされており，それからすると，力学的に下顎頭がこんなにも小さいはずがないのでは，と疑問でした．

中島：ほぼ安静位ですしね．

槇：現在では，さまざまな研究の結果から，ごくわずかですが，下顎頭には咀嚼時の反力が発生するとされています．

　したがって，筋機能が下顎頭軟骨の成長に影響を及ぼすのは明白であると思われます．このことは，機能と顎骨形態の関連性や骨質と歯の移動の関係についても考えねばならないことを示しているのです．

　つまり，顎変形症ということであれば，三次元的に変形の度合いを計測し，歪みや左右差の把握はもちろんですが，なぜ変形症になってしまったのか，その過程を推測するためにも，特に**下顎頭**について分析することをおすすめします．

---

*CBCT = Cone Beam X-ray CT（コーンビームエックス線CT）

[下顎前歯部歯槽骨が菲薄な症例(図10-1a～c)]

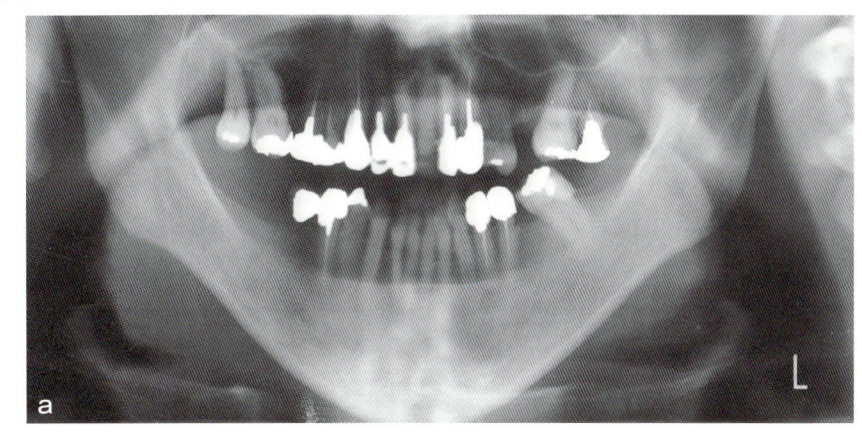

図10-1a　パノラマエックス線像.

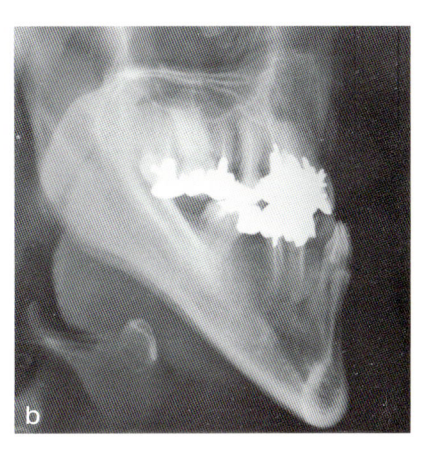

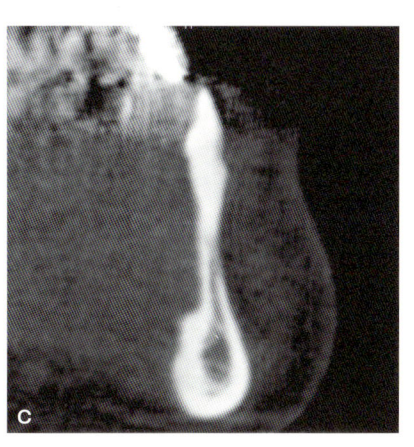

図10-1b, c　b：側方セファログラム．c：下顎右側中切歯部の CBCT（MPR 画像）．

[下顎頭が変形している症例(図10-2a～c)]

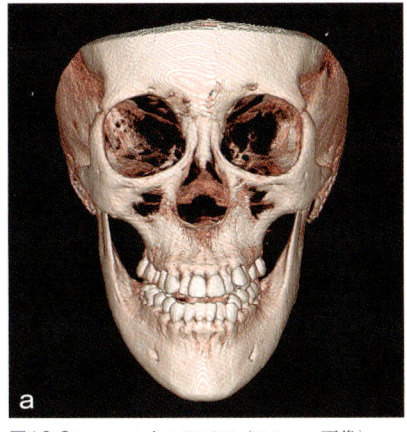

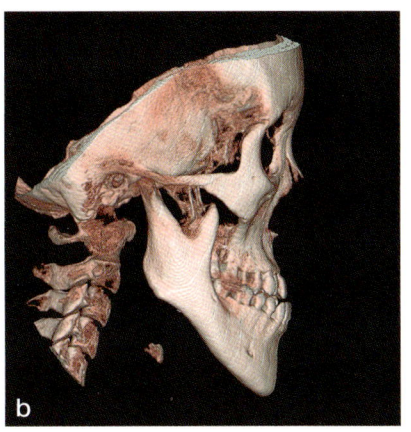

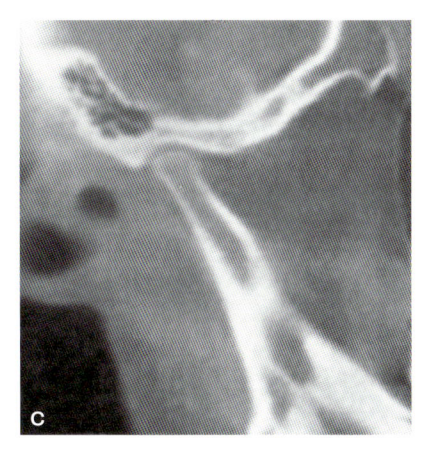

図10-2a～c　a, b：CBCT（Volume 画像）．c：左側下顎頭部の CBCT（MPR 画像）．

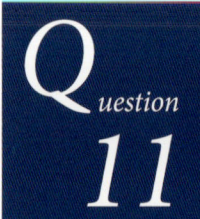

Question 11 気道の狭窄は，何ミリ以下が狭窄なのですか？

A 何ミリ以下と単純に決められるものではないと思うが…

槇：何ミリ以下と決められるものではありません．いろいろな見方をしますが，まず口腔内をみてみて，**扁桃**[*1]が腫れてないかどうか，**アデノイド**[*2]の状況はどうか，通常のものと違った腫脹とかがないかということを確認します．セファロは静的な情報なので，一時点の情報ということを頭においてみていただきたいのですが，スムーズなラインが出ていないとか，喉頭・咽頭の後壁が前方に大きく張り出していないかとか，そういうラインをみながら総合的に判断します（図11-2）．

特に**気道の狭窄**で大事なのは，舌の動かし方，舌の位置が異常な場合には，狭窄の有無について気をつけたほうがいいと言えます．

それと，もちろん鼻の通気，鼻の通りがどうかとか，そういうのを総合して判断して，気道の狭窄が起きているから舌がどうなっている，という推測をします．

CBCTでみますと，非常にわかりやすい．側方セファロでみて正常そうにみえても，横から圧平されている場合も多くあります（図11-3）．

中島：私は，この気道というものを，そもそもセファロだけで判断するのは難しいと思います．気道という区分ではなくて，**鼻咽頭気道**というふうに上から下まで，途中まですべてを含めたほうがいいと思います．だから，そこには，**鼻粘膜の肥厚**とか扁桃やアデノイドの大きさとか，形態的変化もあります．静的なセファロでも，「カ」を発音させてみると，軟口蓋の動的な変化の一部をみることも可能です．

[*1] 扁桃＝口蓋扁桃（従来，扁桃腺と呼ばれていた）
[*2] アデノイド＝咽頭扁桃

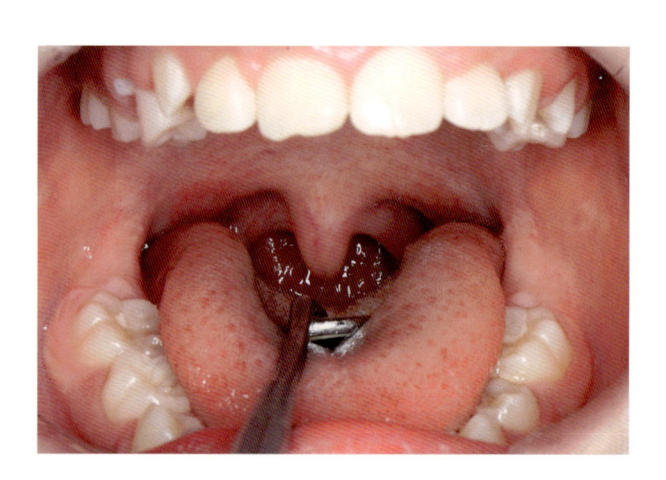

図11-1 口蓋扁桃およびアデノイドが正常な口腔内．

キーワード

気道：[英] dirway, respiratory tract. 鼻腔，口腔から咽頭，喉頭，主気管支，気管支，細気管支，終末気管支までの空気の通り道（導管）．ガス交換にあずからない．分泌細胞や繊毛細胞があり，異物が肺腔に入らないような防御機構が存在している．

[咽頭扁桃肥大の症例（図11-2a～c）]

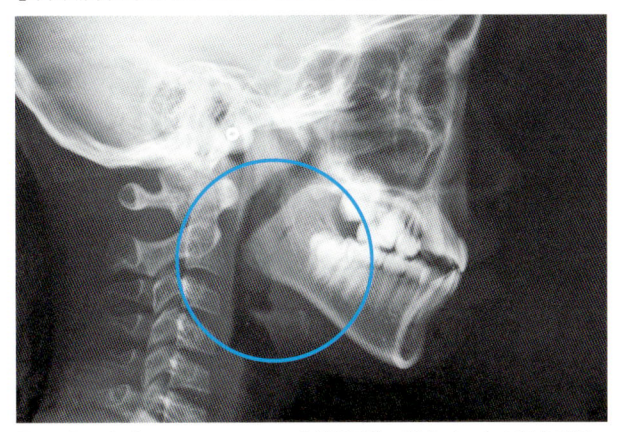

図11-2a　側方セファログラムでは咽頭扁桃の肥大は，ある程度予測できたが，CBCT正面観で実際に確認できた．

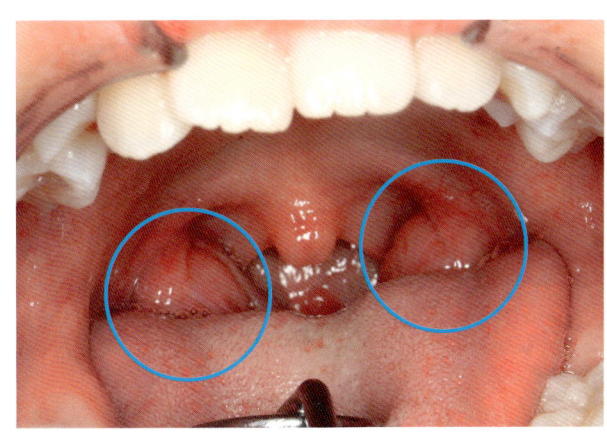

図11-2b　口蓋扁桃肥大．

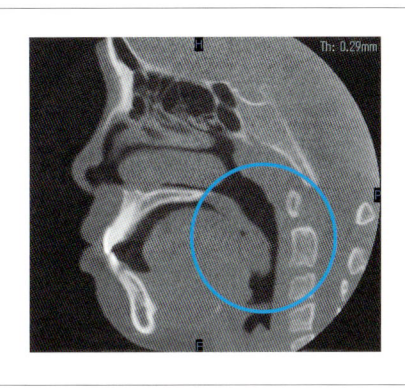

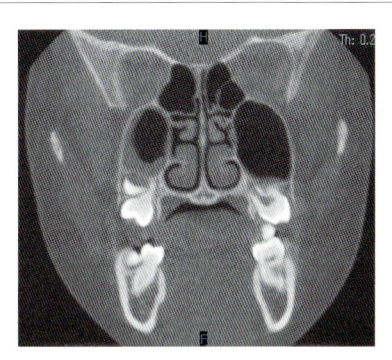

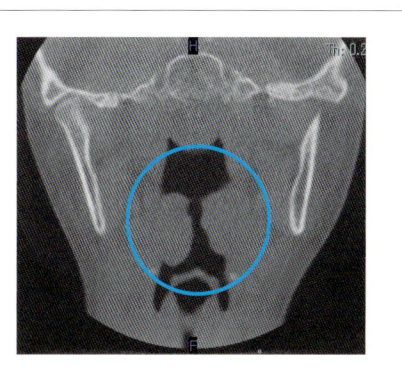

図11-2c　咽頭扁桃肥大のCBCT（MPR画像）．

[咽頭腔狭窄の症例（図11-3a～e）]

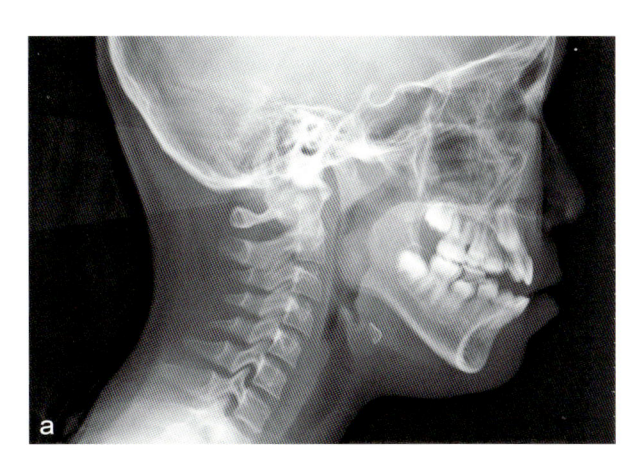

図11-3a　側方セファログラムでは狭窄がわかりにくい例．

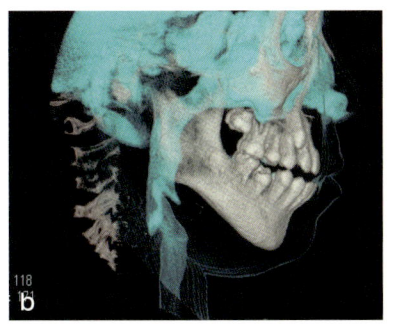

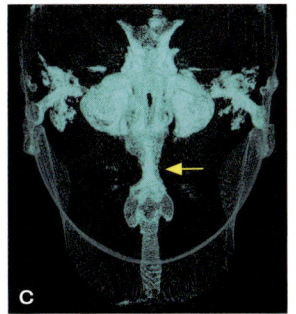

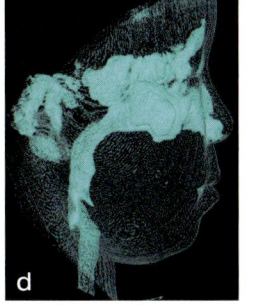

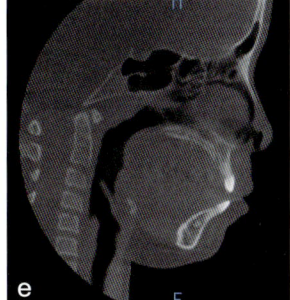

図11-3b～e　正面からのみ咽頭腔の狭窄が確認できる．b～d：CBCT（Volume画像）．e：CBCT（MPR画像）．

Question 12 加齢変化を予測し，仕上がりを考慮すべきですか？

A そう．つねに考えるべきだと思う…

中島：私は基本的に**加齢変化を予測**する場合，まず**骨塩量**を調べます．特にアダルト，なかでも女性の場合，治療開始前に骨塩量が適正量あるかどうかのおおよその目安を調べてから治療を開始します．もちろん，全身的な骨塩量と，歯槽骨の局所的な吸収などの原因は分けます．それで，もし骨塩量が一定時期にかなり低下していて，さらにそれが加齢によって低下する傾向にある年齢であるならば，本来あるべき治療計画を縮めるとか一部にするとか，適時，骨塩量と加齢を考慮した治療法を考えます（図12-1~2）．

槙：これは非常にいい質問ですね．仕上がりで一番コントロールできなくて苦労しているのは，実はオーバーバイトの問題です．多くの患者さんは年をとるにしたがって，大臼歯部は，治療で設定したところよりも，圧下されるような気がします．

その原因として，私が設定したポジションが悪いこともちろんあるのでしょうけれど，年齢が高くなってくるにしたがって，社会的にもストレスを受け，グラインディングやクレンチングが起きやすくなる．筋の不随意の運動が増えるにつれて，バイトが深くなるためです．

そのため，実は，私自身，通常いわれているものよりもバイトを浅くしてしまう傾向があります．それを経験のある先生にみていただいたとき，「君，浅過ぎるのではないか」と言われたことがありました．ただ，何十年先を考えたときには，浅めにするほうがいいのではないでしょうか．もちろん，**前方誘導路の決定**に関しては，顎運動を綿密に考える必要もあります．私の考えは，単に経験的な印象というようなものでエビデンスはありません．

また，先ほど中島先生がおっしゃったように，もちろん顎骨の骨質（**骨密度**）が筋の使い方によって影響を受けますし，咬耗などは，歯の硬さにも関係します．それらを総合的に判断すべきなのでしょう．難しいのですが．

中島：基本的に治療前に考慮するべきことは，先ほど言った骨塩量の問題と，**フェイシャルタイプ**の問題と，歯周組織の状態をはじめ，一般歯科的な口腔内環境やさまざまな癖，TMJ[*1]や口呼吸などの機能的な問題，そういったものを総合的に考えます．

もうひとつは，傾向としては，もしブレイキーフェイシャルタイプ[*2]であれば，槙先生の言ったような傾向がみられます．ただし，そのバイトは，単に上下顎の局所的な問題だけではなくて，たとえば頸椎の椎間板の老化も影響してきますので，われわれがいま知っている情報だけで長期的な予測を立てるのは，非常に難しいとは思います（図12-3）．

槙：いま私が言ったのは，通常のオープンバイトとか，ロングフェイスじゃない場合ということです．だから，ケース，ケースで考えざるを得ないですね．

中島：そうですね．通常，私は骨塩量をルーティンに入れていますが，日本のインプラントを専門にやっている先生たちの症例報告をみても，骨塩量を調べている人はあまり見かけませんが，どうなんでしょうね．一部の先生ではCT画像から骨質を判定しているようですが…．

一般のCTを撮るのが難しければ，その代わりに骨塩量を調べておくべきだと私は思います．骨塩量は，通常，医科では簡単に撮れますから．たとえば矯正であれば，私のところでは手の中手骨で撮っていますけれど，足首の場合もあります．それを一般の医科のラボに出せば，骨塩量を計測して，各年代の平均値と比べたグラフを送り返してくれます．

槙：手のエックス線写真での測定は，**デンシトメトリー**という方法ですね．

中島：はい．それが必ずしも局所を診断するのに十分な方法ではないですが，大方の傾向をみるのにはいいと思います．

槇：CTを使った骨密度分析は，実は私の学位論文のテーマでもありました．

現在までCBCTでは，密度計測はできませんでしたが，最近では，一部で可能になりつつあります．歯槽部の骨密度と歯の移動速度との関連性なども加齢変化を考慮した治療には有用になるかもしれませんね．

---

*[1] TMJ = Temporomandibular joint. 顎関節のこと
*[2] ブレイキーフェイシャルタイプ（brachy facial type）＝短顔型

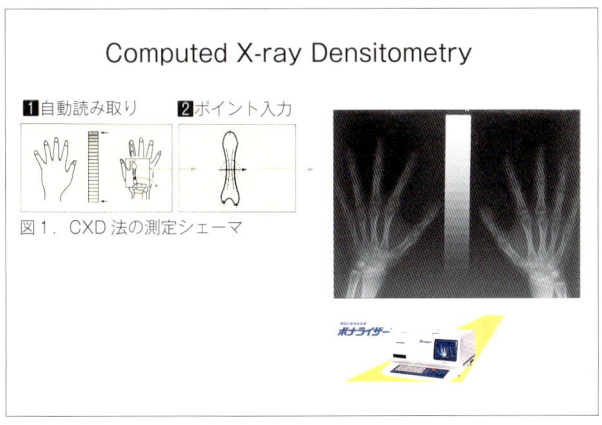

図12-1　骨塩量の測定（中島榮一郎．アトラス矯正に強くなる本．東京：クインテッセンス出版，2004；183，図11-18より転載）．

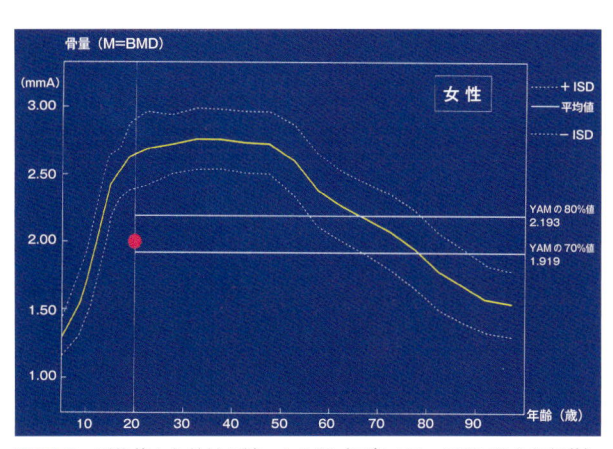

図12-2　平均値より骨量が低い人の例（同左；184，図11-23より転載）．

[椎間板の加齢の変化の症例（図12-3a～b'）]

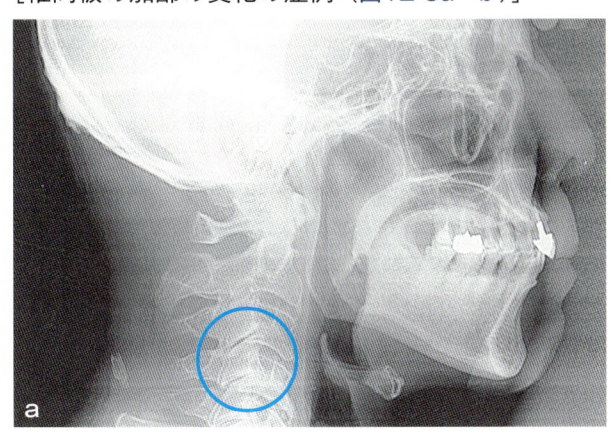

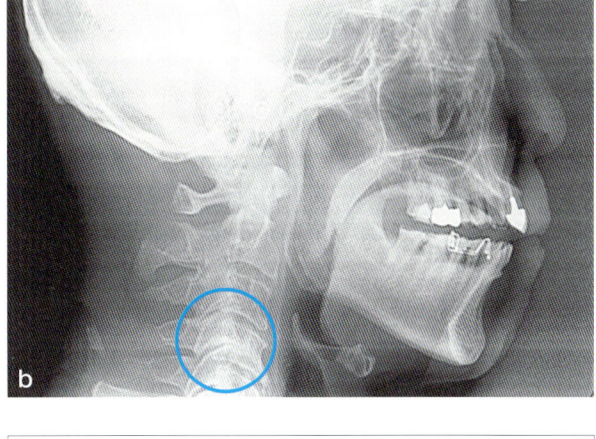

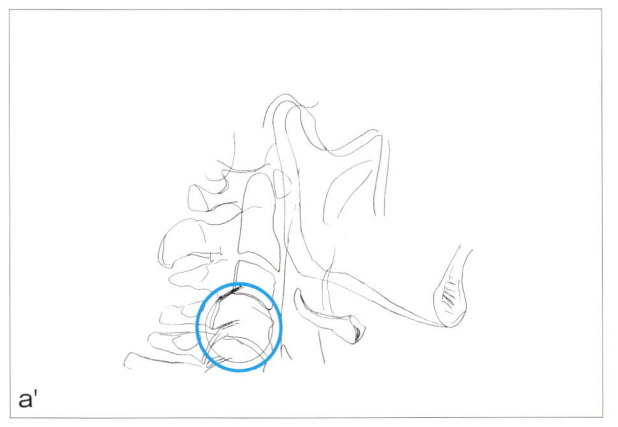

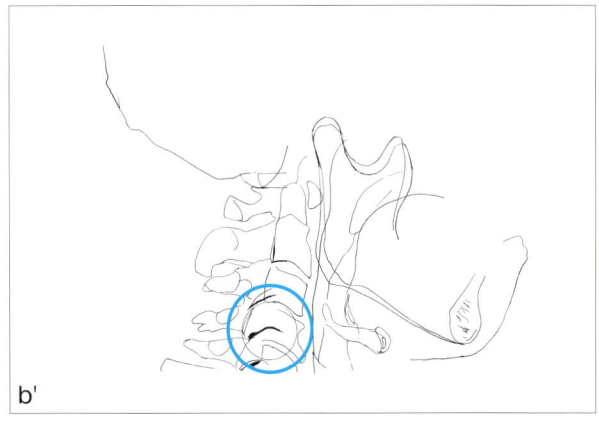

図12-3a～b'　a, a'：66歳6か月，男性．T1：V3の椎間関節．Intervertebral jointのスペースに注目．スペースが中心部で止まっている．
b, b'：2か月後．BT＋PNF治療中．Tm：V3の椎間関節．Intervertebral jointのスペースの長さが中心部より前方に延びている．

Question 13 乳歯前歯部反対咬合の治療は，いつから開始しますか？

A 装置を使えるときが始めるとき

中島：乳歯の前歯部反対咬合の治療ということから考えると，患者さんが何らかの治療法を受け入れてくれることが必要になると思います．

ただし，なぜ前歯部の反対咬合になってしまうのかという要因から考えると，むしろ乳幼児の頃からの母乳の与え方も考慮する必要があるかなとは思います．

佐藤先生という小児歯科医が，乳幼児から，獲得しなければならない機能にともなった非常にダイナミックな歯の萌出の変化を追ったDVD[*1]を出していますが，それをみると何のためにいつ歯が生えてくるのかという意味がわかります．「何本歯が生えたから始めます」ということとはちょっと違うかなとは思います．どうですか．

槇：たぶん抑えられるか・抑えられないかということも聞きたいのかな，という感じです．この質問をどんどん突き詰めていくと，「下顎前突は，治療できるものとできないものをどうやって見極めるか」という質問になってしまうかもしれませんが，いまはまだはっきり言えないと思うんですね．われわれはDNA解析をしていろいろと調べているのですが，実は解答を得られていないのが現状です．エピジェネティクス[*2]ということも大いにあるでしょうし．それを考えると，「やれるときにやっておいていいんじゃないかな」と私は思っています．先生のおっしゃるとおり，患者さんご本人がやれる状況であれば，少しでも治療したほうがいいと思います．

中島：もうひとつ，「前歯部の反対咬合」を，前歯部という歯に限定するのではなくて，「上下顎・顎顔面の不調和」と言いかえれば，この場合「上顎の劣成長」と限定したほうがいいと思いますが，その場合でしたら，明確にはpremaxillary-maxillary suture[*3]の縫合がまだ残っている時期ということになります．

その時期は，基本的には4歳～5歳，ないしは少なくとも6歳までの間ですね．具体的には，PAでみて，上顎の乳犬歯の根尖のところに永久犬歯が下りてきて接触した時点で，上顎の永久犬歯が乳犬歯の内側に入っていれば，これは犬歯の萌出力をその部分の成長に利用ができる可能性があります．

ただし，その時点で外側に犬歯の尖頭がある場合には，犬歯が内側に入り込めない可能性があるので，そのタイミングを見計らって，サジタル・アプライアンスを使って改善しておくことが，予防につながると思います（図13-2）．ただ，理想的にはCBCTなんかを使うべきですね．

槇：実は，口蓋裂の裂の部分に骨をいつ埋めて，前方牽引するのであればいつがいいか，という問題と同じですね．一般的には，骨を移植するのは犬歯の萌出時期に合わせて，9歳・10歳とされているのですが，それは多くの場合，間違っていると考えています．

中島：だめですよ．それは全然遅いです．

槇：実は，数年前に国家試験に出ようとした話なんですよ．私は慌てて「まだ定説になっていないので，だめです」と言ってしまったのですが，そのようなレベルなんですね．

だけど，いま中島先生がおっしゃったとおり，そのsutureの働きをみていると若いほうがいい．若い4～5歳のところで改善したほうがよいように思います．

[*1] 佐藤貞勝（著），佐藤まゆみ（監修），DVDジャーナル，歯科臨床のための前半期の萌出と咬合．東京：クインテッセンス出版，2010．
[*2] エピジェネティクス＝後成的遺伝学
[*3] premaxillary-maxillary suture＝前上顎－上顎縫合

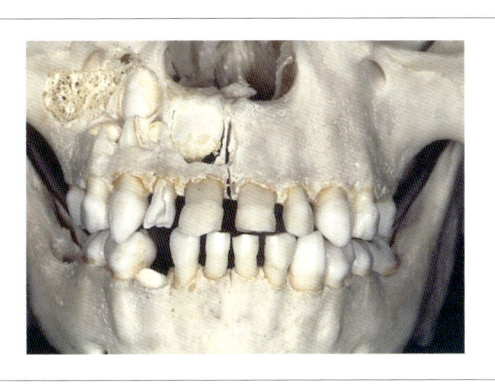

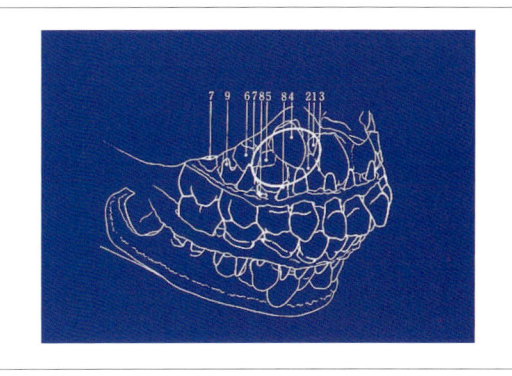

図13-1　6歳児の頭蓋と永久犬歯の位置（中島榮一郎．アトラス矯正に強くなる本．東京：クインテッセンス出版，2004；109，図7-12より転載）．

[乳歯反対咬合の軽度の症例（図13-2a～c）]

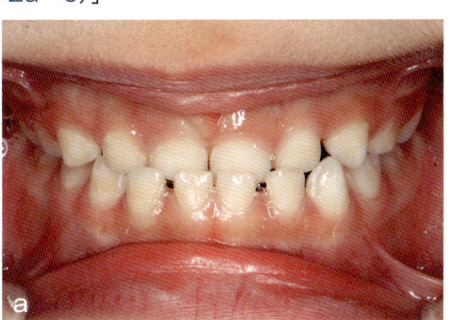

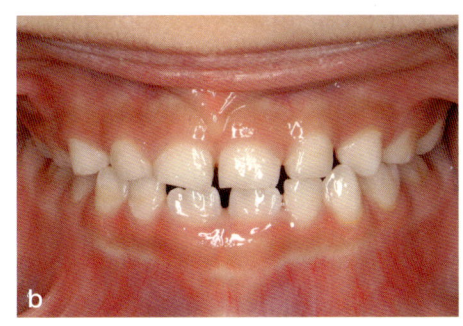

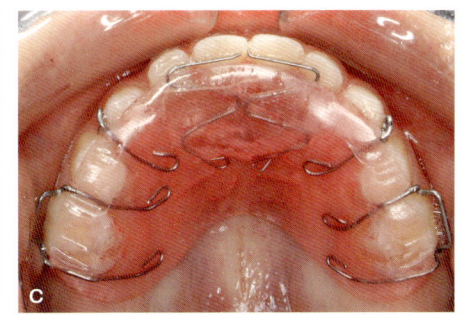

図13-2a～c　口腔内．a：治療前，b：治療後，c：装置装着時（アクティブプレート）．

[乳歯反対咬合の重度の症例（図13-3a～c）]

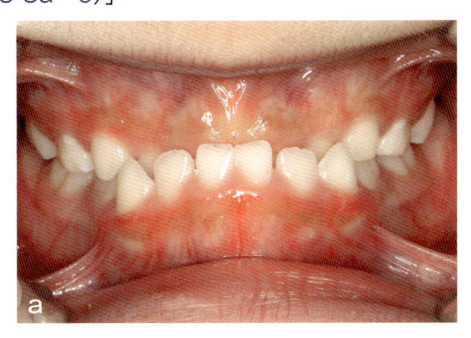

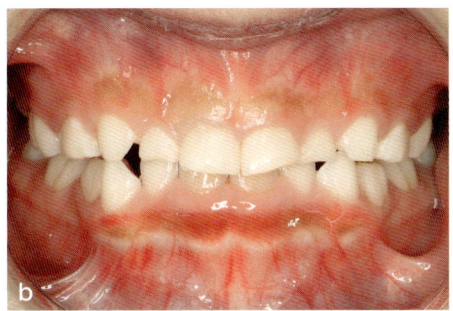

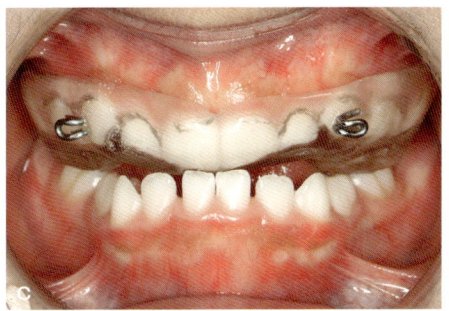

図13-3a～c　口腔内．a：治療前，b：治療後，c：装置装着時（上顎前方牽引装置）．

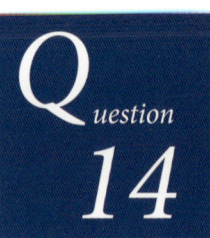

Question 14 八重歯を"予防"することは可能ですか？

A ある程度は可能です．それには…

中島：私は，上顎骨複合体の成長を利用する時期は3つあると思うんです．1つは**大臼歯の萌出時期**，1つは**犬歯の萌出時期**の2つですが，その時期を最も有効に活用することが大切ですね．だから，いたずらに床を使って横に広げてしまうということは，逆に premaxillary-maxillary suture が前・側方に発育することを妨げてしまうんじゃないかな．

ですから，私の場合，サジタル・アプライアンスは，Yの形状をしたものを乳犬歯の遠心3分の1のところに置いて，そこがちょうど suture の上にくるようにします．その時期をねらってサジタル・アプライアンスを使いますと，犬歯の唇側転位，すなわち八重歯を防げる可能性が高い．これができれば大変なことなんですよ．この時期は先生のCTを使えば間違いなく確認できるんです．すごいことだと思いませんか（図14-2～3）．

もうひとつは，**第二大臼歯の萌出時期**です．palatine bone，つまり maxillary palatine suture[*1]，この3つの時期が，歯列弓の変化が一番活発になります．佐藤先生の歯の萌出の変化を追ったDVD[*2]をみてから，それを思いつきました．「犬歯の低位唇側転位を予防する」というのは，臨床的に面白いトピックスになると思います（図14-4）．

槇：そうですね．縫合部は重要だと思います．拡大にしても，前方牽引にしても，今まであまり注目されていなかった．おそらくみる手段がなかったからでしょう．これからの診断には重要な点になるものと思われます．八重歯の予防という問いですが，おわかりのように，やたらに拡大するだけではだめです．どこを，いつ，どのくらい，という眼でみていただきたいと思います．

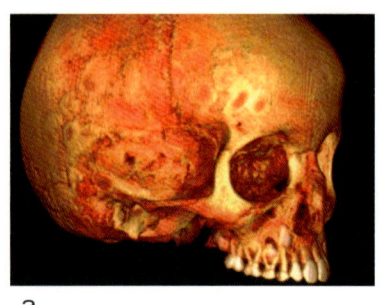

A：側頭頬骨縫合
B：前頭頬骨縫合
C：頬骨上顎縫合
D：前頭上顎縫合
E：前頭鼻骨縫合

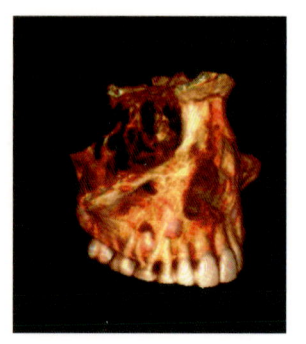

図14-1　a：上顎縫合部．b：上顎縫合部の拡大．c：上顎骨抜き出し（槇宏太郎．歯科矯正学サイドリーダー．東京：学建書院，2009：14より引用改変）．

[*1] maxillary palatine suture ＝ 上顎 - 口蓋縫合
[*2] 佐藤貞勝（著），佐藤まゆみ（監修）．DVDジャーナル，歯科臨床のための前半期の萌出と咬合．東京：クインテッセンス出版，2010．

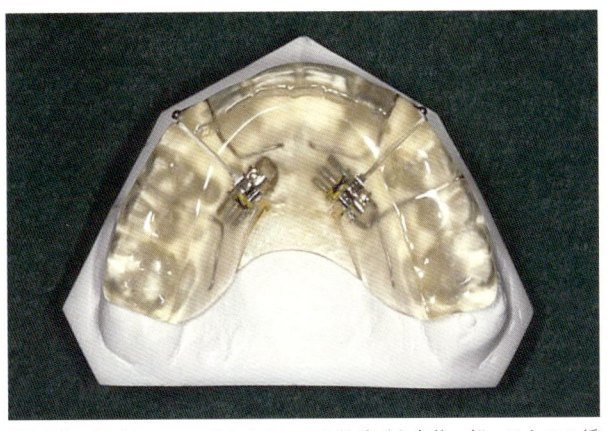

図14-2 サジタル・アプライアンスの設計（中島榮一郎．アトラス矯正に強くなる本．東京：クインテッセンス出版, 2004；108, 図7-10より転載）.

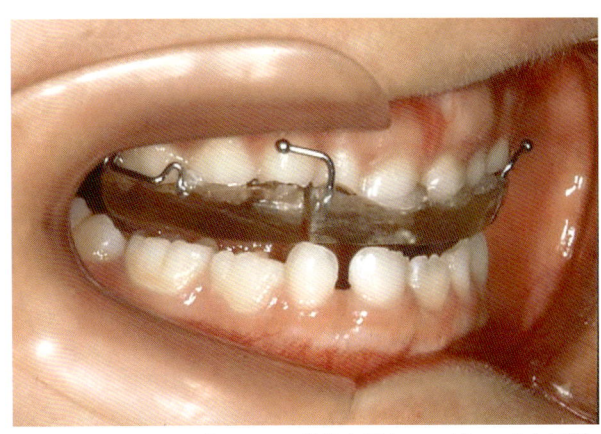

図14-3 サジタル・アプライアンス装着時（同左；112, 図7-15より転載）.

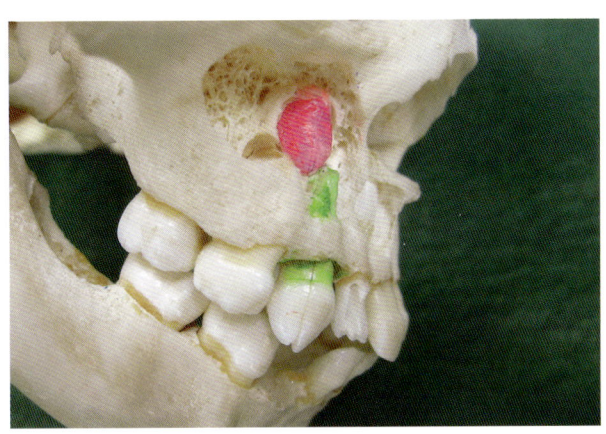

図14-4a 乳犬歯の根尖の位置に永久犬歯の尖頭がある.

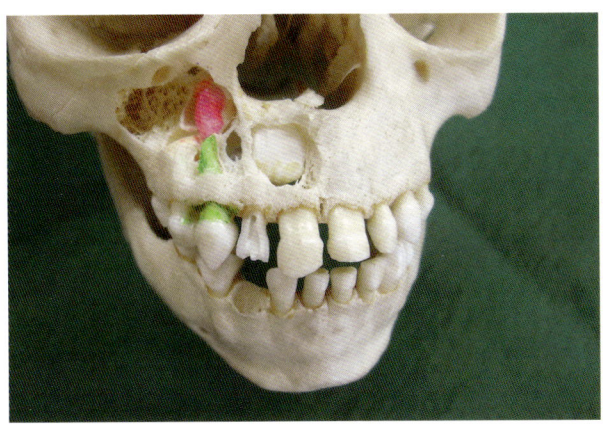

図14-4b 乳犬歯の根尖の内側に永久犬歯の尖頭が位置している（右上方観）．もし，この時犬歯の尖頭が乳犬歯の根尖より頬側に位置している場合は，犬歯の唇側転位を生じることが多いので，この時点で拡大を行っておくことでそれを防止することが期待される.

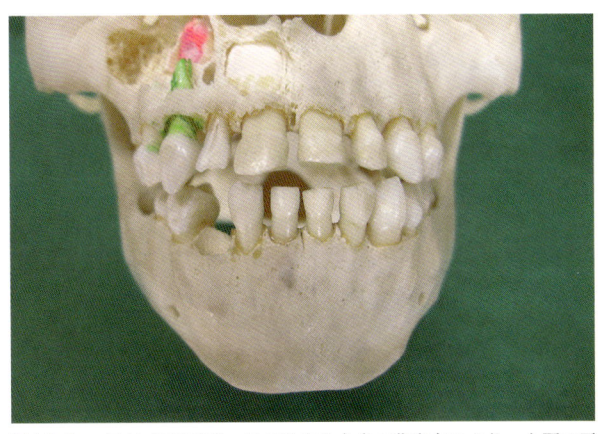

図14-4c 同左（正面観）．この場合は犬歯の萌出力により，上顎の正常な拡大が生じることが多い.

診断・資料採得に関するQ&A

PART 1

41

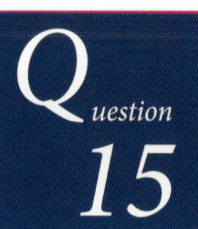

Question 15 Class Ⅰ仕上げとClass Ⅱ仕上げでは，どちらがよいのでしょうか？

A どちらでも可能です．その前に…

槇：これは，私も昔から非常に疑問に思っていたところです．その後，ある論文が出まして，「咬合面の対合関係を詳しく分析すると，フルClass Ⅱであっても，Class Ⅰと同じような咀嚼能力が出る」とありました．それはあり得るだろうなと思います．

ただし，その解析で抜けているのは，上顎の大臼歯が前に移動した状態で，本当にその適正な咬合力に耐えて発生することができるかどうか，**筋牽引ベクトル**に対して，作用点である臼歯が位置を変えた場合に，同じような効力が発揮されているかどうかは，ちょっとわからないですね．

ただ，この方の質問は，恐らく咬頭嵌合の状態をお聞きになっていらっしゃるのでしょうが，その点から言うと，大丈夫な場合もある．

中島：その質問の前に「なぜClass Ⅱ仕上げにならなければいけなかったのか」を考える必要があると思います．

それは基本的には，これまではClass ⅠやClass Ⅱを語るときに**上顎の大臼歯が頭蓋の中でどの位置にあるか**ということが考えられていなかったことがあります．これまでの矯正の中では，むしろClass Ⅱ仕上げがマイナスのイメージとしてとらえられている．Class Ⅰが絶対であるということではなくて，頭蓋の中でどこでもいいClass Ⅰの関係よりは，槇先生がやっているような有限要素などを比べてみると，きちっとしたClass Ⅱ仕上げのほうが，有限要素の力系ではよりバランスがいいこともあると思いますが．

なぜならば，頭蓋の中でそもそも動かす必要のない大臼歯が上顎にある場合には，下顎はそれに合わせるしかないでしょ．ですから，Class Ⅱ division 1でも，決して上顎大臼歯，上顎骨全体が前方に出ているわけではなくて，下顎が小さいアダルトのケースの場合には，逆に言えば上顎大臼歯はそのままにして，外科矯正を併用しない場合は，Class Ⅱで終わらせるようにするべきだと私は思います．

ですので，一概にClass Ⅰがいい，Class Ⅱが悪い，と決めつけるのではなくて，むしろ**どこでもいいClass Ⅰ**が何で治療目標になっているのか，もう一度考えてみる必要があります．上下の大臼歯をClass Ⅰにするという以外，何の科学的根拠のない矯正歯科治療って，こんなおかしな話はないかなとは思っていますけれど（図15-1～4）．

Ⅰ級（Class Ⅰ）　：上下顎歯列弓の近遠心関係が正常で，ほかに不正があるもの．
　　　　　　　　　上顎第一大臼歯近心頬側咬頭の三角隆線が，下顎第一大臼歯頬面溝に接しているもの．
　　　　　　　　　※上顎歯列に対する下顎歯列の前後的位置が正常である．
　　　　　　　　　（個々の歯の不正や上下顎前突などは，この分類に属する）

Ⅱ級（Class Ⅱ）
　1類（division1）：上顎歯列弓に対して下顎歯列弓が正常より遠心に位置し，
　　　　　　　　　上顎前歯の唇側傾斜をともなうもの．
　　　　　　　　　とくに口呼吸をともなう．
　2類（division2）：上顎歯列弓に対して下顎歯列弓が正常より遠心に位置し，
　　　　　　　　　上顎前歯の後退をともなうもの．

Ⅲ級（Class Ⅲ）　：上顎歯列弓に対して下顎歯列弓が近心に咬合するもの．

片側性 subdivision：左側あるいは右側のみに異常があるもの．

図15-1　アングルの分類（Angle EH, 1907）．（槇宏太郎．歯科矯正学サイドリーダー．東京：学建書院，2009：46より引用）．

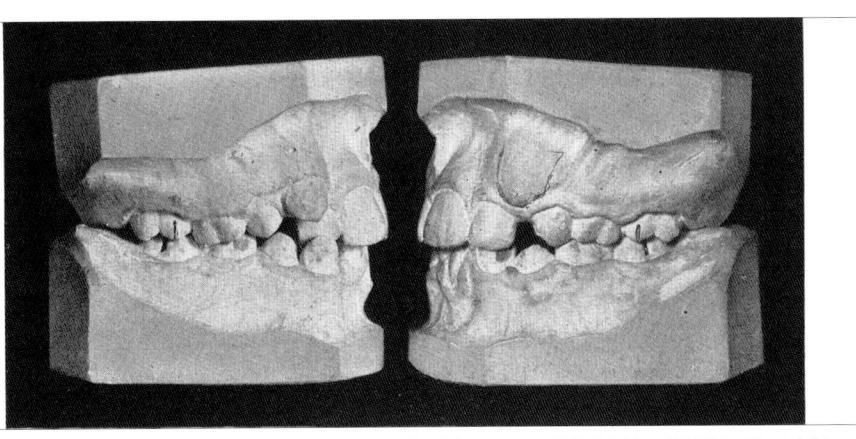

図15-2 Class Ⅰ（Angle, EH. Treatment of malocclusion of the teeth. Angle's system. Philadelphia：S.S.White Dental Manufacturing Co, 1907；Fig. 20, 21：41 より転載）.

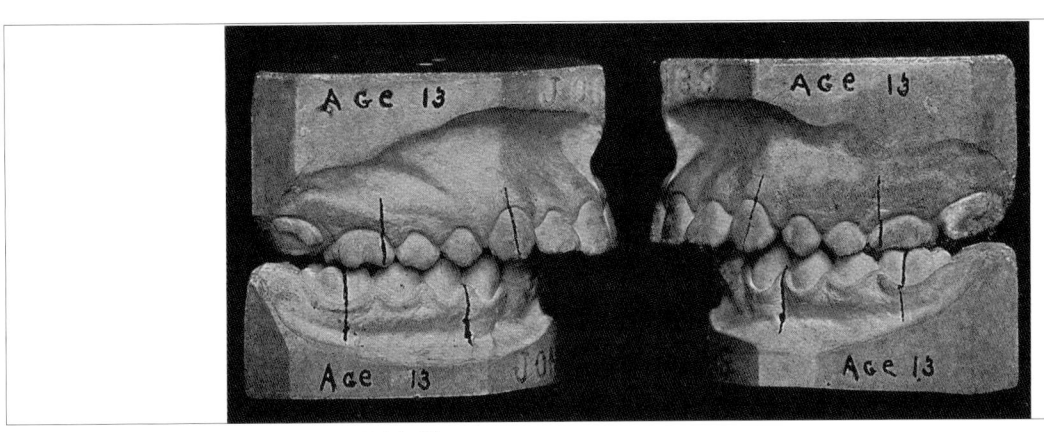

図15-3 Class Ⅱ（同上；Fig. 28, 29：46 より転載）.

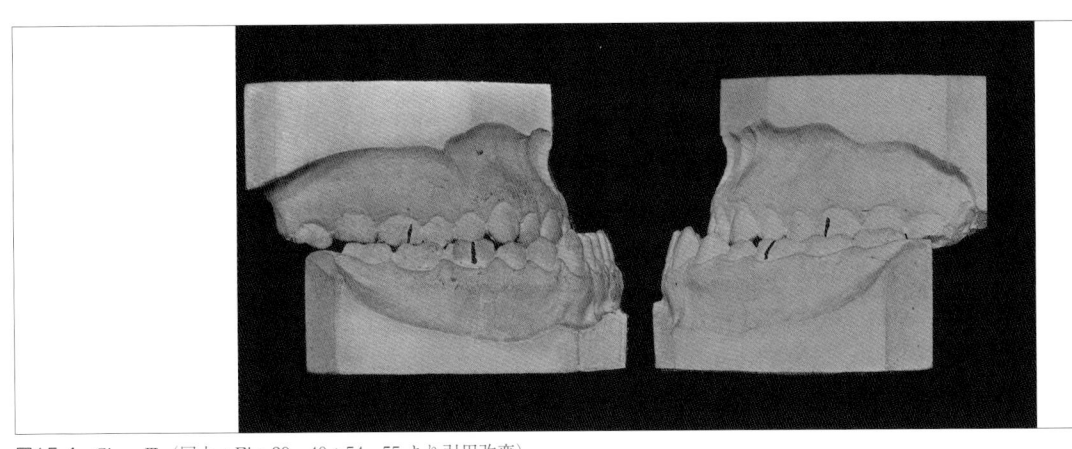

図15-4 Class Ⅲ（同上；Fig. 39, 40：54, 55 より引用改変）.

Question 16 上顎第一大臼歯の位置は，どのように決定すればよいですか？

A 理想的には咬合力（＝重力）の分散を考慮に入れ，頭蓋の位置関係で決定しますが…

中島：Angle が定義しているのは，基本的には上顎の大臼歯に対して下顎の大臼歯が 3 ミリ前方にある，一咬頭近心にある，ということだけです．Angle 自体は「上顎の」ときちんと定義しているけれど，その後の教科書ではどこにあってもいい．下顎の大臼歯が，上顎の大臼歯より一咬頭前方にある，近心にあるということだけを Class I と定義してしまった．だから，Class I なら，頭蓋に対する上下の顎骨の関係などを考慮せずに，どこにあってもClass I にするべきだ，となってしまったわけです．

たとえば，Class II division 1 の症例で，上顎の大臼歯はそこになければいけないはずなのに，ヘッドギアを使って「上顎第一大臼歯を後ろに下げます」とか，そういうおかしな診断をする．下げてはいけないわけです．そうしたら，「7 番・8 番の咬合はどうなるんですか？」ということになるでしょ．

また，いま世界中で使っている矯正の分析方法の中に，上顎の大臼歯の位置をどこにするべきかという分析法は 2 つしかありません[*1]．それが一番の問題です．そのひとつが，**Ricketts の upper molar position** ですが（図16-1），それ以外ではかろうじて **Sassouni** があります（図16-2）．その 2 つ以外には，Steiner や Downs にしても，頭蓋に対する上顎の大臼歯の位置について考えていないし，そもそもそういう項目がないことが問題です．

槇：難しいですね．**生体力学**の考え方が，矯正診断に入ってきてなかったことが一番の原因です．

要するに，咀嚼器官は力を発揮する器官にもかかわらず，その形態分析のみでわれわれの診断を行ってきたというところが一番の問題です．作用点である歯の位置ということに関して，もし新しい分析方法が生まれるとすれば，バイオメカニクス[*2]を使う分析法になるだろうと考えております．

中島：そうですね．咀嚼器官は，食べ物を摂取するためだけにあるわけではなくて，生まれてから死ぬまでの間，体型の維持や生殖にも使われています．とかく歯科医師は咀嚼がすべてだと思ってしまいがちですが，咀嚼だけに使っている時間は 1 日の中で 15 〜 30 分くらいかと…．また大臼歯の位置やストレスラインの関係も大切です（図16-3〜4）．

槇：それから体型の維持や生殖について考えた場合には，地球上のすべての動物は**発生初期から重力の影響**を受けます．つまり，すべての動植物は重力の影響から逃れることができません（図16-5）．

[*1] 宮下邦彦．カラーアトラス X 線解剖学とセファロ分析法．東京：クインテッセンス出版，2009；236, 192-249．
[*2] バイオメカニクス＝生体力学

図16-1 Ricketts 分析法の upper molar position（宮下邦彦．カラーアトラス X 線解剖学とセファロ分析法．東京：クインテッセンス出版，2009；236, Fig 5-104 より転載）．

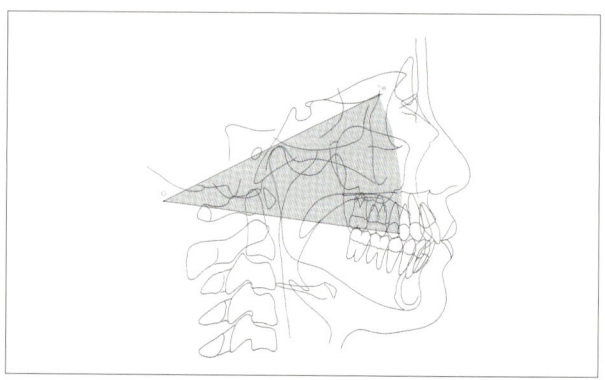

図16-2 Sassouni 分析法の中顔面円弧．この円弧によって，上顎第一大臼歯の位置を検討する．理想的には上顎第一大臼歯近心隣接面を通過する（同左；219, Fig 5-57 より転載）．

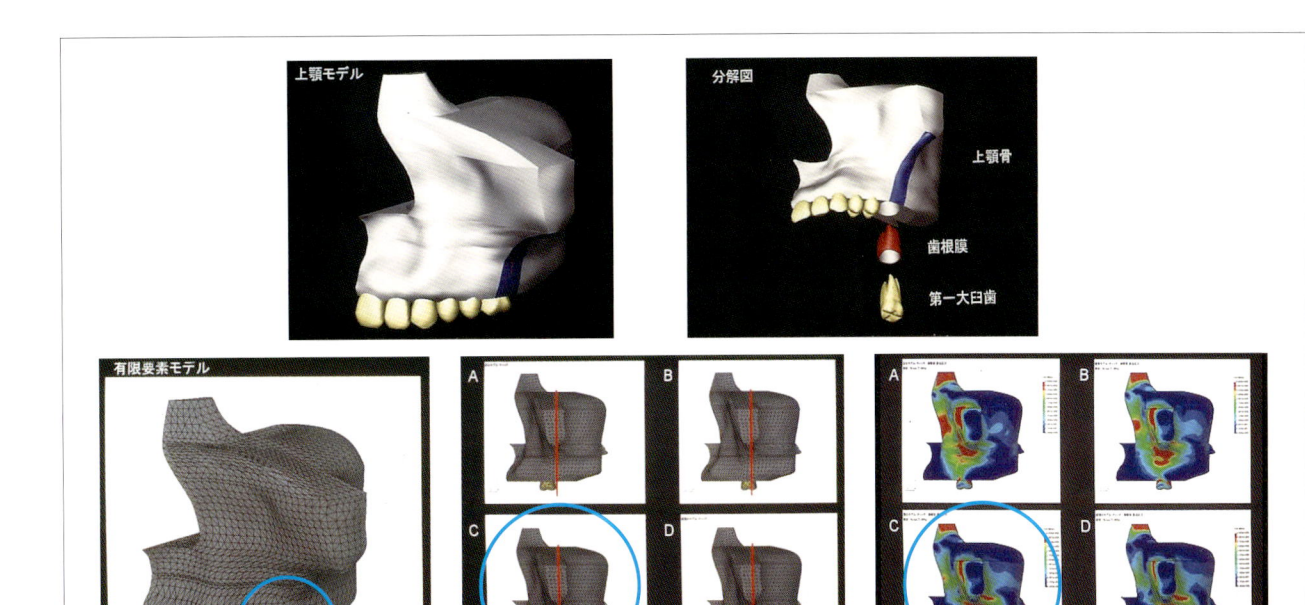

図16-3 有限要素法による上顎第一大臼歯の位置の検討. 上顎第一大臼歯の近心頬側根が側頭窩下（キーリッジ）の下にあるとき（図中C：青丸）にもっとも効果的に咬合力（＝重力）の分散が行われている（中島榮一郎. アトラス矯正に強くなる本. 東京：クインテッセンス出版, 2004；173, 図11-1 より転載）.

図16-4 ストレスラインおよび頭蓋を囲む支持対策.
前方：左側は前歯部からのストレスラインを示し，右側は大臼歯と前歯部が合わさったストレスラインを示す.
側方：前歯部からのストレスラインおよび大臼歯と関節部からのストレスラインを示す（Robert Ricketts. Provocations and Perceptions in Craniofacial Orthopedics Dental Science and Facial Art/Parts 1 and 2. Denver：RMO, Inc. 1989；627, Fig.15.2 より転載）.

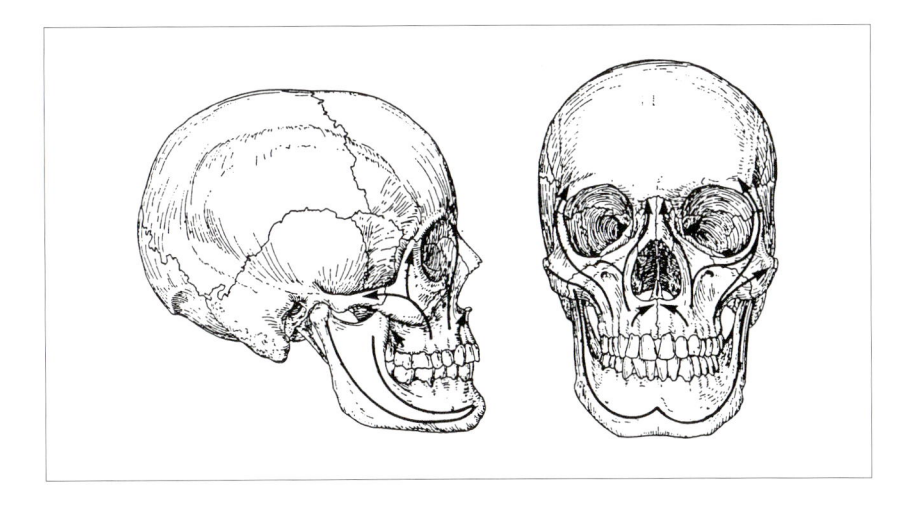

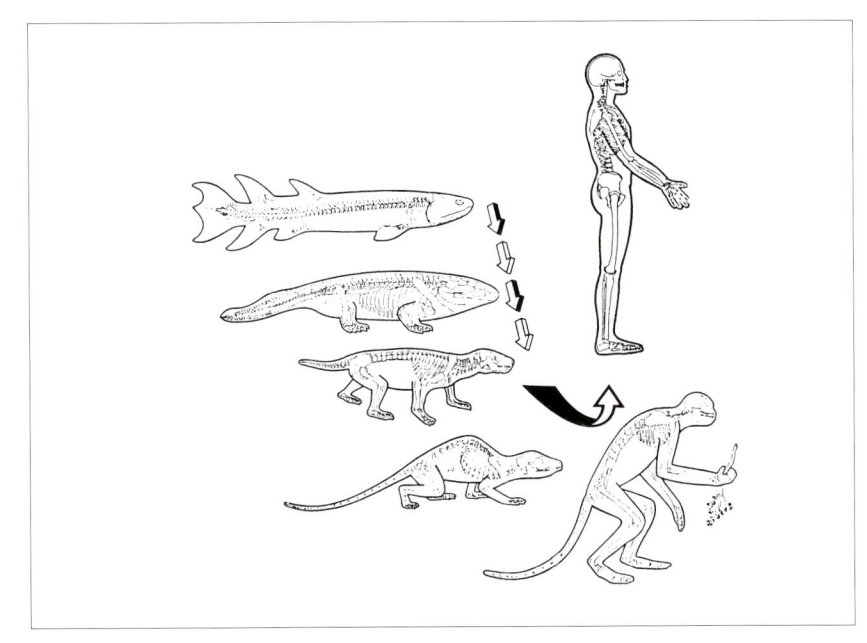

図16-5 魚類のような水平運動から新人の垂直歩行に至るまでの運動形態の進化を示す（Robert Ricketts. Provocations and Perceptions in Craniofacial Orthopedics Dental Science and Facial Art/Parts 1 and 2. Denver：RMO, Inc. 1989；15, Fig.1.8 より転載）.

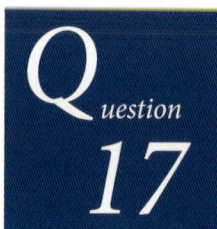

Question 17 永久歯列弓のディスクレパンシー予測において，一番信頼できるものは何ですか？

A 理想的にはCBCT歯冠計測法，簡便にはカットモデル

槇：この質問は，すべての予測方法・分析方法を行ってきた方からの質問ということでお答えいたします．私が一番信頼しているのは，模型なり口腔内をみたときに，萌えている歯の大きさに対する印象です．それと顔面や顎骨から受ける，模型から受ける，歯列弓が細いとか幅広いとか，顔が大きいとか細いとかという印象と，歯をみたときに，「丸っこい歯だな」「大きい歯だな」「これは小ぢんまりした小さい歯だな」という印象でみているしか実はないのではないでしょうか．回帰方程式を使った方法とかいろいろありますが，正確な数値は，私は自分の患者さんで当たった試しがない（笑）．

最近では歯科用のCTを撮ることも行われていますが，それは全部が全部，必要かどうか，撮るべきかどうか．何でもかんでも撮らないほうがいいとは思うし，偶然あった場合にはそれは使いますが，あえてこのためだけに撮るのは避けるべきだろうと．

なぜ，そのような目でみた感覚を私が信用せざるを得ないかというと，個体間の差が大きいものですから，きちんとした式がないように思えるのです．成長量の予測なども非常に難しいですし．それが私の回答になってしまいます．

中島：ディスクレパンシーを予測するには，2つの要素が関係しています．ひとつは顎顔面の成長発育がきちんと予測できるか．もうひとつは，歯列弓と歯牙の関係を正しく計測できるかということです．いまの矯正で一般的に使われている計測方法で一番欠けているのは，まず歯列弓長を正確に測る方法がない，ということ．

なぜならば，歯列弓長を模型計測する場合，カットモデルを使っている人がいない．これが一番問題です．ディスクレパンシーはどこを基準にして測るかといったとき，基本的に歯はどこを基準にして並べるかが問題になります．それは**コンタクトポイントを基準**にして並べるわけです．CTを使う以外にコンタクトポイントを正しくみるとしたら，普通の石膏模型ではわからない．矯正でも小児歯科でも**カットモデル**を使っていないのが不思議なんですが，ちょっとコンタクトポイントを予測してカットモデルをつくれば，ほぼ正しいコンタクトポイントでの歯冠長や幅径がわかります．

前から本に書いているので，技工所に製品として載せてもらってはいますが，注文がまったくないということは，だれも使っていないということだろうとは思いますけれど（笑）．

槇：先生のカットモデルというのは，断面か何かを…？

中島：1本1本つくるんです．グラインダーに入れちゃうんじゃなくて，歯牙のセファロ，デンタル，パントモなどをみながら，「この歯牙はこういう歯軸をしているだろう．ここにコンタクトポイントがあるだろう」ということを予測しながら，1本1本削っていく．そして，近遠心のコンタクトポイントと思われるところを出します（図17-1）．

そうすると，実際のカットモデルは，こんなカットモデルになるんです（図17-2）．それを，いまは計測自体をきちっとやっていないから，予想も何もできない．だから，クラウンがある症例の矯正は，最後は必ずうまくいかないでしょ．それはみんな大きいか・小さいかのどちらかで，小さいのはしようがないけれど，ちょっとでも間があれば全部それを使ってしまうわけです．

そういう意味で，なぜ歯をそこに並べなくちゃいけないのかとか，なぜ歯がそこになくてはいけないのかを考えたとき，コンタクトポイントを正しく認識することは，矯正や小児歯科に限らず，あらゆる歯科治療の第一歩だと思います．

槇：重なっている場合とかというのは，もう模型では不可能ですよね．

中島：いや，できますよ．自分で細かくやるんです．私はそれが大好きだから，ちゃんとやるんです（笑）．それは技工士さんにある程度やっていただいてあとは小刀で自分でやる．

槇：私も一度，歯冠部を外そうというのをやっていたことがあるんです．

中島：それを先生のようにやるとしたら，切断しなければいけないでしょ．そうしたら，刃の厚みが出ちゃうじゃない．それはだめですよ．だから，それは小刀で削って，両方が出てきたら，そこに鉛筆で「ここだろう」とわかりやすく．

槇：1本は犠牲にして，1本はきちんとした形をつくると？

中島：そんなに犠牲にならないですよ．つながっているんだから，そこに絵を描けばいい．それは，やはり絵の才能が必要ですね（笑）．

槇：私はCBCTの画像を出しましょう（図17-3）．

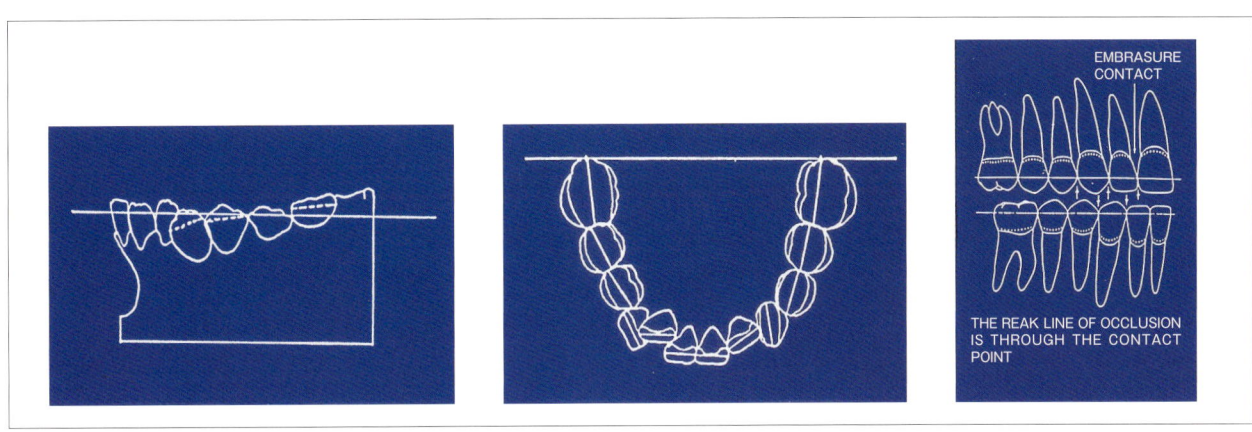

図17-1　カットモデルの作り方（中島榮一郎．必ず上達ワイヤーベンディング．東京：クインテッセンス出版，2009；10，図2より転載）．

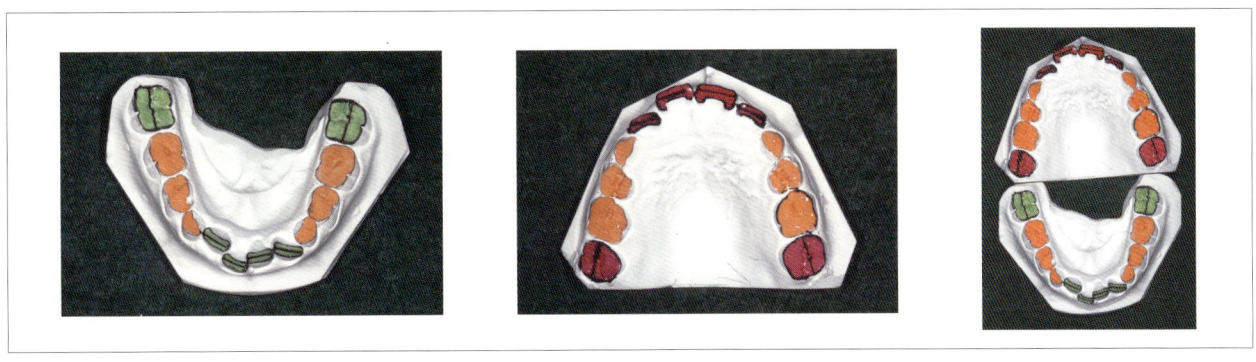

図17-2　カットモデル（同上；10，図1より転載）．

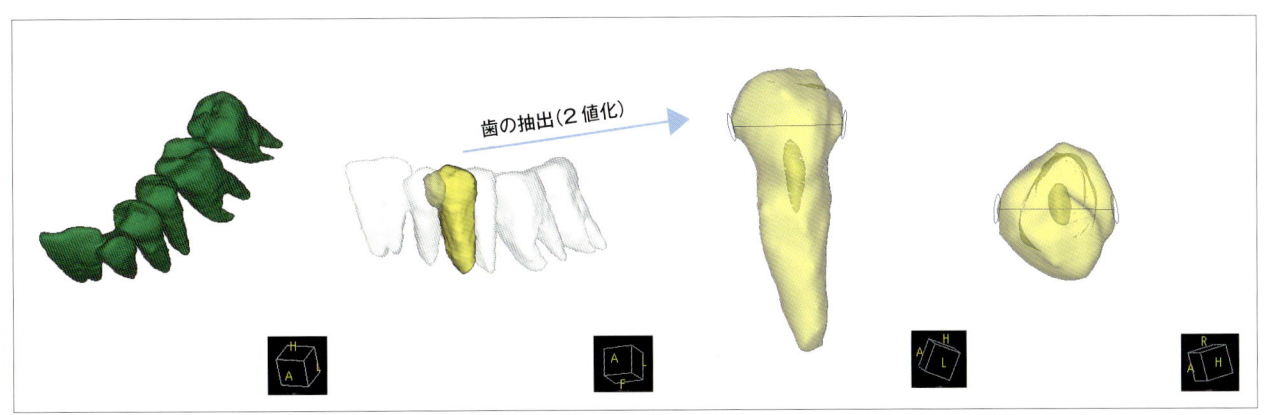

図17-3　CBCT歯冠計測法．画像上で接触点を確認し，三次元化して計測する．

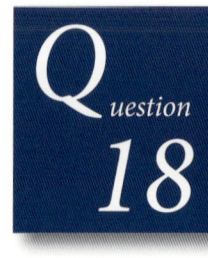

Question 18 呼吸に関する検査は必要だと思いますか？

A 必要ですが…

中島：私は，ルーティンとしてあるべきだと思います．顎口腔機能の中で，呼吸というのは重要な部分を占めているわけで，咀嚼をするだけではなくて，当然呼吸器官でもあり発声器官でもあるわけですから，そこを治療前の検査に入れていないことのほうがおかしいと思います．

ただ，問題点としては，いわゆる簡易な**ライノグラフ**[*1]が，最近ではあまり機械が買えなくなってしまった．それはなぜかというと，つまらない話ですが，健康保険の点数が低くなってしまって，そうしたら，ぱたっとその機械が売れなくなってしまったようです．そういうことは別としても，基本的に何らかの呼吸に関する検査は必要だと思います．

槇：このことに関して，得られた情報をどうやって，**鼻上顎複合体や顎顔面の成長**とかにリンクさせていくかも深く考えると面白いなと思います．呼吸は，いろいろなところに関係していきますからね．粘膜の肥厚があって通じない傾向がある人のほうが，鼻中隔軟骨の成長が大きかったり，逆に粘膜の肥厚が気道のほうまでどんどん進んでいて，そういう人は舌の突出があって，ひどいⅡ級になったり，オープンバイトになったりなど，さまざまな異常に関係します．筋機能にも影響を及ぼすだろうと思います．

だから，どういう機械がいいとか，数値的にどうやってその他の組織の成長量に結びつけるかとか，今後，考えなければならない点です．ここでもやはり力学解析が必要です．

中島：本来なら検査機器の数値が全部診断に結びついて，実際の治療法に結びついて，それから結果に結びつく，という方向でいけばいいけれど，現実的には必ずしもそうなっていません．ただ，実際には，tonsillectomy[*2]（図18-1）とかadenoidectomy[*3]（図18-2）とかを依頼しても，それを理解して受け入れてくれる耳鼻科の先生が少ないことが非常に多いんです．

なぜ耳鼻科がそれをやらなくなったかというと，やはり保険の点数に比べて出血量が多かったり，そういうことをやったことがない人が増えてしまって，「なるべくいまはやらない方向ですよ」というわけのわからないことを聞いたことがあります．少なくとも8歳〜12,3歳を過ぎてそれぞれの免疫系の機能が終わった段階で，異常な大きさであるならば，切除はするべきだと私は思っています（図18-3）．

この検査は歯科医が耳鼻科の病院に依頼するときの一つの臨床的根拠としても，あったほうがいい．だから，私は，近くの順天堂大とか日本医大に依頼します．そのときは必ず鼻腔通気度計（図18-4）の検査結果をつけて，「こうこうこうなのでご高診願います」というと，ほぼ受け入れてくれます．

槇：科学的な検査の数値データを添えて紹介がきたら，それはしたがいますよね（笑）．そういう依頼の仕方を歯科医はやったほうがいいと思う．

中島：たとえ切除をしなくても，耳鼻科での保存療法が必要だったり，あるいは副鼻腔や上顎洞炎だったりすることもたたありますので，耳鼻科の疾患を矯正ないしは歯科がみつけるのも必要なことだとは思います．

[*1]ライノグラフ＝鼻腔通気度計　[*2]tonsillectomy＝扁桃摘出術　[*3]adenoidectomy＝アデノイド切除術

[扁桃肥大に摘出術を行った症例（図18-1a～d）]

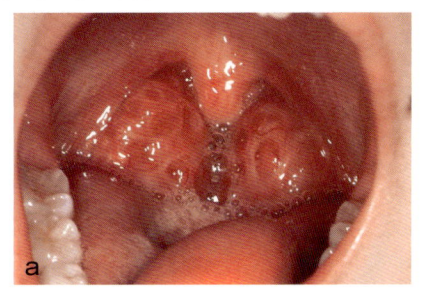

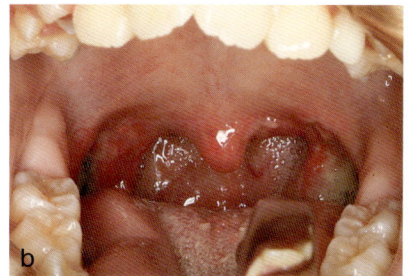

図18-1a, b　tonsillectomy（扁桃摘出術）の変化．
a：術前．b：術後．

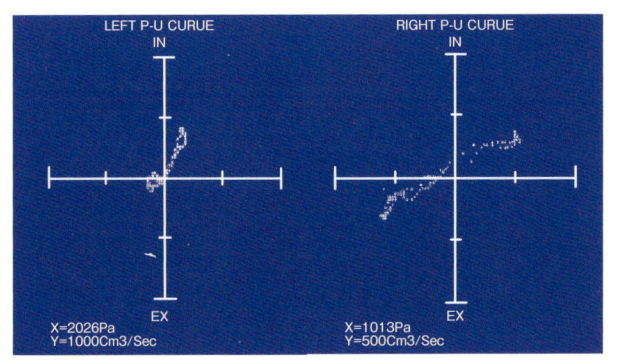

図18-1c　Tmのライノグラフ．

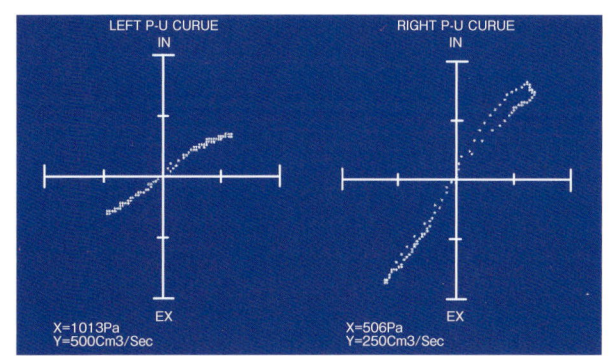

図18-1d　T2のライノグラフ．

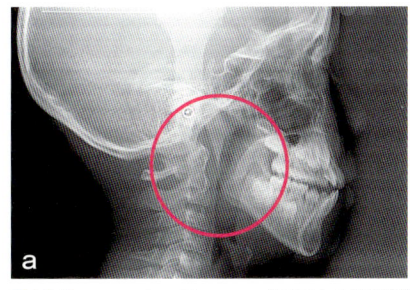

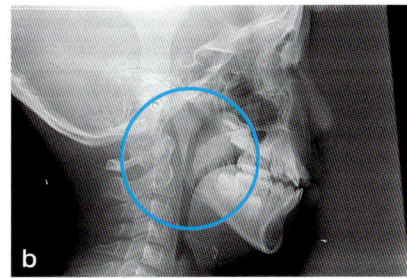

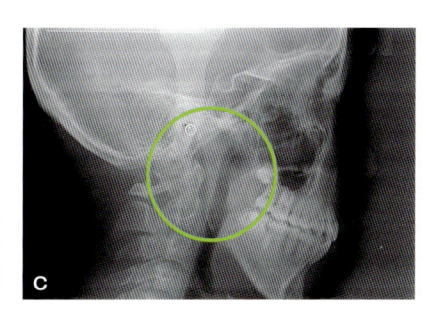

図18-2a～c　adenoidectomy（アデノイド切除術）の変化．a：術前．b：術後．c：T2.

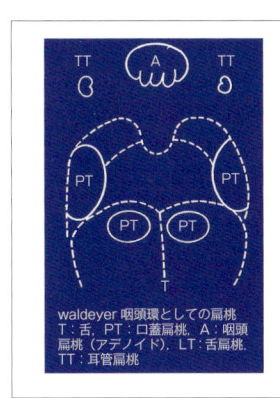

❷扁桃肥大度

正中線
口蓋垂
後口蓋弓（口蓋咽頭弓）
前口蓋弓（口蓋舌弓）
舌

第1度肥大（前口蓋弓よりわずかに突き出るもの）
第2度肥大（前口蓋弓よりも強く突き出るもの）
第3度肥大（口蓋垂の正中線まで達する程度のもの）

waldeyer咽頭環としての扁桃
T：舌，PT：口蓋扁桃，A：咽頭扁桃（アデノイド），LT：舌扁桃，TT：耳管扁桃

❸咽頭扁桃，口蓋扁桃の大きさと年齢

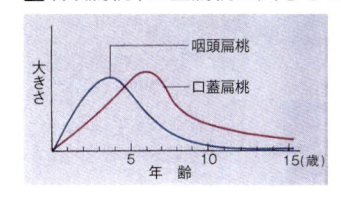

咽頭扁桃と口蓋扁桃は，病気ではなくても年齢とともに肥大し，咽頭扁桃は3～4歳ごろ，口蓋扁桃は6～7歳ごろ最大となる．肥大はその後，どちらもしだいに小さくなり，思春期にはほぼ消失する．
（山口和克『病気の地図帳』講談社，1992より）

図18-3　扁桃の種類と大きさ，年齢の関係（中島榮一郎．アトラス矯正に強くなる本．東京：クインテッセンス出版，2004；127，図8-19より転載）．

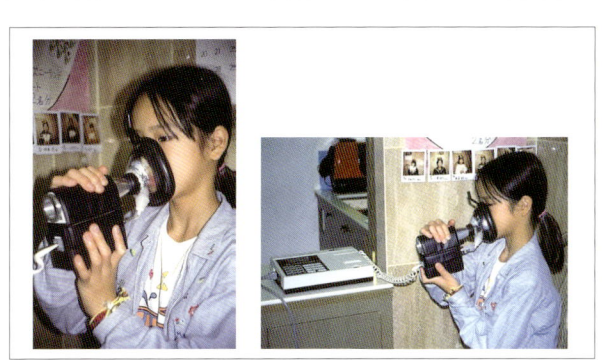

図18-4　鼻腔通気度計（ライノグラフ）（同上：125，図8-17より転載）．

診断・資料採得に関するQ&A

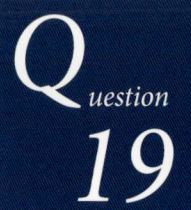

Question 19 舌縮小術はするべきですか？

A まずは原因を考えたら…

槇：私は，今まで舌縮小術を適用した症例は1例しかありません．と言いますのは，口腔外科の先生にお聞きしますと，その後，かなり戻るということをおっしゃる先生が多くて，実際に1例しかありません．それでどうなったかと言いますと，やはりちょっと戻ったような気がします．

ですから，これは疾患の種類によると思うんですね．巨大化した舌が大きくなったのはどういう原因かということで，血管腫とか異常な像を示すようなものがあった場合には，摘出でしょう．やはり切除せざるを得ないのですが，それが単にだらんとしていて大きいという，ちゃんと機能しているけれど大きいというものはどうしていいかは，私自身ちょっと不明です．

中島：残念ながら，私は1例もないです．じゃあ，その舌が言ってみれば筋の緊張がない，あるいは大きくみえる，あるいは舌の舌背に非常に細かいシワがある人をどうするかということに関しては，基本的にはタングトレーニングをします．だから，タングトレーニングは咀嚼筋や顔面の筋トレーニングを併用して行っています（図19-2）．

タングトレーニングという考え方を入れてこられた先生は，先見の明があったと思います．日本ではこの考え方は30年前くらいには全くなかったから．そういう意味では立派です．ただ「タングトレーニング」という名前はどうなんでしょう．実はタングが単独で動いているわけではなく，**顎顔面咽頭機能**の一つの分野としてタングがあるから，単純にタングだけをトレーニングすることはできないですね．

基本的には脳をトレーニングするわけで，その中には，いわゆる生活習慣といったこともあるので，いまは単にエクササイズのようなトレーニングになってしまっているのは，若干不満が残りますけど．

槇：ええ．「タングトレーニングだけやったら治った」という例もあるのでしょうけれど，多くは歯列など形態の改善もちょっと手助けしてやるのも必要じゃないか，と思います．機能改善が先か，形態改善が先か，という問いには，両方必要と答えます．

中島：さっきタングトレーニングが，エクササイズになっちゃっているのが問題と言いましたが，最近の小野先生の研究によれば，タングトレーニングは，実は**脳をトレーニング**していることになるんじゃないのかな（図19-3）．それには，単なる舌の筋肉のエクササイズだけじゃなくて，咀嚼も含め発音や構音ということにも関係してきます．構音のトレーニングというのは，あまり通常のタングトレーニングには入ってないでしょ．

たとえば，なぜアナウンサーがわかりやすい発音ができるかと言えば，繰り返し構音トレーニングをするからです．なぜかというと，先ほどの咀嚼は10分もやっていないのと同じように，私たちが舌を使っている時間の中で，ほとんどはしゃべっているんです．食べている時間よりも，しゃべってたり無意識な唾液の嚥下なんですよね．

槇：診査の際に，詳しく口の中をみるのは当たり前ですが，発音というのは，やはり機能の結果として出てくるものなので，有意義な方法だと思います．

中島：総合力ですよね．たとえば，形態的には口蓋垂の大きさとか，開口したときの左と右の舌の舌背の高さの違いとかはみられますね．そういうことが，ほとんど矯正の術前の診断項目に入ってこない．私は2003年から『臨床家のための矯正 YEAR BOOK』の代表編集委員を務めています．そのなかで「症例検討：他流試合」*という連載企画をやっ

---

* 『臨床家のための矯正 YEAR BOOK』（クインテッセンス出版）の編集委員が，全国の大学の医局で行われている症例検討会に出向き，医局員の先生がたが発表する症例をもとに，「矯正臨床治療と医局員の教育のありかた」についてディスカッションするというもの．

ていますが，他流試合でも，そういうところがあります．「はい，ここ口腔内です」とか，「むし歯がありました」とか，だれだって口腔内の写真をみればわかるだろう．でも，そこに何をみるかという術者の目があまり備わっていないことが，大きな問題だとは思いますね．

[血管腫による巨舌症（図19-1a～d）]

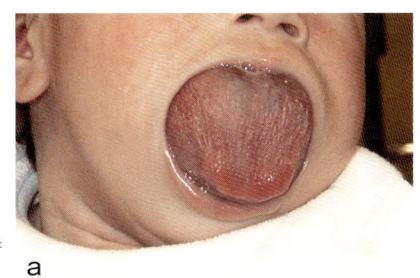

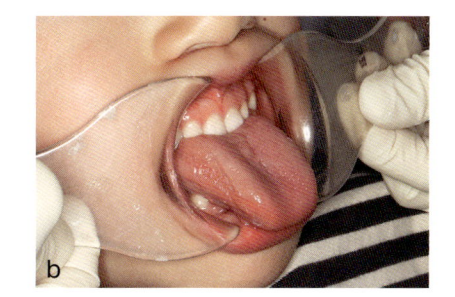

図19-1a, b　舌縮小術の変化．a：初診，b：術後3年．

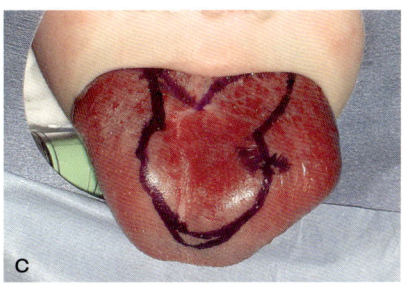

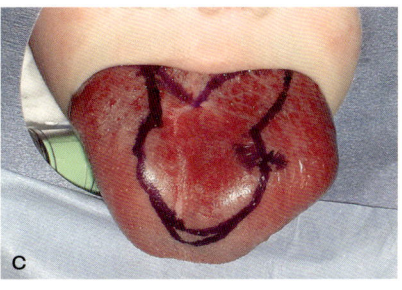

図19-1c, d　舌縮小術の変化．c：術直前，d：術直後3年．

[タングトレーニング―左側方への突き出しの症例（図19-2）]

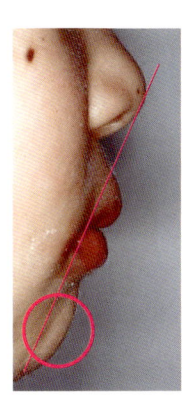

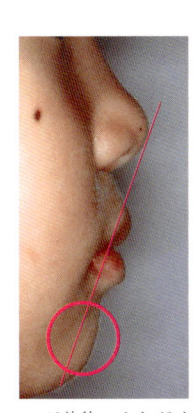

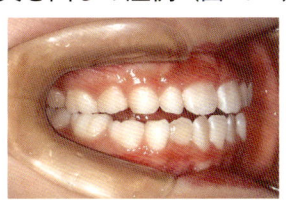

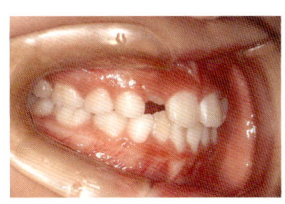

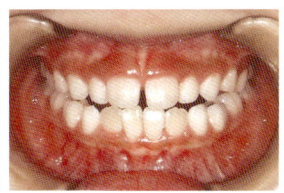

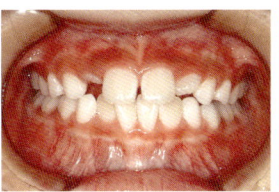

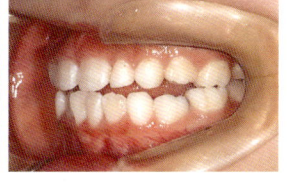

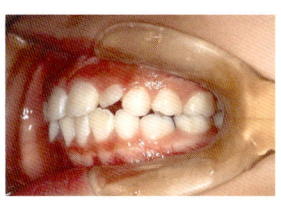

図19-2　タングトレーニング前後のオトガイの変化．上：タングトレーニング前（7歳11か月），下：トレーニング後（期間5か月）（中島榮一郎．アトラス矯正に強くなる本．東京：クインテッセンス出版，2004；105，図7-7, 7-8 より転載）．

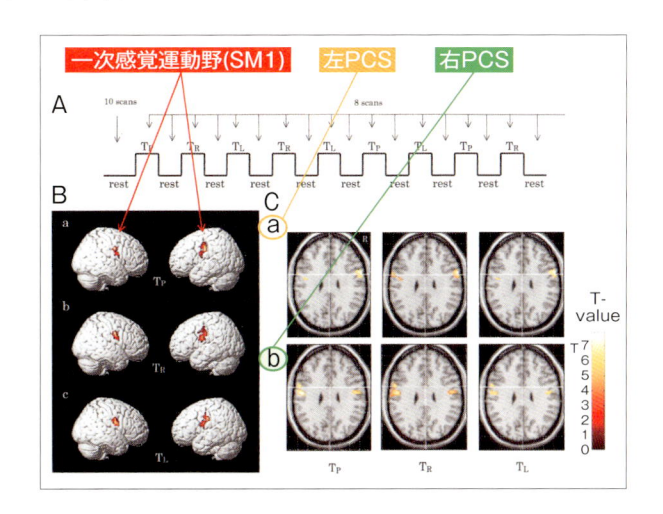

図19-3　タスクデザインと脳賦活パタン（小野卓史．fMRI からみた矯正歯科臨床の明日．In：伊藤学而，中島榮一郎（編）．臨床家のための矯正 YEAR BOOK' 11．東京：クインテッセンス出版，2011；35，図4より転載）．

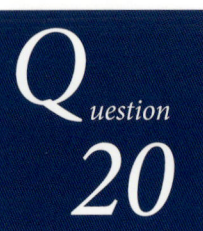

Question 20 矮小歯は補綴するべきですか？

A 可能であれば…

中島：条件によっても変わってくるとは思いますが，まず基本的に矮小歯自体を補綴しづらい，というのがありますよね．

ただ，トータルな歯牙の配列の中で，矮小歯をそのままにしておいたら，ほかの咬合に問題が及ぶようなら，何らかの手段で**矮小歯は補綴するべき**だと思います．

なぜならば，スペースを残したままで他のコンタクトを維持できないわけですから，全部被ってしまうようなフルクラウンを想定しなくても，たとえば，コンタクトだけでもきちっと維持できるような補綴のやり方もあるわけでしょ．そういう方でも，ちょこちょこっと前にシェルみたいなものをくっつけるような形でもいいんじゃないかなと思います．少なくともトータルな上下歯列の機能と形態が保存できないならば，可能な限り，補綴も考えるべきですね．ただ，矮小歯は近遠心の幅だけでなく，唇舌的な幅径が厚いことが多く，前歯部のオーバージェットを正しく改善するのが難しいこともあります．

上顎側切歯の1例を示します（図20-1）．

槇：中島先生がおっしゃったとおりだと思うんです．たぶんこの質問者は，「スペースをとっておいていいものでしょうか，どうなんでしょうか？」ということでしょう．

矮小歯で多いのが側切歯で，しかも，矮小歯の場合，円柱状になっていることが多いですよね．そうすると，切縁との接触関係が不適切な場合には，修正すべきことも多いでしょう．

動かした方向とか，もちろんその歯根尖の位置とかでそのままにしておける場合もあるかもしれない．だけど，咬む力というのは前歯部に全部伝播されますから，そうすると，スペースがあると他が動く可能性も出てきますし…．

中島：いま槇先生が言われた，咀嚼の際の応力がコンタクトポイントを通じてすべての歯に伝達されるんだということは，あまり理解していない学生さんが多いかもしれない．「**なぜ補綴するべきか？**」というのがあるでしょ．

先ほどスペースの問題もありましたね．じゃあ，なぜスペースを空けておくといけないかというと，力の分散がそこで途切れてしまう．そこまでずっと伝達されてきたのが，そこで途切れてしまう．それによって，前歯部から頭蓋方向に向くような力がそこで途切れてしまい，力の分散がうまくいかなくなるということになるわけです．

[矮小歯の補綴の症例（図20-1a〜f）]

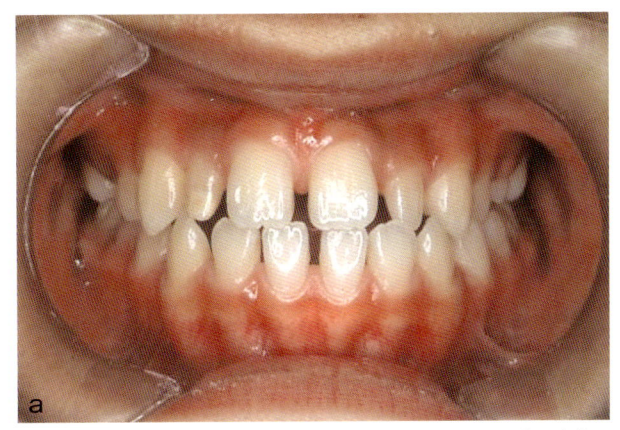

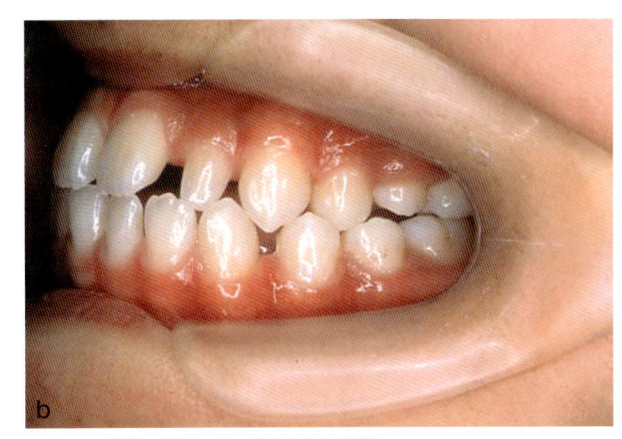

図20-1a, b　治療前（中島榮一郎. アトラス矯正に強くなる本. 東京：クインテッセンス出版, 2004；89, 図6-3より転載）.

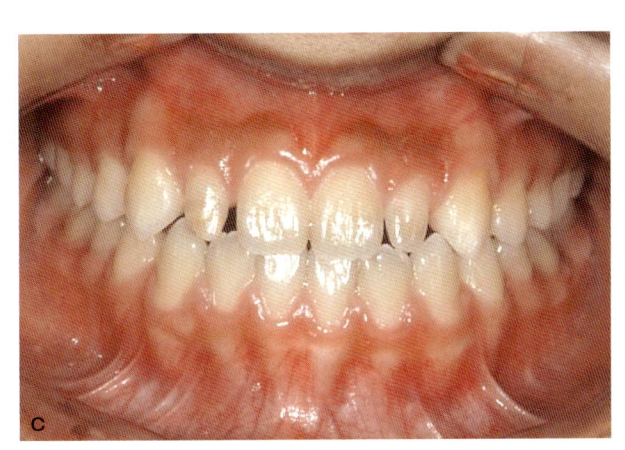

図20-1c, d　治療後（同上より転載）.

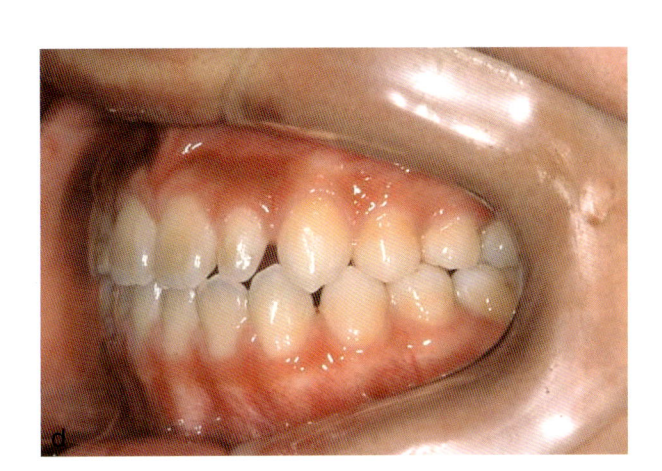

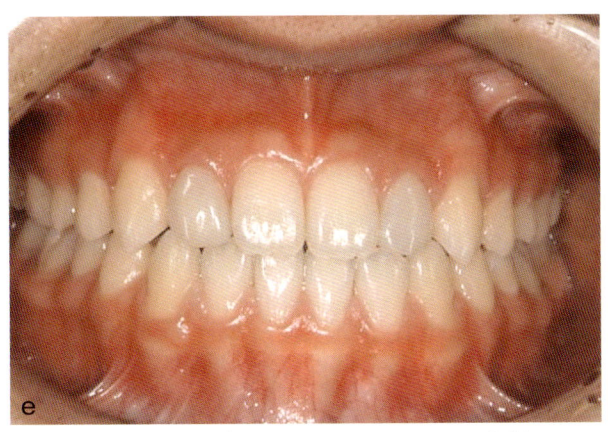

図20-1e, f　補綴治療後 2|2 レジンジャケット（同上より転載）.

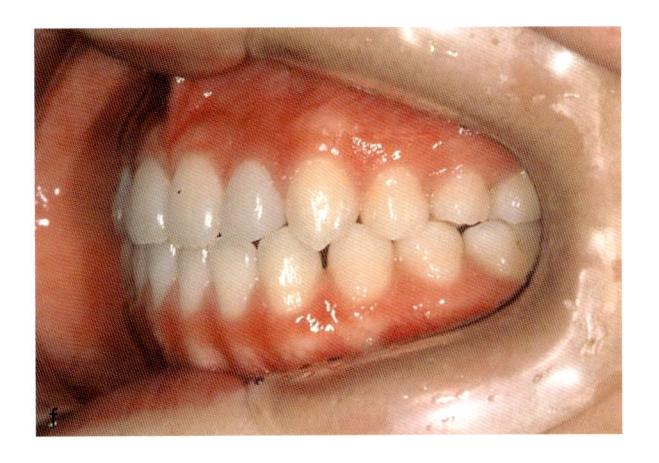

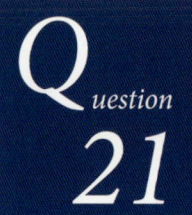

Question 21 個々の患者の歯の移動速度を事前に知る方法はありますか？

A あります．ひとつの例としてフェイシャルタイプの違いなども…

槙：これは非常に難しい話ですが，いろいろなファクターがあると思います．もちろん**歯根膜**の**コラーゲンの弾性**とか，**毛細血管**のつぶれやすさとか，ひいては**歯槽骨**，**歯槽部の骨**のベンディングしやすさとか，骨芽細胞からの分化のしやすさとか，さまざまな因子が絡んでくるので，なかなか「これ」という方法はありません．私がみているのは，実は，Q12で申し上げた**骨密度**なんですね．

その根本にあるのは，われわれが行っている「歯に力を加える」という方法が細胞に伝わるのは，**骨の歪み**が起きたときなんですね．その骨の歪みの起き方が，移動の早い・遅い，**骨の改造現象**にもかなり影響を及ぼすことは明らかになっています．そこを知るための情報としては，いまのところ骨密度しかないんですね．

でも，その骨密度が高ければいいかというと違うんです．高いものは歪みにくいから，それは大きい力を必要とする．密度が低いものは低いもので，ちょっとの力で歪みが大きく出てしまうとか，いろいろ力と物理的反応の関係が変わってくる．だから，骨の質と荷重力と骨代謝の反応性との関係を，本当は数値で皆さんに言えればいいのですが，全然そういう段階には至っていません．

口腔内とか顔をみて「顔は歳をとっているけれど，歯槽部は若いおばさんだ」とかいろいろなことを考えますけれど（笑）．「これだ」という方法を，私はなかなか言えません．まことにすみません．

中島：私は，それについて臨床的にものすごく便利な方法を使っているんです．今，形状記憶合金の圧縮コイルスプリングの既製品が出ているでしょ．Extra Light（Black），Light（Blue），Medium（Yellow），Heavy（Red）と4つあって，荷重はそれぞれ50gf，100gf，150gf，200gfになっています．それをとにかくまず1回入れてみる．

たとえば，Mediumを1か月なら1か月入れてみて，変化が少ない，ということでしたら，この力は適当ではないということだから，それをHeavyに変えてみるとかをする．意外と便利です．

ただ，それぞれの歯の移動に必要なグラム数はおよそ決まっているので，必要十分な力になるように計測した上で，使用することが大切です．

槙：1回ある一定の力を与えてみて，その反応性をみる，というやり方ですね．なるほど．

中島：そういうことです．いま，3か月に一度しか来られないという患者さんを治療しているのですが，非常に効果があります．最初，1回それで試してみて，「じゃあ，サイズはこれでいこう」と．

次に移動した分の長さをプラスして，またそのあとの様子をみるようにしています．そうすると，この人の場合はこのサイズで，ということがある程度予測できます．もちろん，最初は適切なグラム数を目安に強さを計測しておきます．

槙：われわれは，とても**微弱なワイヤー**とか**摩擦抵抗**のないブラケットを用いた治療から，実は，舌や頬部の力が歯を動かしていたのかもしれないと気がつきました．そして，個々の生体でそのような口腔環境を知る上では，軟組織の力をきちんと測るものがないとだめなんじゃないかな，ということも実は思っております．

弱い力のほうが，痛みも少ないし，早く動くようです．やっと，**バクシネーターメカニズム***を理解できたような気がします．遅いですが．

中島：そうですね．経験的にRickettsがすごいなと思ったのは，なぜ彼が**ユーティリティーアーチ**を使ったのか，ということですね．そのユーティリ

---

*バクシネーターメカニズム＝頬筋機能機構

ティーアーチをイントルージョンにとか，エクスパンションにとか，ティップバックに使ったけれど，彼が一番イントルージョンの目的としたものは，**嚥下のときの頬筋の排除**なんです．そのとき，頬筋に痕がつくでしょ．こういう人はローテーションしやすいんです．だから，ストレートアーチを使って頬筋の力を排除するなどという細い芸当は無理です（図21-1〜2）．

槇：私は，あのUアーチをみたとき，これは，頬筋の力を使う意図もあったのではないかと逆に思ったんですけれど．

中島：逆ですね．それをいかに排除して，歯牙が新幹線のように移動できる空間を口腔内につくるかということで，彼はトンネルをつくったんです．それがほとんど正しく理解されていないですね．だから，単純にストレートのほうが効率がよいと思っちゃうわけですよ．

あとは滑りがいいとか悪いとか，そういう局所的な摩擦係数の問題になってしまう．そうじゃなくて，歯を動かす前に，筋神経機能のバランスをきちっとつくっておいてあげれば，歯は自然とスムーズに動いてくれるものです．

いま私のところでは，ブラケットを入れている平均的な時間は14か月です．知らない合間に終わっちゃう．それはなぜかと言ったら，歯を移動する前に，歯が自然にバランスがとりたいような，花園のような空間をつくってあげる．それが一番大切かなと思います．

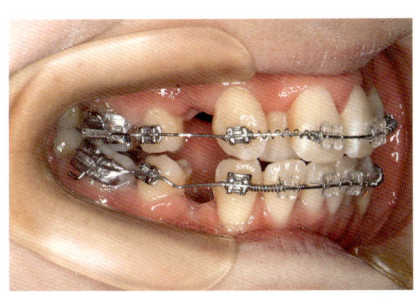

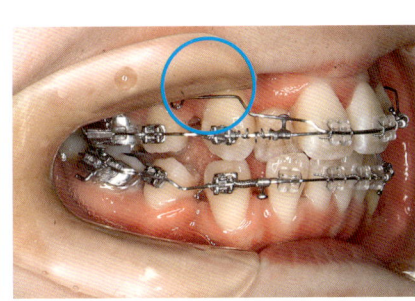

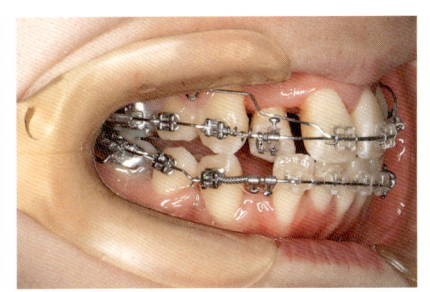

図21-1 形状記憶合金のオープンコイルスプリングを用いて，犬歯を遠心移動しつつ 2| のスペースを確保する．同時にUアーチにより頬筋の力を排除している．

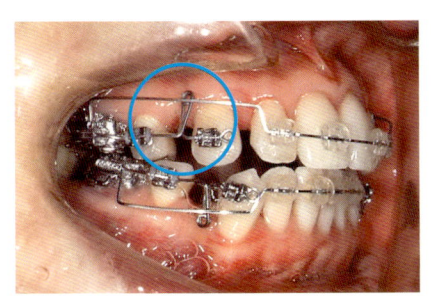

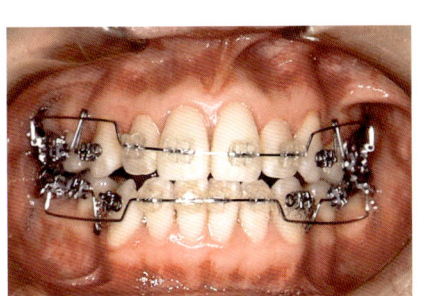

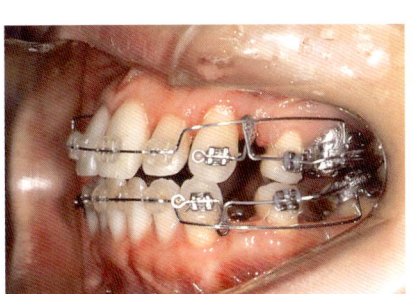

図21-2 ユーティリティアーチ＋セクション．動的治療中，犬歯遠心移動（中島榮一郎．必ず上達ワイヤーベンディング．東京：クインテッセンス出版，2009；62．図4-4より転載）．

Question 22 混合歯列期の患者において，拡大するか抜歯するかはどのように診断すればよいですか？

A VTOと患者さんの要望を考慮して…

中島：混合歯列期にかかわらず，拡大するか抜歯するかを診断する必要は当然ありますが，混合歯列期に限定すると，基本的には**成長・発育**ということと，**機能の問題**，それから**患者さんの協力度**といったことを考慮して，拡大か抜歯かを考えなければいけません．それで，ルーティンとしては，どなたでもやっていると思いますが，アベイラブルスペース，リクワイヤードスペースで臨床的に考えられるスペースの過不足とプラス，エステティックな問題ですね．これらを総合的に考えた上で，拡大するか・抜歯するかを決定しています．

従来のコンベンショナルな診断の中ではそういうことなのですが，それはすでに上下の顎骨が正常であるか，上下の顎骨の差異があまり問題ないとして論議していると思いますが，ほとんどの症例では，上顎あるいは下顎の片方，双方にそれぞれ不調和があることが多いので，**まず頭蓋に対する上顎の位置**，下顎の位置をみた上で，拡大あるいは抜歯などの必要性へと順次考えを進めていきます．

槇：どのくらい大きくなるか，というのがなかなかつかみにくいですね．なんでも拡大できると思っては間違いです．骨の中に歯はあるのですから，その骨の成長をどのように見積もるかというところで，臨床医としての目を養ってほしい，と思います．そのためには，患者さんのお兄さん，お姉さん，家族の顔とか歯列の幅を十分によくみることです．顔の形，側貌ばかりではなく，正貌と歯列の幅の関係を把握し，その上で必要があれば，拡大をトライしてみようと．

結局，歯の大きさの予測と成長の予測のどちらも精度が高くなければだめです．しかし，現在のところ数値として算出するのは非常に難しいと言わざるを得ません．このことは，われわれが計測できているもののほかに，成長に及ぼす因子が多くあるということも意味しております．人間の目というのは

けっこう確かなところがあって，顔から受ける印象とか，歯列弓の形が丸いかという**臨床上の感覚**もぜひ養っていただきたい．この顔で歯列や上顎歯槽部だけを拡げると奇妙ではないか，という感覚も必要なのではないでしょうか．

そして，歯列の幅や歯の大きさを測るばかりではなく，前庭部に指を入れて嚥下時の**頬筋**や**口唇の力**をみることなどもお勧めします．

中島：それにつけ加えるとすると，「拡大するか」の「拡大」という意識の中には，側方拡大しか入っていない．それが問題なんですよ．でも，側方拡大だけがメインじゃなくて，前方への拡大とか，上下方向へのコントロールや上下顎の顎のディスクレパンシーということも当然考えてほしいと思います．

側方拡大だけで考えるから，いま流行の床矯正のようになって，何が何でも拡大すれば将来的な問題がすべて解決するかのように思われていますが，大間違いです．

U6-PTVを基準にした抜歯と非抜歯の症例を示します（図22-1〜2）．

槇：要するに，できるだけ歯列だけをみることのないように，ということですね．

中島：私は，「拡大」の意味の中に，前後的な拡大も含まれるべきだと思っています．それは，まだあまり信じてもらえないのですが，特に混合歯列期の初期にオーバージェットが目立っても，もしその時点で上顎が劣成長であるならばSA＋FM*を使います．いったん，上顎を前方に出して，そして下顎の成長期にバイオネーターを使います．SA＋FMのあとに意外だけどバイオネーターという選択もありだと思うよ．これも「拡大」ということに入れてもいいと思うけど．

---

*SA＋FM＝サジタルアプライアンス＋フェイシャルマスク

[混合歯列期の抜歯の症例（図22-1a〜u）]

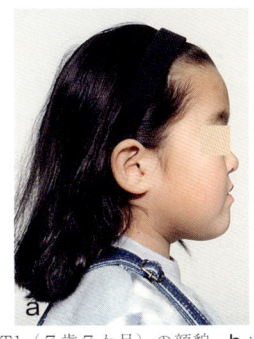

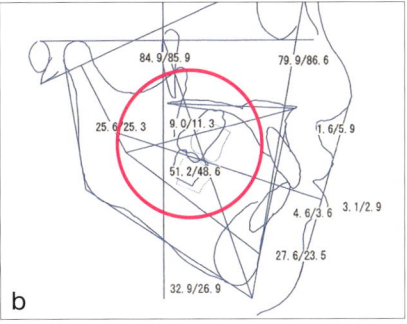

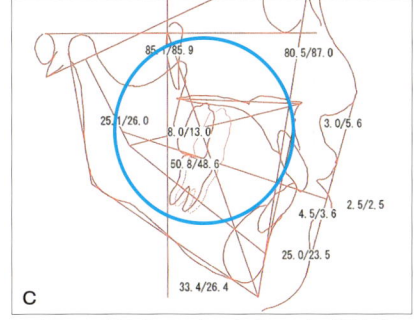

図22-1a〜c　a：T1（7歳7か月）の顔貌．b：側面セファログラムトレース．c：VTO．ディスクレパンシーが大きいことに加えて，上下顎ともにU6-PTVの値が小さく後方臼歯の萌出余地が不足している．

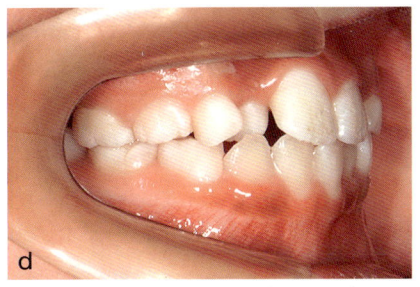

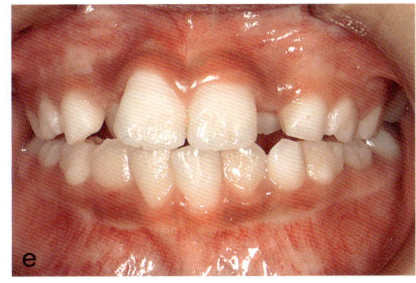

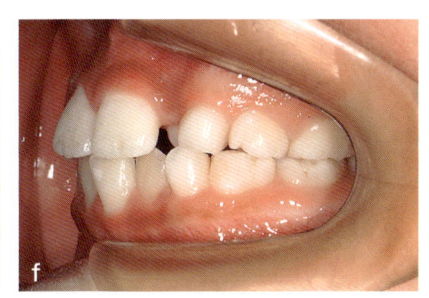

図22-1d〜f　T1（7歳7か月）の口腔内．

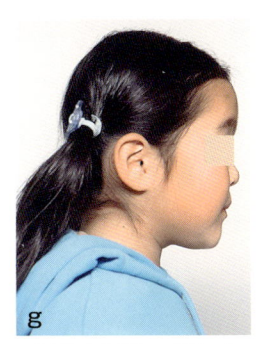

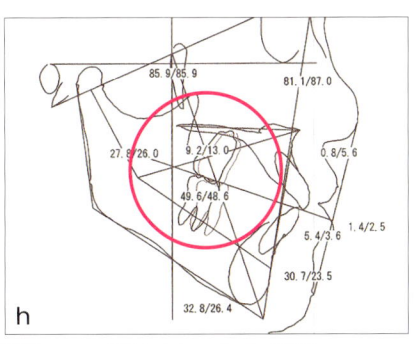

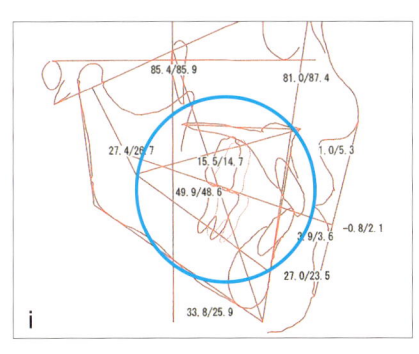

図22-1g〜i　g：Tm（9歳7か月）の顔貌．h：側面セファログラムトレース．i：VTO．

図22-1j〜l　Tm（9歳7か月）の口腔内．

図22-1m, n　m：T2（11歳9か月）の顔貌．n：側面セファログラムトレース．抜歯によりディスクレパンシーが解消したことに加えて，U6-PTVの値が改善している．

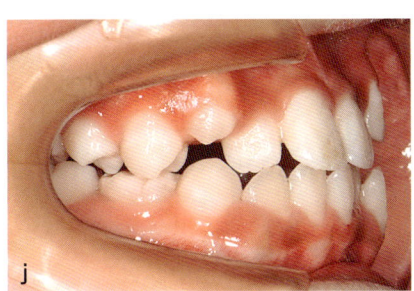

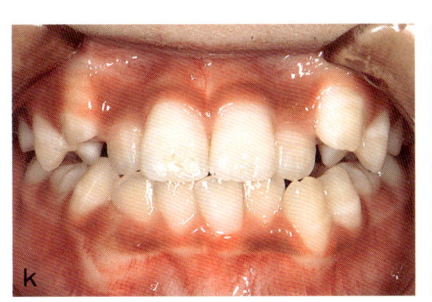

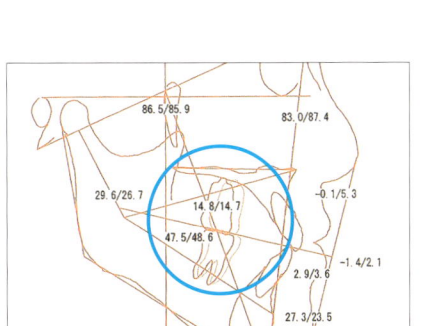

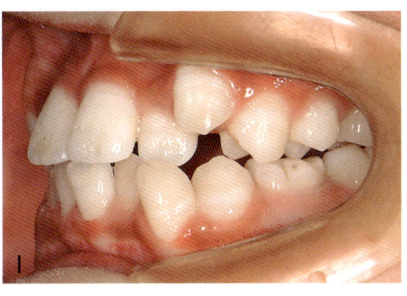

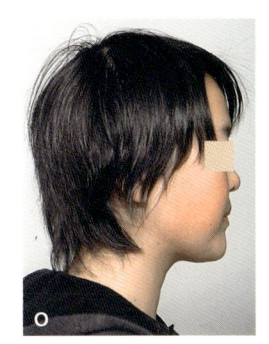

図22-1o　R-O（5）の顔貌．

診断・資料採得に関するQ&A

PART 1

57

［混合歯列期の抜歯の症例のつづき］

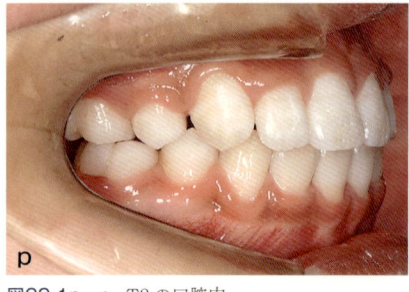

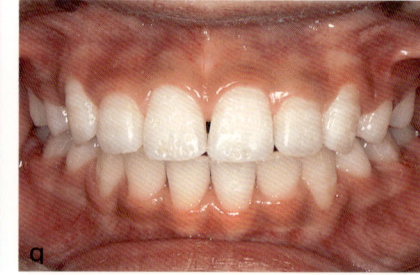

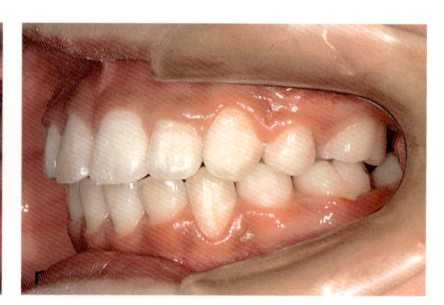

図22-1p～r　T2の口腔内.

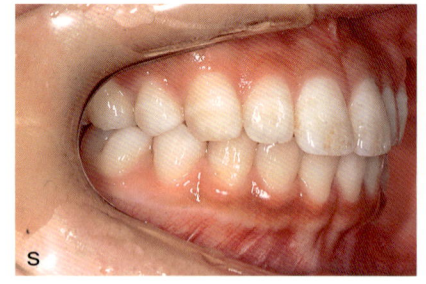

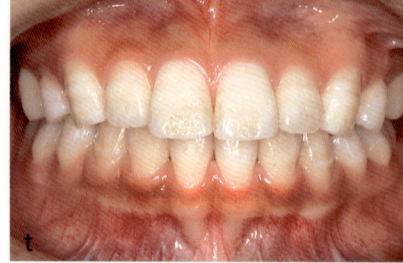

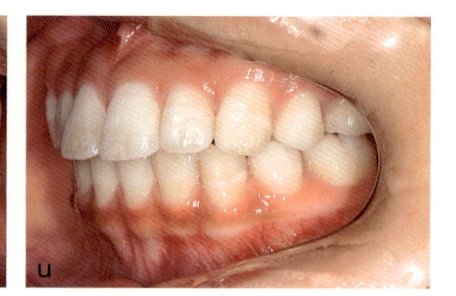

図22-1s～u　R-O（4）の口腔内.

［混合歯列期の非抜歯の症例（図22-2a～t）］

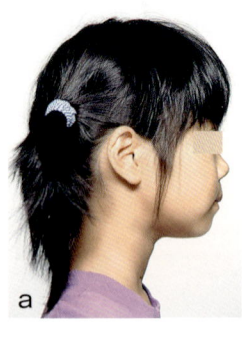

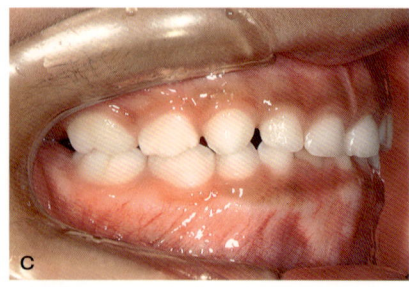

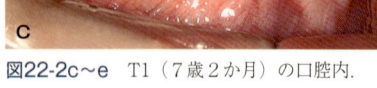

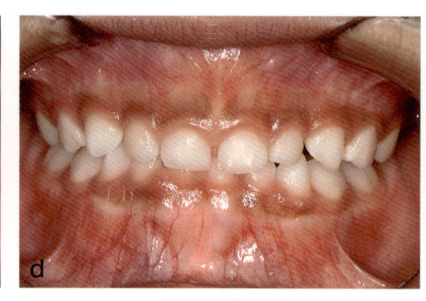

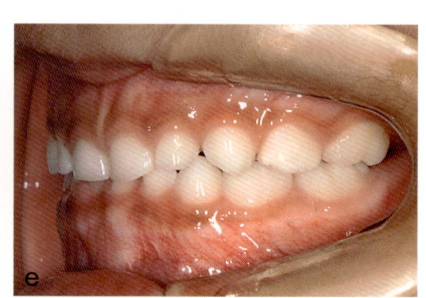

図22-2a　T1（7歳2か月）の顔貌.

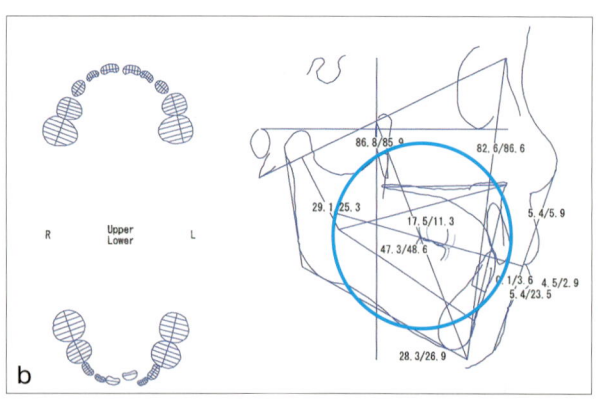

図22-2b　側面セファログラムトレース．U6-PTVの値が大きく，後方臼歯の萌出余地が十分にある．

図22-2c～e　T1（7歳2か月）の口腔内.

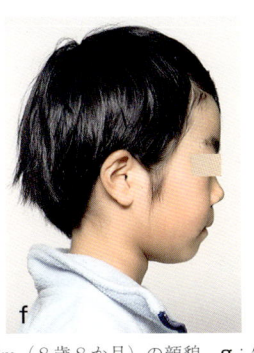

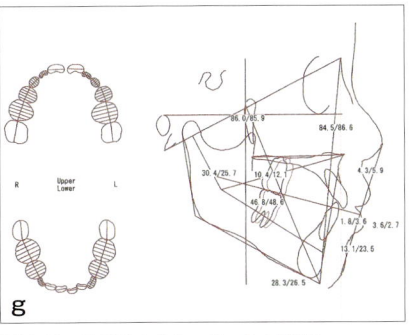

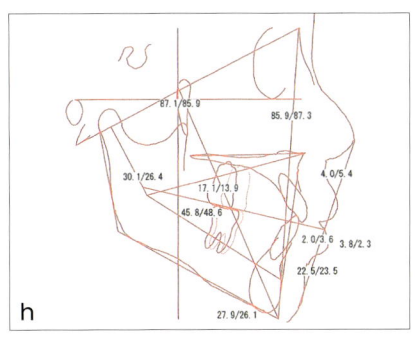

図22-2f~h　f：Tm（8歳8か月）の顔貌．g：側面セファログラムトレース．h：VTO．

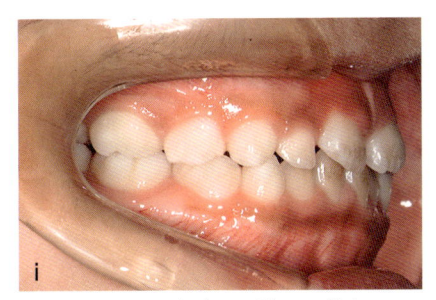

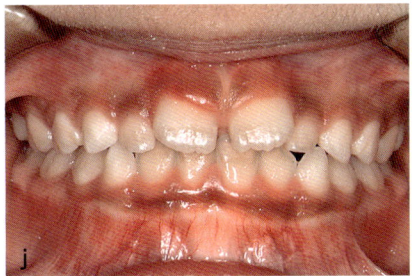

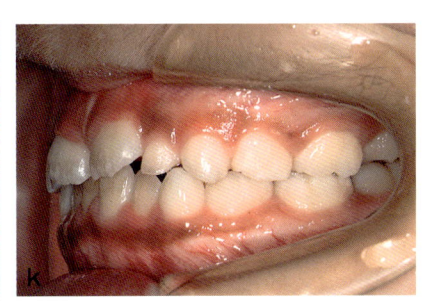

図22-2i~k　Tm（8歳8か月）の口腔内．

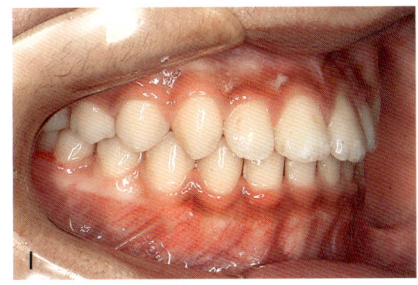

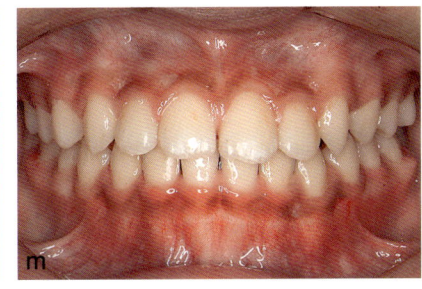

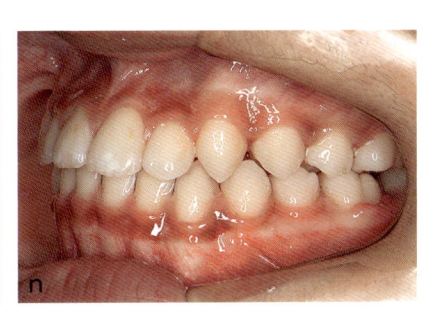

図22-2l~n　T2（14歳5か月）の口腔内．

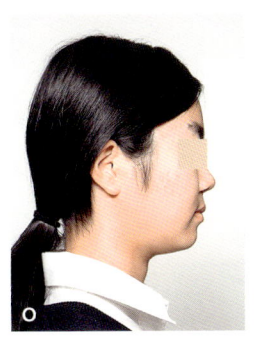

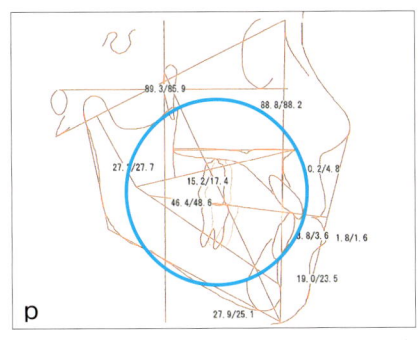

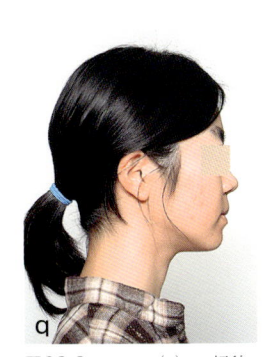

図22-2o, p　T2（14歳5か月）の顔貌，側面セファログラムトレース．非抜歯にて上下歯列の咬合が改善されたことと同時にU6-PTVの値も十分である．

図22-2q　R-O（2）の顔貌．

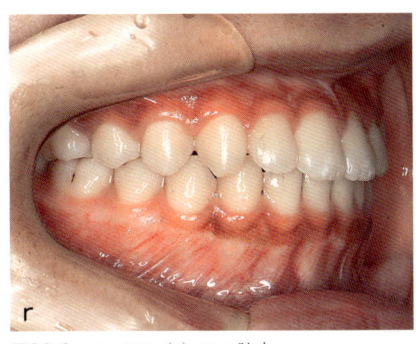

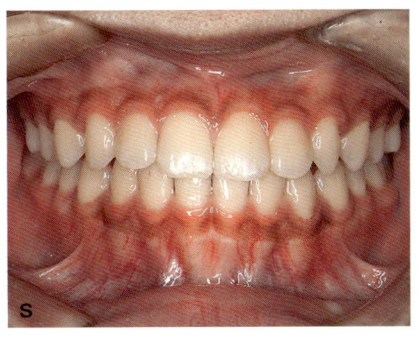

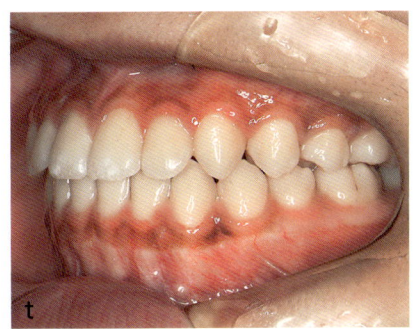

図22-2r~t　R-O（2）の口腔内．

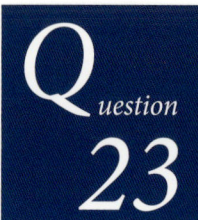

Question 23 診断時において，矯正歯科治療におけるリスクについてどのように予測していますか？

A 歯に関するリスクばかりでなく，そうでないリスクファクターも考えましょう

槇：やはり一番怖いのは，一般的なもので言うと歯根吸収ですね．**歯根吸収**に関しては，強い力ということと，**皮質骨とか神経管との位置関係**が今まであまり正確に把握しきれなかったのが問題です．

それから，後戻りに関しても「リスク」という考え方は重要です．移動スピードが速いのは，後戻りの可能性が高くなります．**骨吸収のレート**と**骨形成のレート**には明らかに差があります．破骨細胞による骨吸収のほうは早く進むけれど…．他には，顎関節症や歯周疾患の増悪，などでしょうか．

とくに，歯周疾患に関しては細菌感染のみが重要と考えるのは間違っているのではないかと思います．局所の力学状態が異常になり，循環障害が慢性化し，そこに感染しやすくなっていると考えるべきではないでしょうか．

中島：両方とも原因がありますよね．だから，たとえば，そのようなインターフェアレンスがあって，歯根膜に炎症が起きやすくなっているところに，細菌感染がしやすい状態が生じていると思います．

いわゆる防御反応があるわけですから，それはそういう形態的なことによっても機能不全が生じ，その相互のリスクの中に，形態と機能の危うい安定があると思います．それ以外に心理的な心因的なリスクも入れておいたほうがいい．矯正，特に審美的なことに関しては，いわゆる心因的な原因によって治療を要望してくる方が多く，お互いにゴールをきちっと決めておかないと，どこで動的治療を終了するべきか，難しくなることもあります．

だから，もし心因的な原因でエステティックな治療を希望されて来た場合は，矯正治療だけで対応できる問題と，むしろ**カウンセラー**に依頼したほうがいい場合があります．**リスクマネジメント**というのは，基本的にはそれによって生じる両者のマイナスの要因を未然に防ぐことがまず求められています．

次はある前医で矯正治療され，歯列も揃っていてプロフィールもいいのに，それをさらに「引っ込めてくれ」と訴えてきたんです．「いや，プロフィールもいいので，これ以上治療する必要はないと思います．もし他のご意見をご希望なら他院をご紹介いたします」と伝えてお帰りいただきました．

その後，この方は某大学へリファーしたところ，4番抜歯で治療している症例をさらに5番を抜歯して，こんな小さな歯列弓になってしまいました．あとで「噛めないし」とおっしゃいましたが，私にはどうすることもできなくて…．

槇：私もありました．やはり前突感を主訴として．

中島：そうですね．だから，このリスクの中に，心因的なリスクを…．あと，術前にすでに歯根吸収していた症例にはかなり気を使いました（図23-1）．

槇：「心因的な過度の要求」ですかね．それを防ぐことが必要になると思います．

中島：『臨床家のための矯正YEAR BOOK』の2003年～2005年に「リスクマネジメント」という形でまとめたものがありますのでご紹介します[1~4]．

---

[1] 鮎澤純子．リスクマネジメント，そしてコミュニケーション．In：花田晃治，伊藤学而，中島榮一郎（編）．臨床家のための矯正YEAR BOOK' 03．東京：クインテッセンス出版，2003；96-99．[2] 遊佐典子．リスクマネジメントとしてのプロケアの可能性．In：伊藤学而，中島榮一郎（編）．臨床家のための矯正YEAR BOOK' 04．東京：クインテッセンス出版，2004；80-83．[3] W.Eugene Roberts, DDS, PhDほか（著）．出口徹，山本照子（訳）．歯根吸収における生物力学的考察．In：伊藤学而，中島榮一郎（編）．臨床家のための矯正YEAR BOOK' 04．東京：クインテッセンス出版，2004；84-90．[4] 花岡洋一．矯正歯科臨床におけるリスクマネジメント．In：伊藤学而，中島榮一郎（編）．臨床家のための矯正YEAR BOOK' 05．東京：クインテッセンス出版，2005；55-58．

［混合歯列期の抜歯の症例（図23-1a～i）］

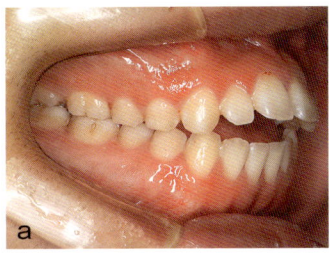

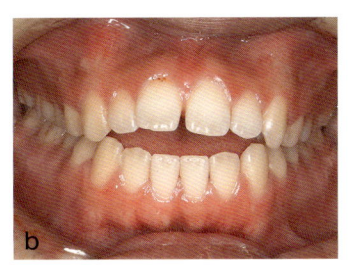

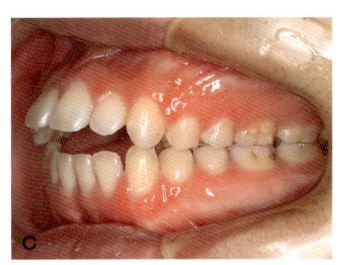

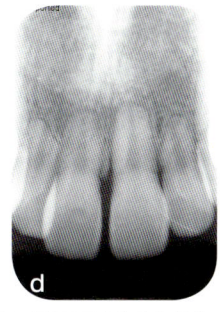

図23-1a～d　a～c：T1の口腔内．大臼歯は右側がⅠ級，左側がⅡ級．上下の前歯間に約7～8ミリのスペースがある．強度のタングスラストもみられる．d：デンタルエックス線像．小さい頃より上顎前歯の前突が気になり，常に指で舌側に押していたという．すでに根尖部は3ミリ程度の吸収がみられる．

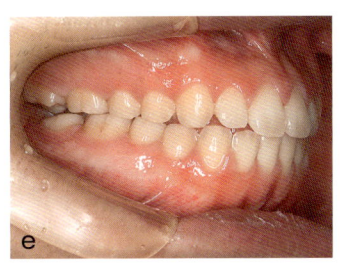

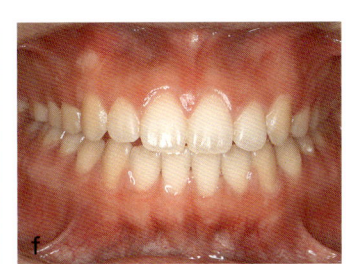

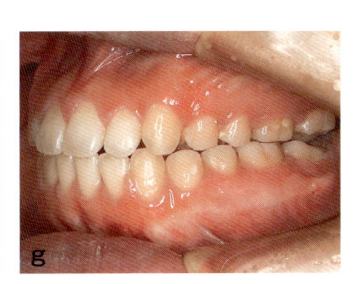

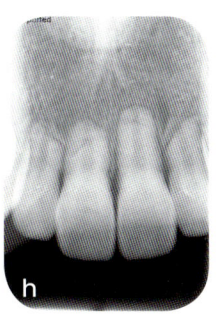

図23-1e～h　e～g：T2（動的治療終了時）の口腔内．T2では何とか大臼歯がⅠ級になったが，まだ不安定な状態である．h：デンタルエックス線像．2 1|1 2の歯根は全体的に少し吸収が進んではいるが，著しい吸収はみられない．

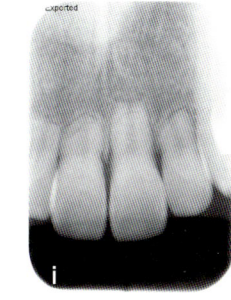

図23-1i　R-O（2）のデンタルエックス線像．保定後2年を経過していたが，T2と比べて吸収の状態は安定している．

因　子		偶発症
細菌・生活習慣		歯肉炎・う蝕
機能性の負荷（荷重）		歯根吸収（原因不明）
パラファンクション		
外傷性咬合		
矯正学的メカニクス（矯正力）		
解剖学的な形態（唇舌的歯槽骨の厚みなど）		
治療期間		
生体の適応力を低下させる因子	顎顔面の外傷	顎関節症
	全身疾患と栄養不良	
	顎関節の形態異常	
	ストレスへの対応力	
	心理特性	
	女性の閾値の低さ	
顎運動系に過機能をおこさせる因子	不良姿勢	
	咬合異常	
	疼痛と神経衰弱	
	睡眠障害	
	精神的ストレス	
	口腔習癖	
不適合・不適切な矯正装置		矯正装置の誤嚥
		矯正装置着脱時の口腔内組織への損傷
		矯正装置の機械的刺激によるびらんや褥創性潰瘍
		矯正装置の設計の誤りによる軟組織への損傷
保定装置の不使用		後戻り
歯髄壊疽		歯の変色
患者とのコミュニケーション不足		医療紛争・医療訴訟
患者と医療従事者の信頼関係の欠如		
医療事故		

図23-2　矯正歯科治療におけるリスク[1～4]
注）リスクマネジメントは，「いかにしてリスクを未然に防ぐか」にばかり焦点があてられているが，本質は「防げなかった後の対処」なのである．つまり，偶発症への対処を意味することにほかならない．なお，この図には，十分に予測しうる事態であるため，「偶発症」というよりはむしろ「合併症」というべきものも含まれている．

Question 24

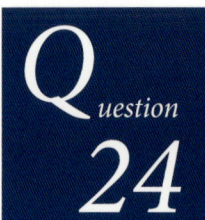

ratioが悪い症例や先天欠如歯がある，または左右非対称の抜歯をよぎなくされる症例の場合には，オーバージェット，臼歯の咬合，ディスキング（ストリッピング）のどれを優先するべきですか？

A　まず，臼歯の咬合関係・オーバージェットを．ディスキングは可能な限り避ける

中島：恐らくこのratioというのは，上下の顎のことではなく，歯牙の大きさのことを言っていると思うんですね．私は，基本的には頭蓋に対する大臼歯の関係を優先させますが，他の要素については，その症例によって一番メリットのある方法を選びます．

その中でも，**ディスキング**という方法は，基本的には優先順位の低いほうになりますね．ディスキングはディスクレパンシーを解消するかもしれませんが，歯冠の**近遠心のコンタクトポイント**を失ってしまうことにつながります．

だから，そのコンタクトポイントを失わないようにすることを前提にして，次にratioが悪い場合，Three incisorsあるいはオーバージェットを残すとか，臼歯の咬合関係を調節するとか，ほかに保存・補綴治療の併用などもつけ加えてもいいのかなと．

槇：臼歯の咬合とディスキングでしたら，ディスキングはせずに？

中島：先ほども言いましたが，**臼歯部の安定**が優先されるべきだと思います．

オーバージェットに関しては，たとえば正常値でなくても，可能な限りオーバージェットも少なくする．オーバージェットが改善されていないということは，咬合の機能を達成する上で大きなマイナス要因を残してしまうことになります．臼歯部の安定をさせた上で，オーバージェットも可能な限り調節するという治療順位ですね．

槇：臼歯部，小臼歯から後ろの咬合は確立した上で，そのオーバージェットとかバイトとかディスキングをどうするかという問題でしょうね．迷った場合，まずは，臼歯部の咬合を第一に重要視してください．どうしても臼歯部の咬合をClass Ⅲに確立せざるを得ない症例もありましたが，下顎前歯が後戻りしてしまいました（図24-4）．次に誘導，そしてオーバーバイトでしょうか．

中島：しようがないですものね（笑）．

槇：ええ．隙間をあけて下顎前歯を唇側に出して補綴するよりも，私はThree incisorsが多いと思います．

中島：上顎の場合，2|2が欠損している症例もあるけど，3|3を2|2の代わりに使うこともありますよ（図24-1）．逆に下顎の2|2の欠損症例もおみせします（図24-3）．ただその際，「ディスキングで仕上げる矯正治療」というのには，私は疑問に思っています．一般歯科ではけっこうやられているみたいですね．下顎前歯部をディスキングしてマージャンパイみたいな歯をぱっと並べちゃうものです（笑）．

槇：厳密には難しいですね．0.2〜0.4mmくらいのリダクションはしますが．

中島：「ディスキング」という言葉がちょっと…，円盤を思い出すよね．だから，「ストリッピング」のほうがいいんじゃないですか．

手でやる程度あれば20μの範囲で調節できるけれど，ディスクというイメージは，円盤状のディスクをコンタクトに入れてぐっと回しちゃうわけでしょ．あれは危険ですね．

槇：そうですね．円盤状のディスクは，現在ではほとんどの大学で使っておりません．

私は，非抜歯症例などで，咬合の確立のためにどうしても必要な場合には，**ストリッピング**することもあります．ただし，できるだけ接触点をつくるように慎重に行わなければなりません．また，エナメル質の厚みなども知り，非常に小さなバーを用意しておく必要もあります．

[2|2 欠損の症例（図24-1a～l）]

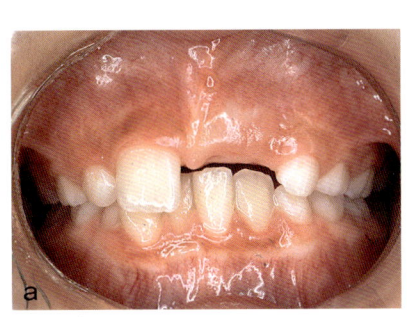

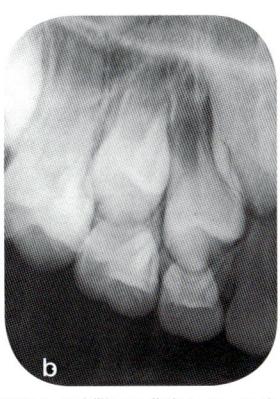

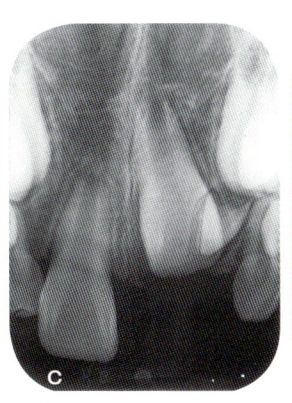

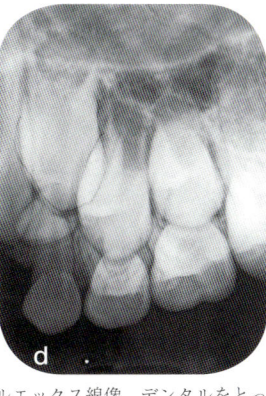

図24-1a～d　a：T1（8歳11か月）の口腔内．通常この時期には萌出しているはずの 2|1 2 が未萌出．b～d：デンタルエックス線像．デンタルをとってみると 2|2 が先欠していた．

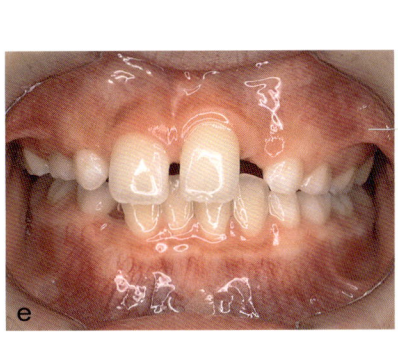

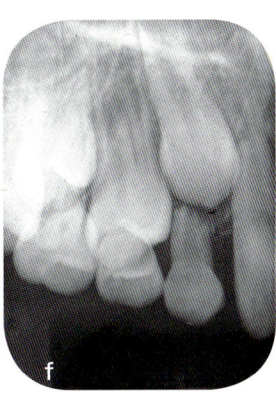

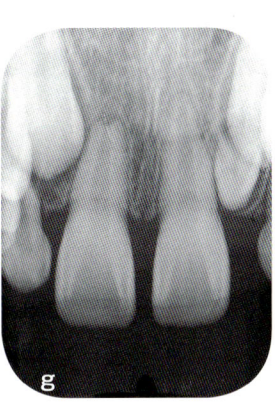

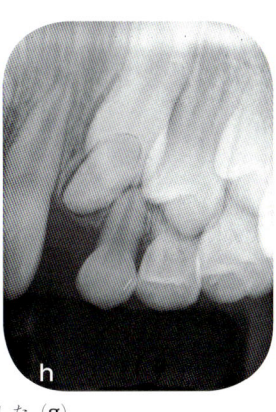

図24-1e～h　e：Tm（10歳8か月）の口腔内．f～h：デンタルエックス線像．|1－3 間に過剰歯があったので抜歯した（g）．

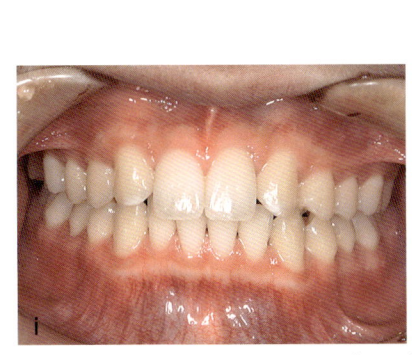

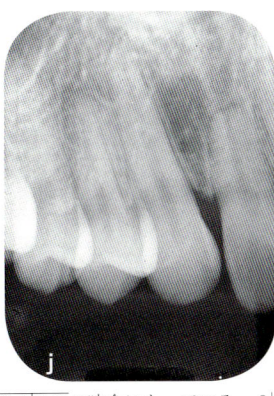

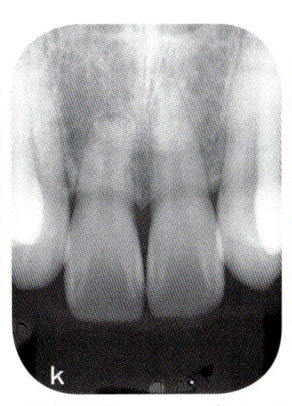

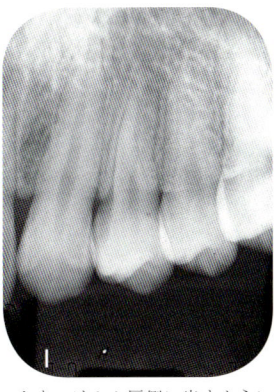

図24-1i～l　i：R-O（4）の口腔内．3 1|1 3 と 2 1|1 2 の咬合になっている．3|3 の唇舌径が厚いので，3|3 オフセットをつけやや唇側に出すように並べる．j～l：R-O（5）（19歳3か月）のデンタルエックス線像．|1 の根尖は未完成のまま（k）．

診断・資料採得に関するQ&A

[3⏀ 欠損（埋伏）の症例（図24-2a～e）]

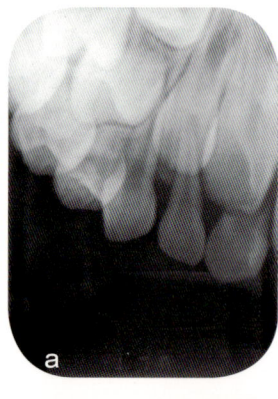

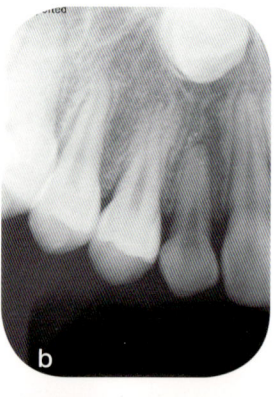

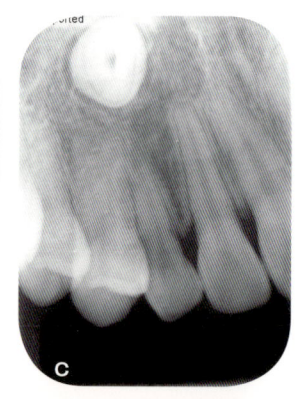

診　断：3⏀深いところに埋伏しており，開窓しても萌出させることは困難との判断で，抜歯．

図24-2a～c　デンタルエックス線像の変化．a：T1（7歳4か月），b：T2（11歳3か月），c：R-O（2）．

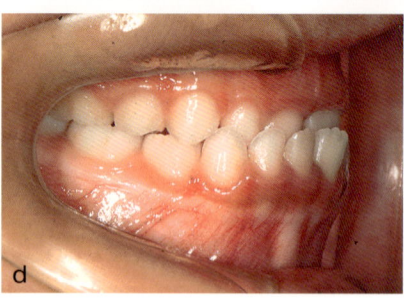

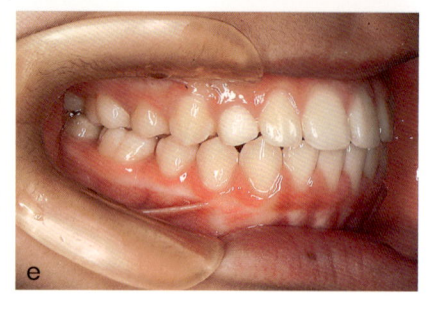

図24-2d, e　口腔内．d：T1，前歯の反対咬合．e：T2，C⏀を残してある．

[2⏀2⏀ 欠損の症例（図24-3a～h）]

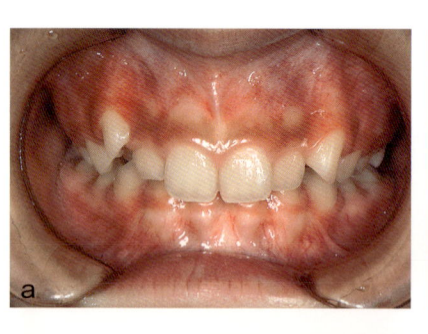

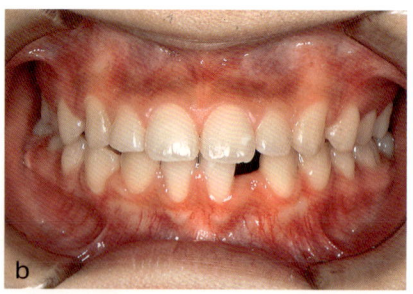

図24-3a, b　口腔内．a：T1バイトが深い．b：T2，2⏀のスペースを残して動的治療終了．

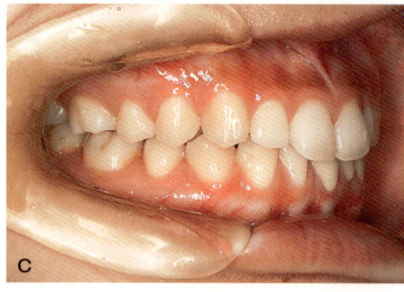

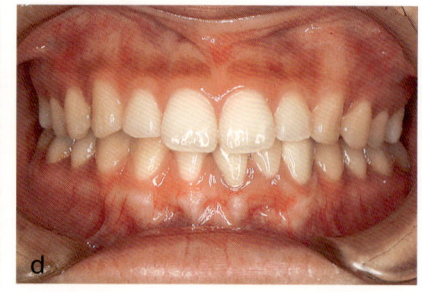

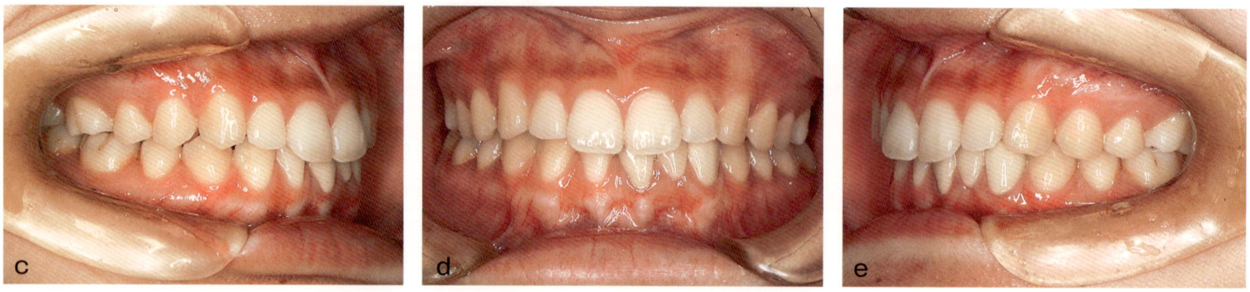

図24-3c～e　R-O（8）（保定8年後）の口腔内．d, e：1⏀～2⏀間のブリッジが入っている．

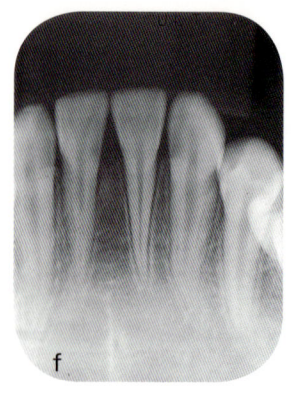

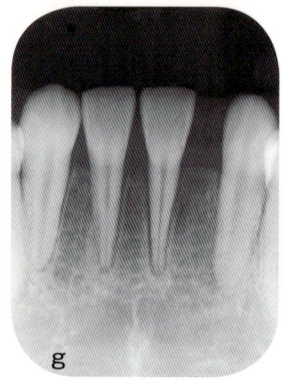

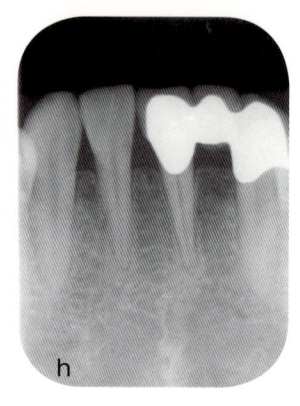

図24-3f～h　デンタルエックス線像の変化．f：T1（11歳3か月），2⏀が欠損．g：T2（14歳1か月）2⏀のスペースを残して矯正を終了．h：R-O（10）．

[5̲ 先天欠如の症例（図24-4a〜c）]

治療部位：上顎両側第一小臼歯抜歯，下顎右側第一小臼歯抜歯，下顎左側犬歯抜歯
治療結果：下顎の抜歯部位が左右で異なったため，片側の白歯咬合を確立することができなかった．そのため，保定後に下顎前歯部の後戻りが生じた．
考　　察：側方臼歯部の咬合関係を優先すべきであった．

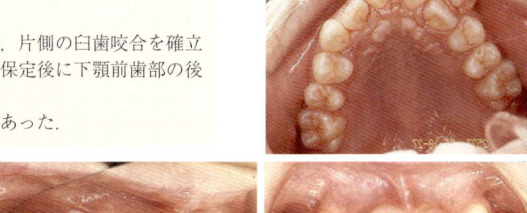

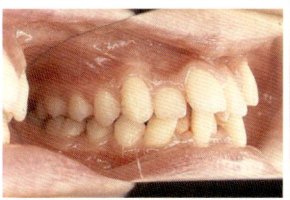

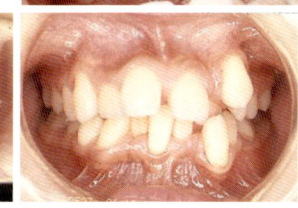

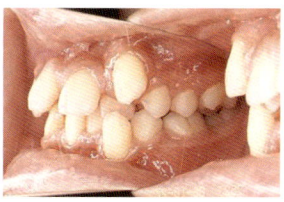

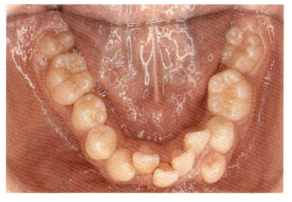

図24-4a　初診時口腔内．

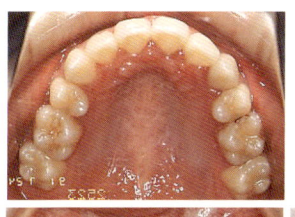

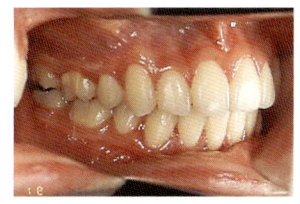

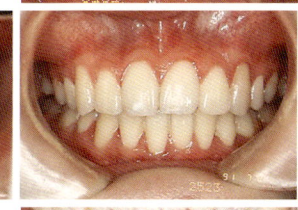

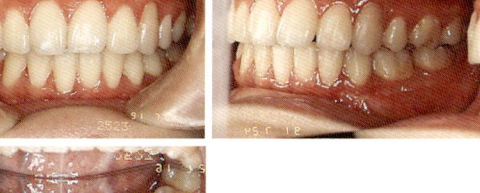

図24-4b　動的治療終了時の口腔内．下顎左側の咬合面をもっと削合すべきであった．また，スペースをつくるべきだったかもしれない．

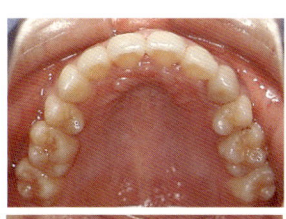

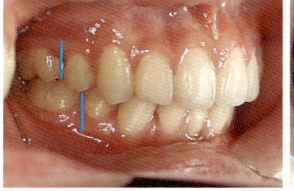

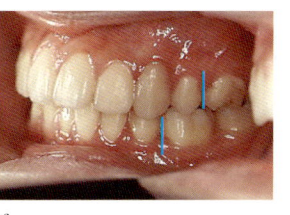

$\frac{6}{6}$ が Class Ⅰ．　　　$\frac{6}{6}$ が極端に Class Ⅲ．

図24-4c　保定後6か月の口腔内．　　　1̲ がかなり後戻りしている．

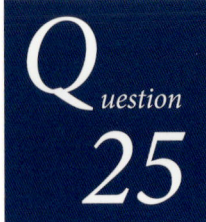

Question 25
外科矯正が必要なほどの顎変形症ではなく，顎骨の歪みや筋力の左右差がある症例は，他の症例と異なる治療方針を立てますか？

A　はい．まず機能の改善を

槇：ええ．通常の場合とはたぶん違いますね．ただし，これを読んで大事だと思うのは，それが治せるかどうかを最初に私は判断したいと思います．

　これは**外科矯正**も含めたお話と考えたほうがいいのかな．咬合平面が傾斜していて，それも筋電図をはかったら右と左が違っているけれど，外科をやるほどではない．手術は嫌がっているとか．

中島：そういうふうにとらえたほうがいいと思いますよ．最初に「重度の顎変形症ではないと仮定してディスカッションを進めます」とうたったらどうですか．

槇：私自身では，若い年齢であれば積極的な策を講じたり，咬合平面を変えたりすることが多いのですが，成人やかなり齢をとっている方に関しては，治せる自信がありません．難しいです．トライしているのですが，非常に時間がかかっています．

　ですから，最近では，正面からみたときに，この平面の歪みやねじれは変えられないけれど，と断ってから治療しています．

　ここに顎変形症の重度と軽度をCBCTでくらべたものをご紹介します（図25-1）．

中島：アダルトの患者さんに対しては**臨床的な限界**を術前に検討し，患者さんの了解を得ておくことが大切です．そこをかなり注意深く，臆病に考えておりますけれど，ただそうかといって最初からすべて諦めてしまうということではなくて，骨格性に大きな差が生じているもの以外であるならば，手をつけていい症例かどうかをよく見極めた上で治療します．それには筋機能の反応性が高いかどうかも重要です．アダルトであっても反応性が高いと見極めれば，次のステップに進んでいくようにしています．これに入ると思われる症例を示します（図25-2）．

[顎変形症のCBCT（図25-1a, b）]

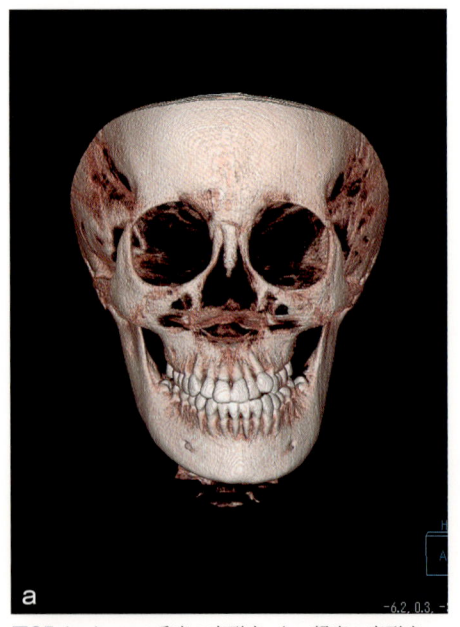

図25-1a, b　a：重度の変形症．b：軽度の変形症．

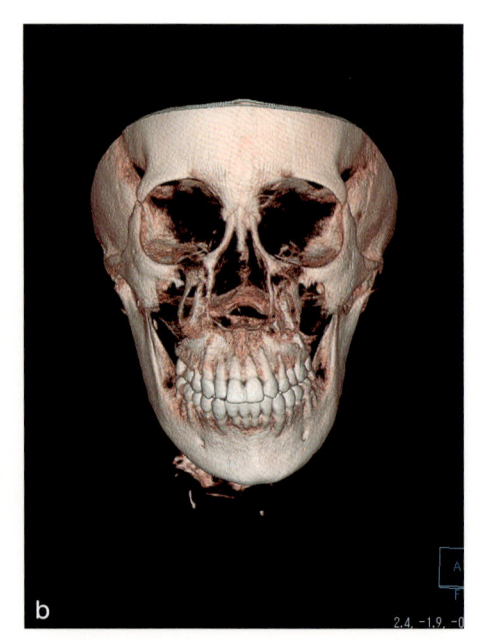

［軽度の顎変形症の症例1（図25-2a～n）］

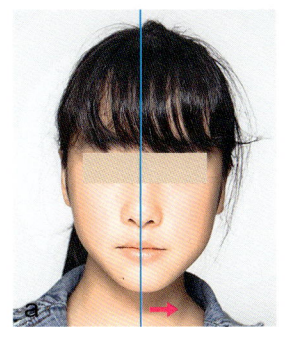

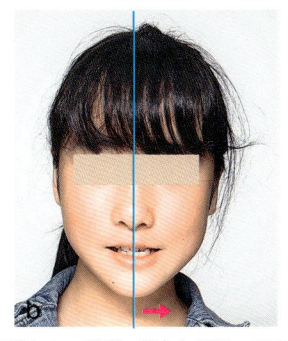

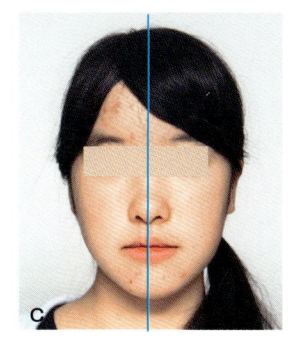

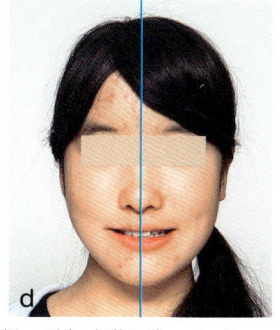

図25-2a～d 顔貌の変化．**a**：T1の正面．**b**：笑顔．笑うと下顎・下唇の偏位が目立つ．**c**：R-O（1）の正面．**d**：笑顔．下唇の偏位は残っている．

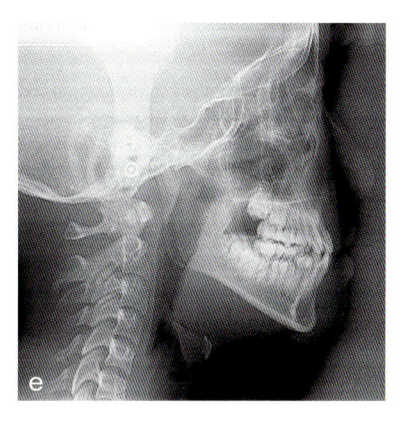

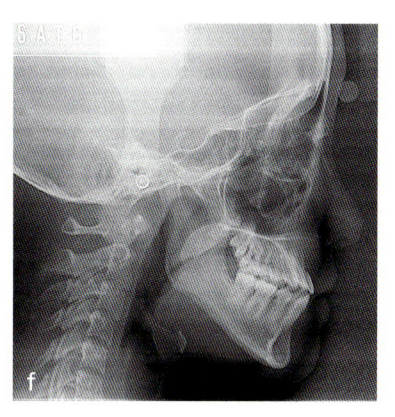

図25-2e, f 側面のセファログラム．**e**：T1．**f**：T2．

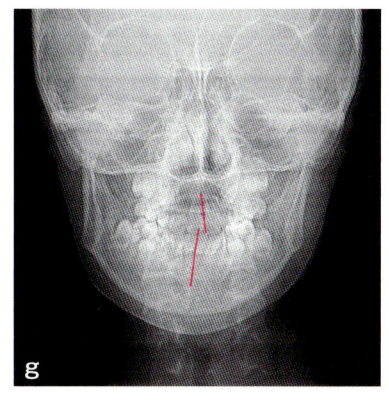

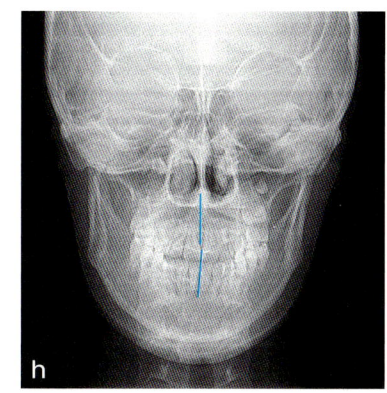

図25-2g, h PAのセファログラム．**g**：T1．下顎が左側に偏位している．**h**：T2．正中がほぼ合っている（正中線の方向はPAのために下図25-2jとは逆になっている）．

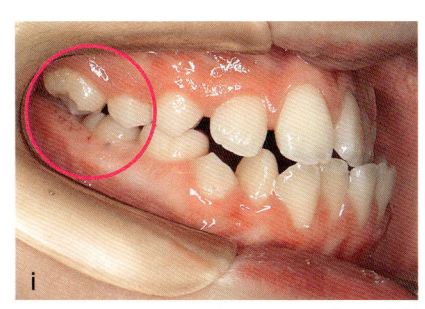

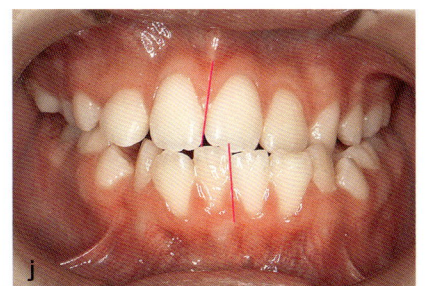

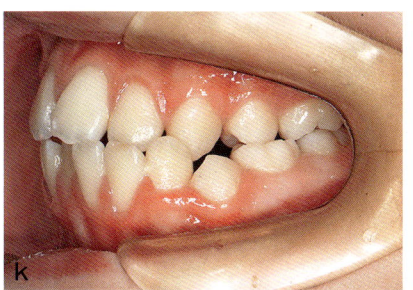

図25-2i～k T1の口腔内．**j**：下顎が左側に偏位，正中のズレ．

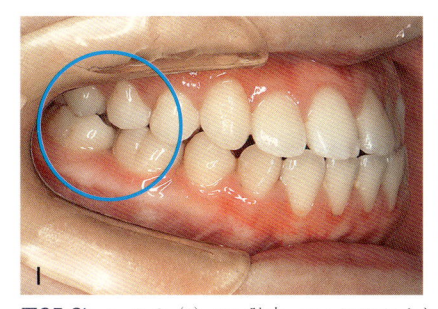

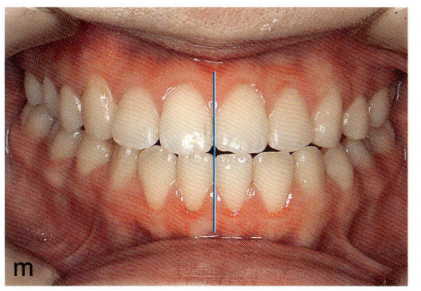

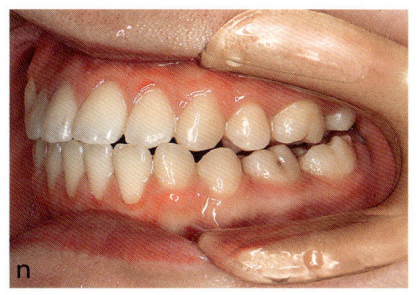

図25-2l～n R-O（1）の口腔内．**m**：PNFにより下顎の偏位が改善．**n**：咬合関係はやや不安定．

PART 2

メカニクスに関するQ&A

Questions and Answers to the Mechanics

Question 1 ブループとスライディングメカにおいて，アンテリアリトラクションの際に注意することは何ですか？

A いずれにおいてもアンカレッジ

槇：**ループ**と**スライディング**の違いというと，そのループの曲げ方とか使う金属，それからスロットサイズとワイヤーの太さで全然話が違ってきちゃうので，一概に「違いは何ですか」という問いは非常に難しいですね．

純粋に歯に加わる力として考えるとき，いろいろな条件を設定して「これとこれはどう違うか」を言わないとわからないですね．

ただ，**アンテリアリトラクション**の場合に，「注意すべきこと」ということとすれば，どんな方法を使おうとも，「臼歯部のアンカレッジをどのくらいまで守るか」に尽きると思います．リトラクションする前歯部に対して，その**アンカレッジ***をどのくらいに見積もるのか，それを減じる方策をとれるのか，などが重要です．

また，スライディングメカで，一挙に引いてしまうときは，そのオフセット，インセット，トルキングをどうすべきか，ということも問題になります．オフセットやインセットを付与した状態で「滑らせる」というのは効率が非常に悪くなってしまうのではないでしょうか．

そうすると，これは完全に私的な意見ですが，3番のリトラクションのために唇側から力を加えるのであれば，拡がるのは明らかだと思います．アーチを狭くすべきなのかもしれません．つまり，どういう経路で移動させるのが解剖学的に一番論理的かということと，アンカレッジを守る方法，そしてアンカレッジを低くする方法を考えるべきです．

アンカレッジについて一つ言いたいことは，それまでにかなりの距離を移動させた歯とか，かなりの力を加えて姿勢を制御した歯では，その直後に**アンカレッジバリュー**は非常に低くなっています．単純な歯根膜面積の差だけではないのです．ミッドラインの補正をした後であれば，前歯部のアンカレッジバリューは当然低くなっています．

また，ブループを使用する際には，アクチベートする量やトルク，ゲイブルなども気をつけなければなりません．常に決まった量ではなく，その症例ごとに，それまでに行ってきた移動を考えて調整する必要があります．

---

*アンカレッジ＝固定源

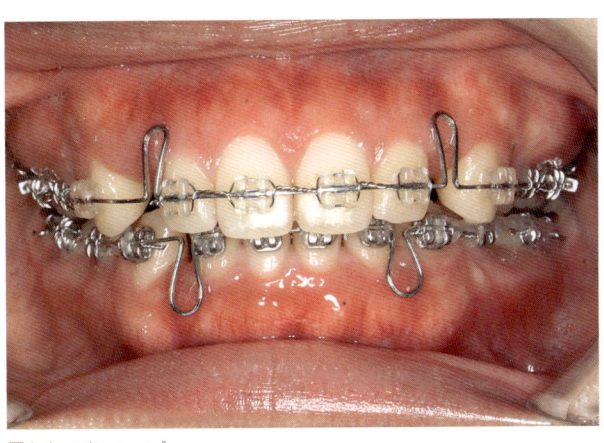

図1-1 ブループ.

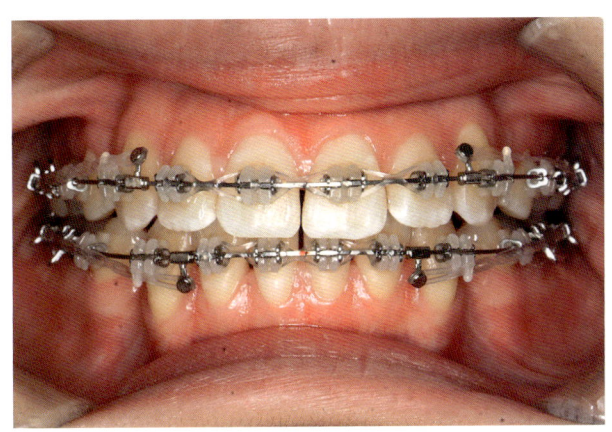

図1-2 スライディングメカ.

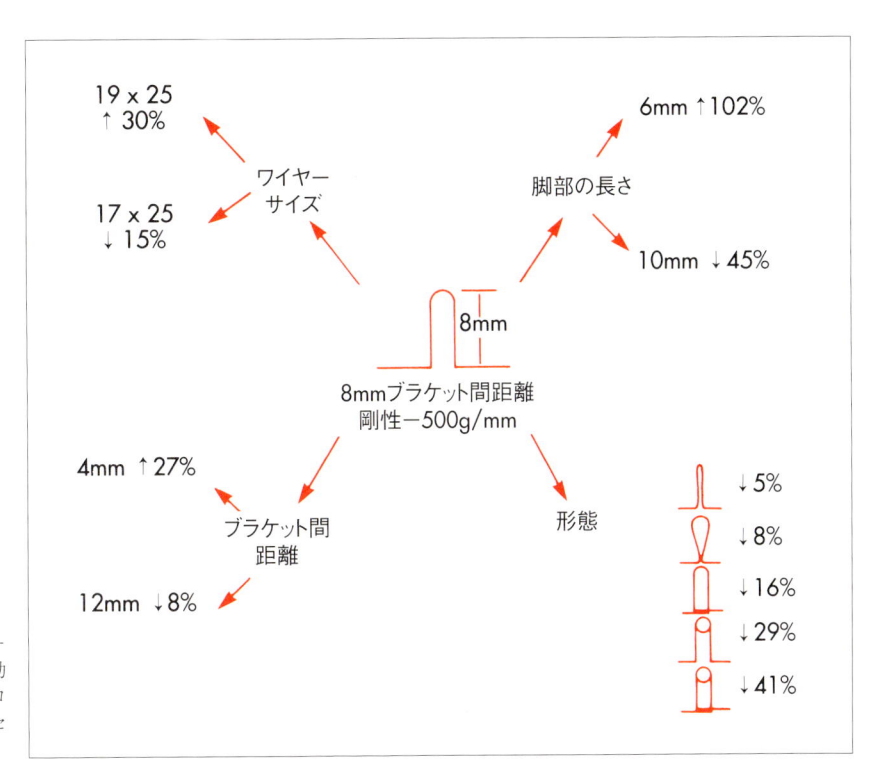

図1-3 アーチワイヤーに組み込まれるクロージングループの特性をさまざまに変えた時の効果（Proffit WR（著），高田健治（訳）新版 プロフィトの現代歯科矯正学．東京：クインテッセンス出版，2004；568，図17-19より転載）．

19 × 25 ↑30%
17 × 25 ↓15%
ワイヤーサイズ

6mm ↑102%
10mm ↓45%
脚部の長さ

8mm
8mmブラケット間距離
剛性＝500g/mm

4mm ↑27%
12mm ↓8%
ブラケット間距離

形態
↓5%
↓8%
↓16%
↓29%
↓41%

PART 2

メカニクスに関するQ&A

Question 2 エッジワイズでの固定源はどこですか？

A 歯槽骨内での大臼歯の遠心へのティップバックですが…

中島：まず「**エッジワイズ**」とこれは規定しているけれど，「エッジワイズ」にもいろいろありますが，その中の代表的なものの一つであるTweedのエッジワイズでは，固定源というのは，基本的に上顎にヘッドギア，下顎にアンカレッジプレパレーションを入れて，それでティップバックをして，そのティップバックの**アンカー効果**によって，上顎の犬歯を遠心移動するための固定源にするということです．

そのアンカレッジという考え方の中には，歯槽骨が主ですね．ですから，そこには筋肉の問題とか，**フェイシャルタイプ**の問題とか，いろいろ機能的な癖の問題とか，そういったことはあまり含まれていません．

槇：昔，最初は症例を限定されて出てきた考え方のような気がします．
　エッジワイズと今のストレートテクニックとの考え方の違いは何ですか？

中島：そうですね．ストレートでは基本的にすべて平均値に合わせる，という考え方です．平均的なアーチフォームをL・M・Sなど何種類か設定しておき，それに合わせるということです．もしかしたら，ぴったり合う症例もあるかもしれないけど，ほとんどの症例はその3つでぴったり合うわけではありません．
　ストレートに関しては，そもそも固定源という考えはないんじゃないのかな．もちろんTweedなど，もともとのエッジワイズには，固定源という考え方はありますよ．ただ，エッジワイズでもいわゆるスタンダードとなると，ほとんどエッジワイズじゃないからね．細いラウンドワイヤーから順次入れていき，最後だけエッジワイズを入れるということですから，それをエッジワイズと呼んでいいのかな．
　そもそもエッジワイズはどういう意味かを知っている人がほとんどいないんじゃないのかな．

まず簡単にそれを説明すると，エッジワイズの歴史的な流れから言えば，Angleがゴールドのワイヤーをリボンのような形で，長方形の直方体のフラットなところを使って歯牙をコントロールするということで，それは「リボンアーチ」または「**フラットワイズ**」と呼んだんですよ．ワイズというのは古語で"方向""方法"ということですから．

それに対して，直方体の短いほうの断面四隅の角を有効に使うということを，「エッジワイズ」といいます．

だけど，たとえば，ブラケットの中にフルサイズを入れたとしたら，エッジワイズは全く効かないんです．こんな基本的なことを知っている人も少ない．断面で言えば，直方体の4つの角（エッジ）をトルクコントロールすることによって歯牙を移動する方法を，「エッジワイズ」と呼んでいるわけで，ブラケットスロットの中で，ほとんどの時間をラウンドのワイヤーを入れて歯を動かしているとしたら，それをエッジワイズとは呼ばないと思います．

ときどき症例をみる機会がありますが，ほとんど O14″，O16″，O18″とラウンドワイヤーで順次進めていって，それにスライディングやエラスティックを使って犬歯の遠心移動を行って，最後のトルクコントロールをするときだけにエッジワイズを入れる，というやり方を「スタンダードエッジワイズ」と呼んでいるとしたら，それはもう「エッジワイズ」とは呼んではいけないと思います．

「エッジワイズ」の最大のメリットというのは，図2-1のようにブラケットの3点を利用しながら，トルクコントロールができることです．

フラットワイズ，エッジワイズの語源というか，その歴史的な意味というのはこういうことです．この語源から書いてある教科書ってないでしょ．

槇：ないですね．

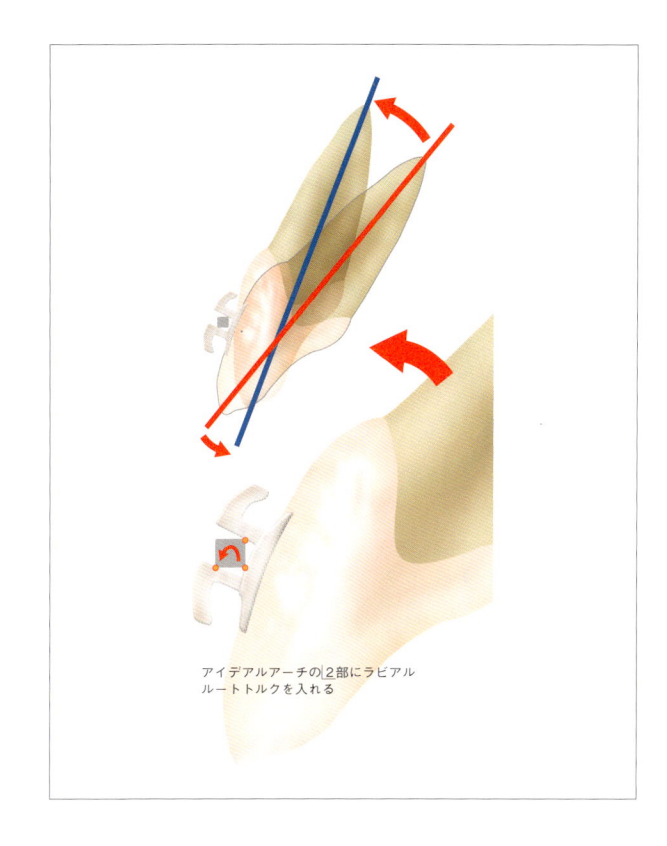

図2-1 エッジワイズ（中島榮一郎．必ず上達ワイヤーベンディング．東京：クインテッセンス出版，2009：81，図4-8より転載）.

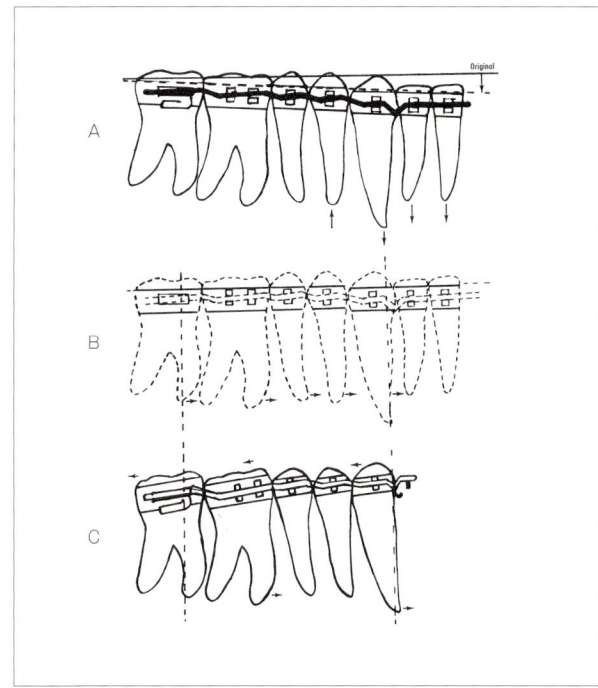

図2-2 セカンドオーダーベンドと顎間ゴムを利用したアンカレッジの例（AからCへの変化にはワイヤーだけでなくヘッドギアとClass Ⅲエラスティックを使用する）（Tweed CH. Volume one CLINICAL ORTHODONTICS. Saint Louis：The C.V.Mosby Company，1966：179，Fig.146より転載）.

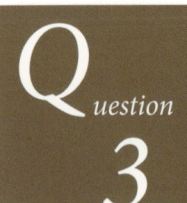

Question 3 ゲイブルベンド，コスメティックベンドは，どのような役割でどのように使用しますか？

A ゲイブルベンドは抜歯部位の前後の歯の歯軸のコントロール．コスメティックベンドは上下4前歯のコントロール

中島：ゲイブルベンドも，**コスメティックベンド（＝エステティックベンド）**も，基本的にはトルク・アンギュレーションの入っていないブラケットがオリジナルです．

　いまはプレーンなブラケットというのは非常に少ないので，何らかのトルク・アンギュレーション・インアウトが入っていると思いますが，ゲイブルベンドは，基本的に犬歯の遠心移動の際に，犬歯の歯軸のティッピング，それから5番の歯軸の近心へのティッピングを防ぐために考えられたベンディングの方法です．

　余談だけど，ゲイブルというのは一体何だと思う？　ゲイブルというのは，建築用語で切妻屋根の形をいうらしい．それで，山形の形状をした屋根の形を「ゲイブル（Gable）」といって，切妻型のベンドが入ったものを「ゲイブルベンド」っていいます．これはブルループや他のループにも入れる必要があります．もしブルループの両端が一直線だとしたら，犬歯が遠心へティッピングし，反対に小臼歯は近心へティッピングしてしまう．それを防ぐには，犬歯と小臼歯の間にゲイブルをこのように入れます．ちなみに「赤毛のアン」というのは，原題が「Anne of Green Gables（グリーンゲイブルズのアン）」というんです．

　もうひとつはエステティックベンドだけど，これは主に前歯部の歯軸の調整に用いられます．今のブラケットにはそれを予防するために，ある程度の平均値的なトルクの他にアンギュレーションも加えてあります．コスメティックベンドは，エステティックベンドと同じことだと思うけど，コスメティックって響きがよくないね．ただ，事前に加えられている角度は，それぞれの会社によって違うので，自分の考えに合ったものを選ぶことが大切だと思うよ．

槇：いまはストレートを使っている先生のほうが多いのでしょうかね．うちでは，基礎研修を修了してからの使用としていますが，海外の大学などは最初からストレートを使わせるところも多いですね．

中島：そうね．その場合は，会社の平均値的なアンギュレーションになっているので，個々の患者さんには個別の調整が必要になると思うけど．

槇：でも，こういうのを知らない人は悩まれるのでは…．

中島：基本的にはそうですね．役割としてはそういうことだけど．

　ただ，やろうと思っても，いまの**ストレートのアーチワイヤーにはベンドは入らない**でしょ．ワイヤーにベンディングができないから．

槇：まあ，フルで入れるということは，いまほとんどないのでしょうけれども…．

中島：ないですよ．フルで入れないとしても，そもそもストレートアーチで使っているワイヤーにはベンドは入らないじゃないですか．ステンレス系のワイヤーや最近出た**GUMMETAL**ワイヤー以外にベンドができない．

　GUMMETALワイヤーがなぜ出てきたかというと，基本的にはストレートアーチでやってしまった症例を，最終的には何らかのベンドを入れなければ治らないし，いざベンドを入れようと思っても，これまでは，ベンディングができないワイヤーが売られていたから，治しようがなかったわけです．それを解決する手段としてGUMMETALワイヤーが出てきた．それが圧倒的な売上げが出たということは，それだけ最終的なフィニッシュがうまくいってなかった，という皮肉な結果になっているけどね．

槇：私は怖くて，アンギュレーションを過度に付与する傾向があります．

中島：それはどんな場合？

槇：前突が非常にきつくて，リトラクションしてくるとオーバーバイトが深くなってくる傾向の症例の場合，アンギュレーションを付与したものと付与しないものだと，明らかにバイトレイズの結果や時間に差があるような気がします．きちんと実験してみないと正確には言えませんが，アンギュレーションを加えたほうが，アンカレッジバリューが低下し，リトラクションのときにバイトレイズもしやすいような印象があります．

中島：実際にはけっこう難しいね．細かいテクニックになるけど，アンギュレーションやエステティックベンドを加えたときには，入れていたトルクは減少しちゃうんです．ですから，トルクもかかりにくくなるし．

槇：制御の順番と量の問題だから複雑ですね．

しかし，アンギュレーションを先に整えてから，トルクコントロールしたほうがしやすいですよね．

中島：そりゃあ，そうですよ．

槇：ただ，アンギュレーションをつけ過ぎてしまって，中切歯の間の**ブラックトライアングル**が増加してしまったり，問題も多くあります．

中島：それはありますね．
　それに関しては，いわゆる白人の歯牙の形態とモンゴリアンの歯牙の形態は全然違うので，どの程度のアンギュレーションが必要なのか，なぜエステティックベンドをつけるのかという，その意義がわかっていないとだめなんですよね．
　そのエステティックベンドを，単なる「審美的なベンド」と規定してしまうとだめなんだよね．それと「コスメティックベンド」っていう表現はよくないね．そこではなぜつけなければならないかという根本的な意味が抜け落ちちゃってるもの（続きは次項へ→）．

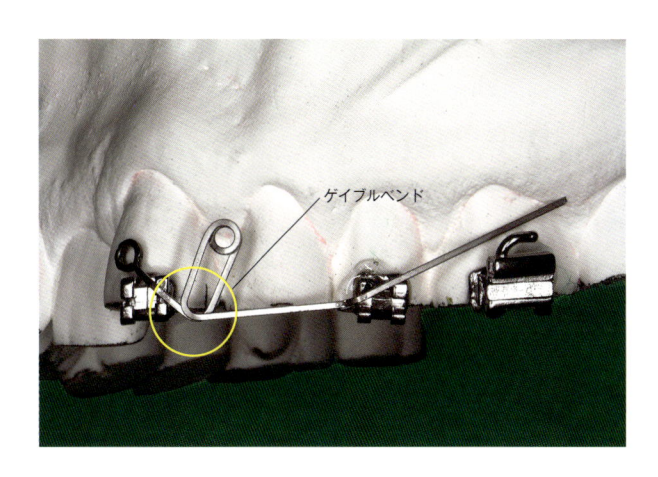

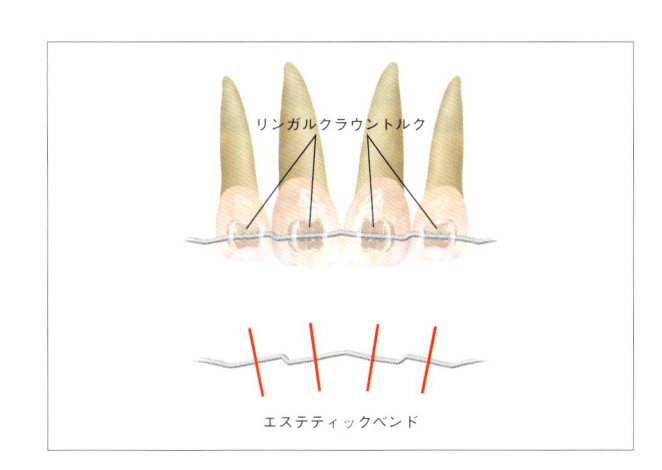

図3-1　ゲイブルベンド（中島榮一郎．必ず上達ワイヤーベンディング．東京：クインテッセンス出版，2009；36，図74より転載）．

図3-2　エステティックベンド（同上；89，図9-7より転載）．

槇：見た目じゃない（笑）．

中島：そう，それと大切なことは1番と2番のコンタクトの場所が違うから．これをまっすぐに治したときには，1番のコンタクトポイントの場所と解剖学的にずれちゃう．だから，アンギュレーションをつけることによって，そのずれを治す．つまり，エステティックベンドをつける目的は，イコール，**コンタクトポイントを回復**する．これが本質的な目的なんだけど，そんなのもう忘れられちゃっているから，「コスメティックベンド」なんて変な名前が出てきちゃうんじゃない．

エステティックの中には，本当はそういう機能的な要因も入っているけれど，コスメティックベンドには，そういう意味は全く感じられないしね．これを正しく理解している人は少ないね．

じゃあ，なぜという次の質問が出ると思いますが，私見だけど，学者とか臨床家は，3つの「なぜ？」に答えらなければいけないと思うね．いまは2番目でしょ．

3番目の理由，それは**重力の分散**ということ．つまり，前歯部で咬んだ時に加えられた力は，この歯軸を通して，ここにある鼻腔の外側を通って，鼻骨から頭蓋骨に逃がしていく．その道筋をつけるために，2番の歯軸が決められていると思うけど．槇先生のバイオメカニクスの理論から言っても，こういうふうに逃がしていく必要があるんでしょう．

槇：**咬合力**（＝重力）が大臼歯部・小臼歯部あたりでかかったときに，歯軸が傾いてくれているおかげで，それが分散されるのは，実験的に明らかになっています．**分散**してくれれば，構造を維持する材料の量は少なくて済むはずです．

中島：だから，その前歯部にエステティックベンドを入れることによって，力を外側に分散していく．そうでないと，咬合力の分散が起こりにくいんじゃないかな．

槇：ここをもっと明らかにしていかないといけませんね．だから，アングルⅡ級1類の症例ではまっすぐの人が多いですよね．

中島：そうですね．いまの咬合力の分散，バイオメカニクスを考慮したというのは，ものすごく大切なことなんです．ほとんどディスカッションされないけれど，これまでは主に審美的な要因でこれをつけてたと思うけど，そうじゃなくて，それは，コンタクトの回復であり，咬合力の分散，という意味が大きいと思うよ．

槇：つまり，歯の位置や軸傾斜には，力学的・生物学的（＝**生体力学的**）な意味があるのだから，それを各症例で把握して，治療に用いなければならないということですね．

中島：そう，それから，これとは直接関係ないけど，Tweedのティップバックベンドは泥の中にテントの杭を打ち込んでいるみたいで，いくら角度を急にしてもあまり意味がないと思うけど．それに，その大本の杭は上顎のヘッドギアなんです．

だから，そのアンカレッジプレパレーションが終わった後に，ヘッドギアをやめちゃうと，泥の中からまっすぐ前に起きあがって来ちゃうわけだよ．

槇：来ちゃいますね．今では，泥の中に杭を打ったことのある人などあまりいないとは思いますが，そういう感覚は大事だと思います．

中島：そりゃあ，そうですよ．だって，**コーティカルボーンアンカレッジ**なんか関係ないと思っている人も多いしね．

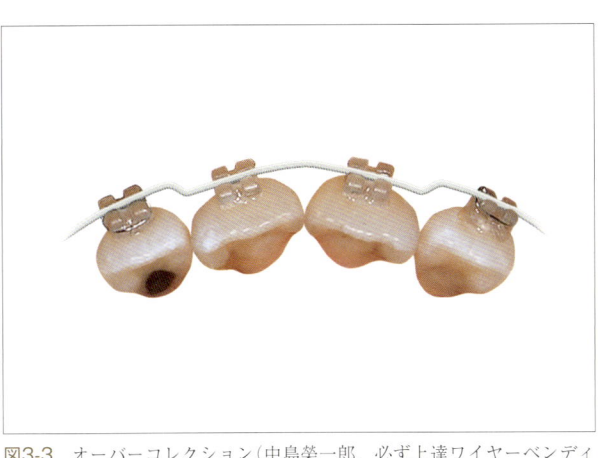

図3-3 オーバーコレクション（中島榮一郎．必ず上達ワイヤーベンディング．東京：クインテッセンス出版，2009：79，図3-8より転載）．

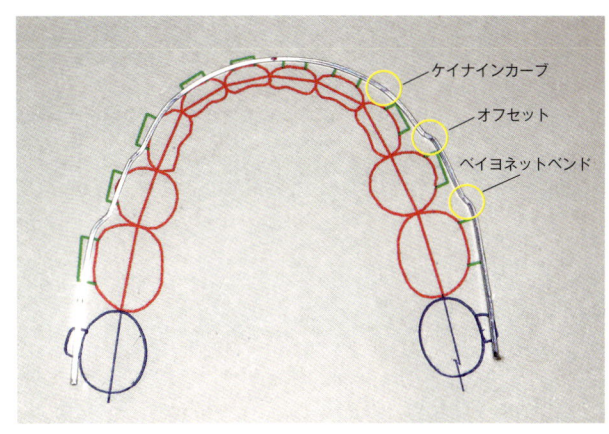

図3-4 ケイナインカーブ，オフセット，ベイヨネットベンド（同左：73，図183より転載）．

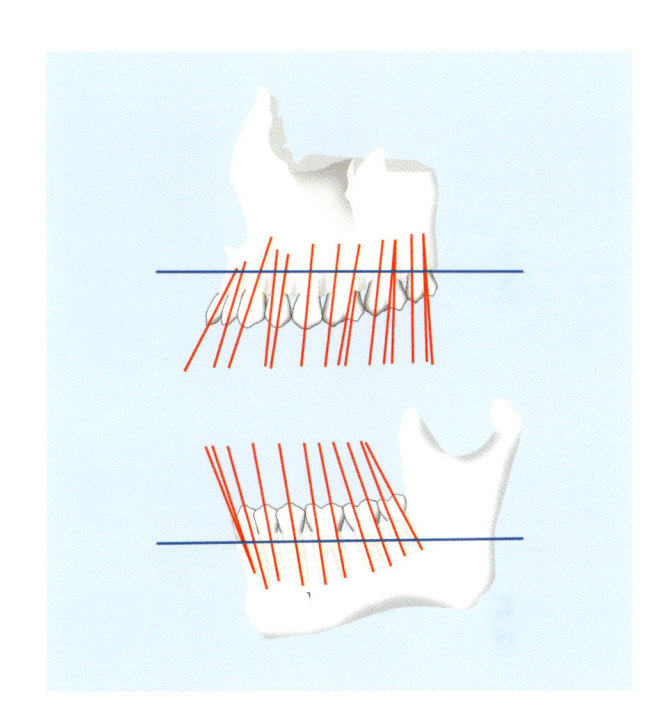

図3-5 正常咬合における歯軸方向（近遠心的傾斜）．上下臼歯の歯根は遠心に傾斜（＝歯軸は近心へ傾斜）．臼歯部に加わった咬合力を近心へ伝播させる役目．最終的には前歯部に到達して消滅．顎骨に対する負担を分散させる．

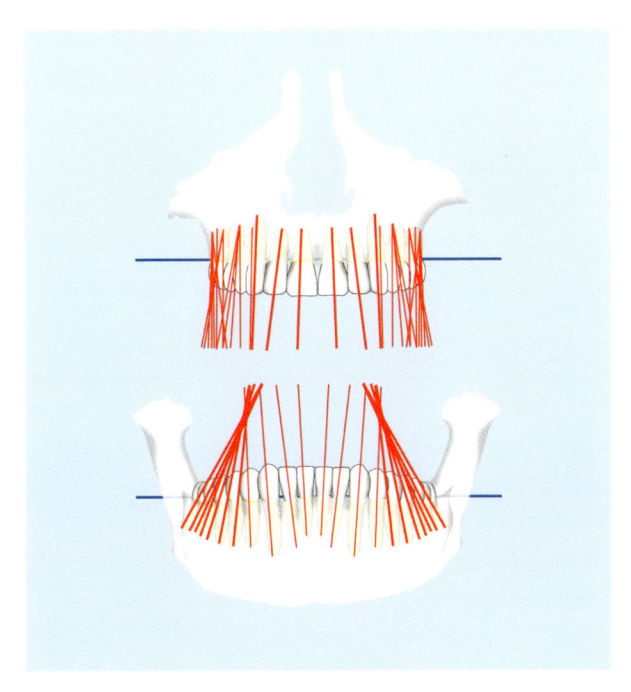

図3-6 正常咬合における歯軸方向（頰舌的傾斜）．下顎の歯軸は舌側へ傾斜．上顎はそれに対向している．咀嚼運動の際の咬合力方向と一致（＝運動方向が歯軸方向と一致）．

メカニクスに関するQ&A

PART 2

77

Question 4

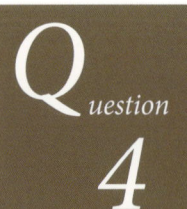

アンチカーブオブスピー，トーイン，ティップバックベンド，それぞれのベンドは，どのようなときに付与すればよいですか？

A アンチカーブオブスピーはスピー湾曲が強いとき．トーインは大臼歯を遠心にローテーションしたいとき．ティップバックベンドは大臼歯を遠心に傾斜させたいときに使います

中島：基本的な意味は，**カーブオブスピー**の著しい症例に対して，それを予防・改善するためのベンドが，**アンチカーブオブスピー**ということだと思います．通常は，「アンチ」という言葉はあまり聞かないですね．anti は主に考え方とか意見とかに使う接頭語なので，一般的には「**リバースカーブオブスピー**」という単語を使います（図4-1）．

トーインというのは，基本的には上下顎の 6 番の遠心への回転を起こすためのベンドのやり方を言います（図4-2）．

ティップバックベンドも，ティップバックというのは上下顎に使いますが，主に下顎の 6 番の遠心への傾斜を強めるためのベンドです（図4-3）．

それらが必要な症例ということになりますが，リバースカーブオブスピーというのは，Class II division 1 で，ディープオーバーバイト，それからオーバージェットが大きい症例に関して，カーブオブスピーを改善するという目的で使われてきました．

私の考えでは，ディープオーバーバイトがすべて上下の歯牙の関係だけ生じてきたのならば，この手法だけで有効だとは思いますが，それ以外の何らかの要因，たとえばスケルタルな要因，筋神経機構の要因等が関与しているときは，それらの要因を改善した上で，ワイヤーでの調整がいいと思います．

その指標のひとつは，Ricketts のフェイシャルタイプです．成長期であれば，可能な限り事前にそれを改善しておくことが必要になってくると思います．成人の症例においても，可能な限り筋神経機構を改善した上で，カーブオブスピーやディープバイトとかを改善していくべきです．そうでないとあっという間に後戻りを起こす可能性が高いと思います．

なぜオーバージェットが大きくなるかというと，これらの症例の多くは上顎の 6 番が近心へのローテーションが起きていて，それによって，アーチフォームも V 字型のアーチになってきて，それにともない上顎前歯が唇側へティッピングしてきます．それを U 字型のアーチに治すためには，拡大と一緒に 6 番にトーインを加えて，遠心へのローテーションを加える必要があります．

それから，ディープバイトの症例の拡大と一緒に 6 番・7 番に関しては，近心へ倒れている症例が多い．だから，それを元に戻すということであれば，ティップバックもしなければいけません．

槇：もしカーブオブスピーが強いまま，抜歯症例で 3 番を移動しなければならないとなると，ただでさえ傾斜しやすいのに，またどんどん傾斜していってしまい，取り返しのつかないことになる．だから，やはりカーブオブスピーはなるべく平らにしておいたほうがいいとは思います．次の操作をやりやすくするという意味においてです．

ただし，スピーはもう一回ついてくるというのを覚悟して仕上げるとかは必要かもしれません．こういう小手先のやり方というのはよくないのですが，抜歯症例においてどのような湾曲を付与すべきかという議論は，まだまだ解決されておりません．リテンションのときにスピーがどう変化するかをきちんとみることも大事です．

また，トルク操作や傾斜させるベンディングに関して，それらが複合された場合に，推測しなかった力を与えていることもありますので，よく考える必要があります．アーチを狭くするとトルクがかかってしまうとかです．

中島：この場合，当然エキスパンションとトルクというものを一緒に考える必要があります．ただ，全部横・ラテラルでしか考えられていないので，三次元でとらえる必要があります．

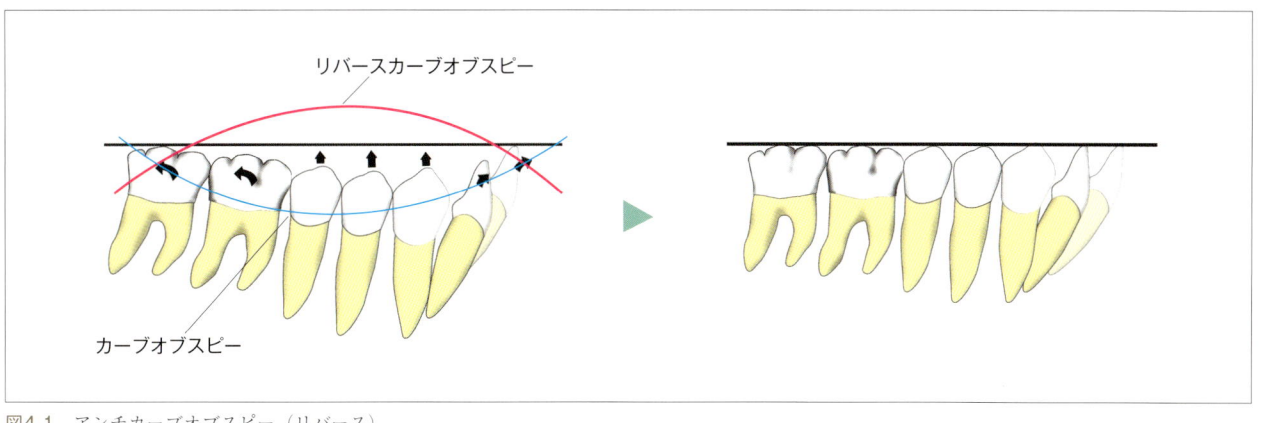

図4-1 アンチカーブオブスピー（リバース）.

リバースカーブオブスピー

カーブオブスピー

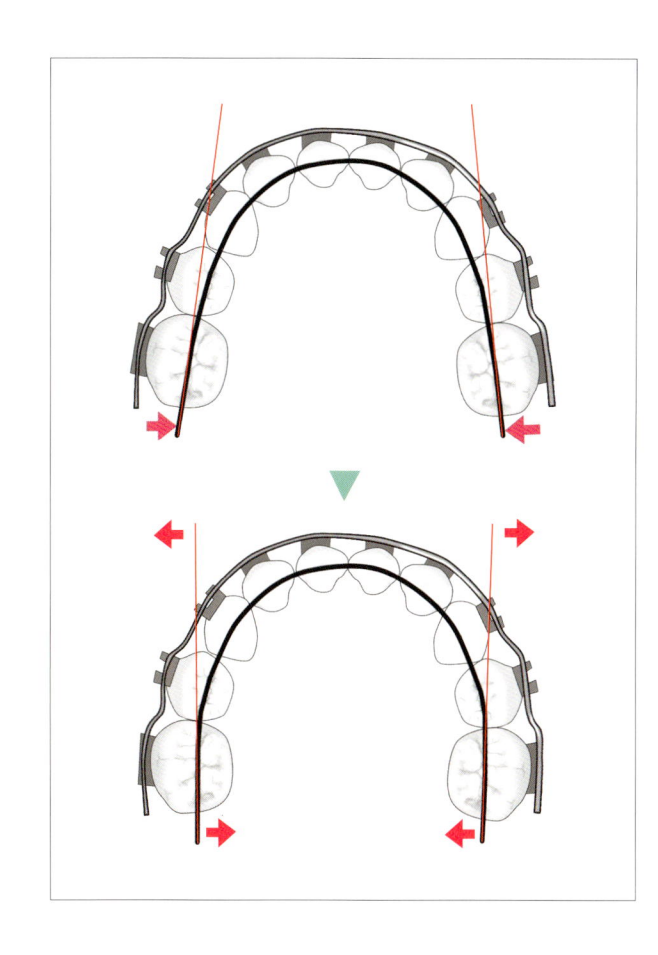

図4-2 トーイン.

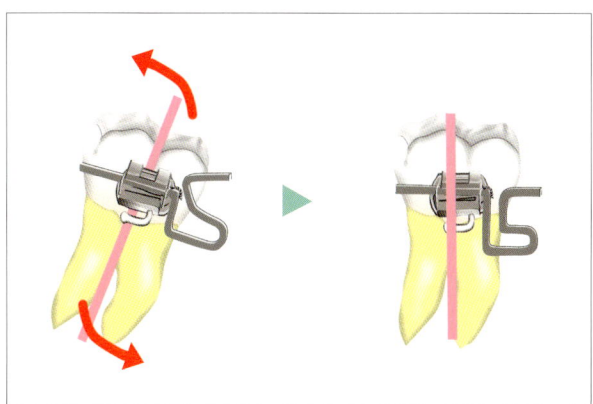

図4-3 ティップバック.

メカニクスに関するQ&A

PART 2

79

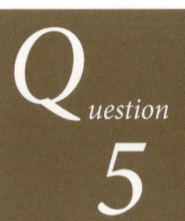

Question 5　O(オー)リング，パワーチェーン，結紮線のそれぞれの結紮の違いは何ですか？

A　審美的にはOリング，細かい力のコントロールには結紮線

中島：Oリングと結紮線の違いは，1つには審美的な問題がありますね．1つはワイヤーを使ってしまうということで，目立ちやすいこともあるね．衛生的には結紮線のほうがいいかなと私は思うけど．

　もうひとつ，結紮線のいい点は，もしツインチューブであるなら，ローテーションの細かいコントロールを，ワイヤーと結紮線をうまく使うことによって調節することができることかな．

　そのためには，結紮線の種類，結紮をするプライヤーの調節がありますので，私は0.008″の結紮線を使って，**クーンタイプのタイイングプライヤー**を使うことによって，歯根膜にダメージを与えない形での個別なローテーションの調節をしています．ただ，Oリングの場合には，それは全くできないね．

　じゃあ，ただ結紮すればいいのかということですが，結紮する場所も大切です．ただ，これは，ツインブラケットじゃなかったらあまり意味がない．ツインブラケットで結紮線をする場合に，まずきちっとフラットにしてスロット内に入れる．そして結紮線の切れ端は，ワイヤーの下を通してここに入れる．そうすることによって食事中に結紮線の切れ端が出てきて，患者さんが痛がるということはない．

　もうひとつのコツは，ワイヤーのエッジの上で，結紮をすれば結紮線が緩みにくい．タイイングプライヤーをゆっくり絞ってきて，ここでタイをすると，弛みません（図5-1）．

　でも，今はもうクーンタイプのタイイングプライヤーをもっている人は少ないですよね（笑）．

槇：いまは少ないですね．クーンタイプで力を弱めながらやるというのは難しい．ぎゅっとやるのは楽にいくけれど，弱めながらとなると難しい．

中島：それには，0.008″の細いワイヤーじゃないと….

槇：あとワイヤーの角で結紮するというのも大事ですね．

中島：そりゃあ，そうじゃないですか．荷づくりをするときに緩まないためには，段ボールの角で締めるでしょ．平らなとこでは締めないでしょ．

槇：そうですね．角を使って締めますね．

中島：それと同じ理論ですよ．だって，ワイヤー自身も伸びるんだから．ただ，今はなるべくユルユルで滑りやすいワイヤーが主流のものもあるから….

槇：また，結紮を外したときに，どれだけ弾性が残っているかをみることも大事です．

中島：そうですね．5〜6日間でゼロになっちゃいますからね．だから，せっかくメモリーアーチワイヤーを使っても，それを十分に生かし切れないということはあります．だから，全部結紮する必要はないんです．Oリングでいいというところは，それを使えばいい．だけど，結紮線が必要な場合には，結紮線を正しく使わないと，そのワイヤーの特性も結紮線の特性も生かせない．

　パワーチェーンは結紮とはちょっと関係ないものね．パワーチェーンは，どちらかといったら近遠心のスペースクローズという要素も入ってくるでしょ．

[結紮のよい例（図5-1a～f）]

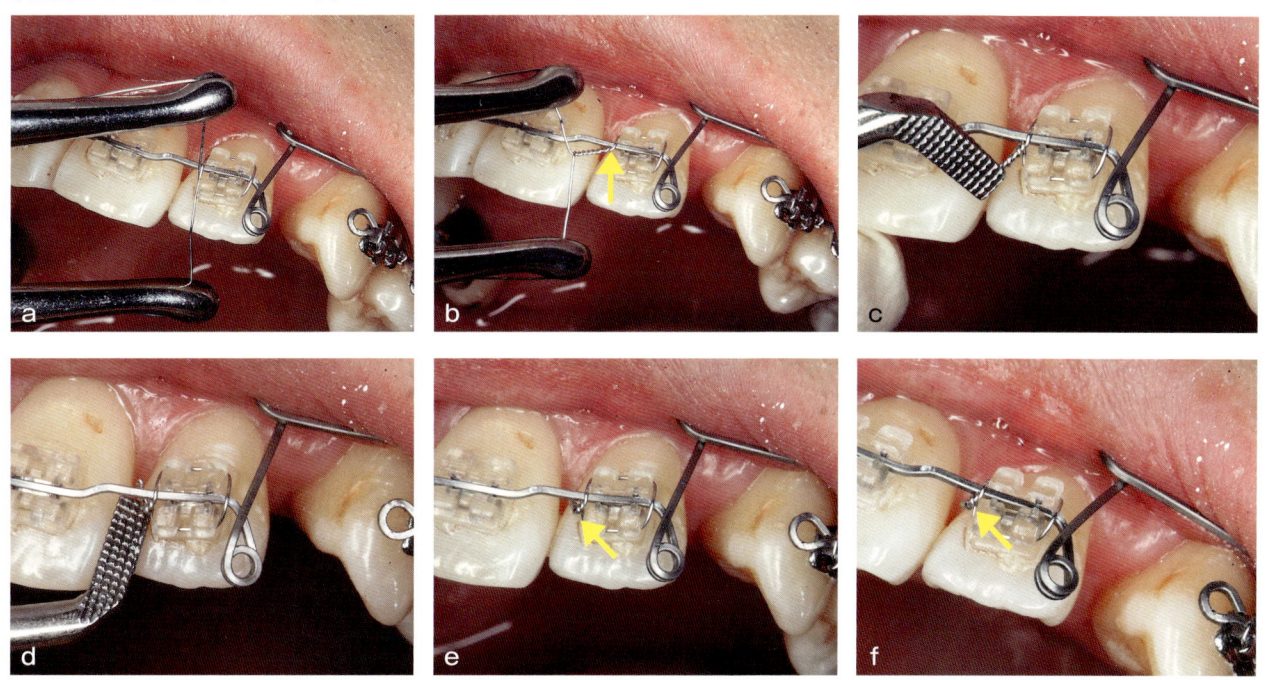

図5-1a～f 結紮のよい例（クーンタイプのタイイングプライヤーを使用）.

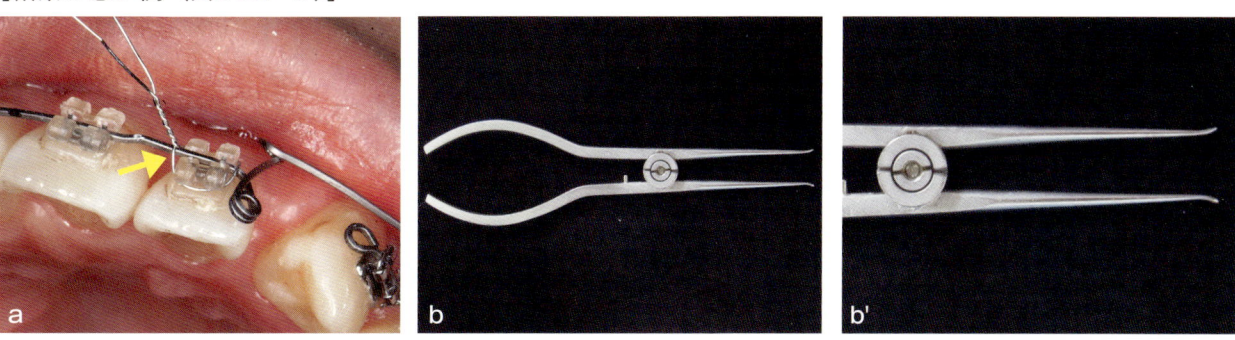

[結紮の悪い例（図5-2a～b'）]

図5-2a～b' 結紮の悪い例．a：ワイヤーがスロットから浮いている．b：クーンタイプのプライヤー．b'：プライヤーの拡大．

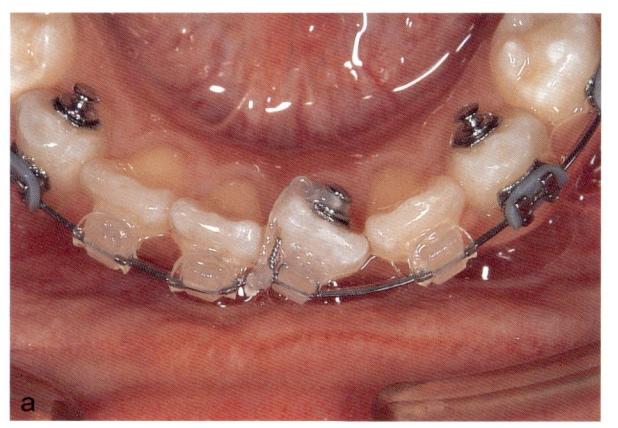

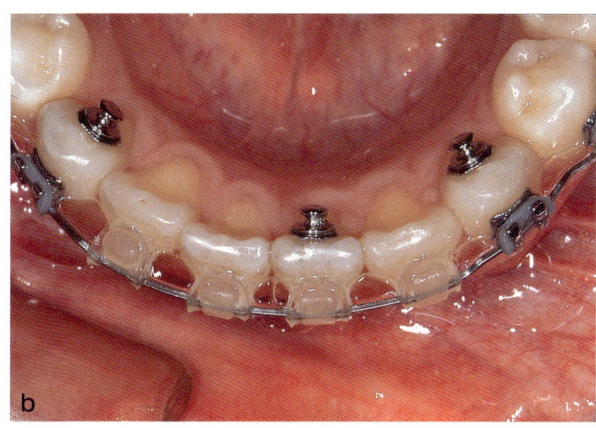

図5-3a, b $\boxed{1}$のスロットにワイヤーを入れて，ブラケットの近心で結紮（中島榮一郎．必ず上達ワイヤーベンディング．東京：クインテッセンス出版，2009；76，図1-2, 1-3より転載）．

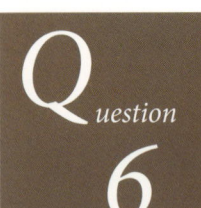

Question 6 エンド処理としてのシンチバックとタイバックの違いは何ですか？

A シンチバックはモダレートアンカレッジ．タイバックはマキシマムアンカレッジ

中島：**シンチバック**は，バッカルチューブの遠心でワイヤーを下内方にベンドし，歯列弓の長さを固定する，という意味がある．ただし，シンチバックをしたときに，当然6番を近心に押す力がかかってしまうことがあります．それを防ぐにはタイバックをする方法もあります．

　もうひとつは，タイバックにも2つの方法があって，オメガループの遠心をフラットにして，ぴったりと大臼歯のバッカルチューブに接するようにして，近心は通常のオメガの形にする．通常の**オメガ**の場合には，タイバックをした後に，オメガを活性化することによって，さらにそれを遠心に押し戻す力があるということですね．

　Tweedの人たちは得意だけれど，目的により細かく使い分けている人はいますね．シングルチューブで厳密には遠心にぴったりしたシンチバックは現実にはなかなか難しいと思う．なぜならば，遠心にプライヤーが入るでしょ．そうすると，ここにわずかなスペースができてしまいます（図6-1, step2）．

　もし，**クローズドオメガ**を使って，そこをタイバックした場合には，これは全くオメガが作用しません．作用するためには，これが多少開いていなければいけないでしょ．その状態でタイバックすると，オメガの反作用が起きて大臼歯の近心移動を防ぐことができます（図6-2, step1）．

槇：きちんとしたタイバックは，**マキシマムアンカレッジ**になります．ところで，中島先生は，タイバックループを頻繁にお使いになりますか？

中島：私は必要であればやりますよ．でも，ほとんどやってないです．ただ，本当の意味はこういうことなんです．オメガでとめるのであるならば，エッジワイズでは，ここにさらに違うものをもあります．大臼歯の近心にフックをロウ着し，そこをタイバックします．オメガループとの違いは，弾性があるかどうかです．昔の人は，本当に宮大工のようにきちんとこういう作業を行っていましたね．

槇：シンチバックするのと，ストップタイバックにするのと，間を離してゴムでタイバックする場合とか，ブルループをつくりながらリトラクションするときのタイバックとか，いろいろ意味が違います．うちでは，「シンチは一番気休めの方法だ，あんなの誤差が大きいからよくない」という教え方をしていますが，ワイヤーエンドの処理とアンカレッジの保護，唇側へのフレアーアウトなどはすべて密接な関連があります．そこを十分に理解し，症例ごとに何をもっとも重要視するのかを考えるべきだと思います．

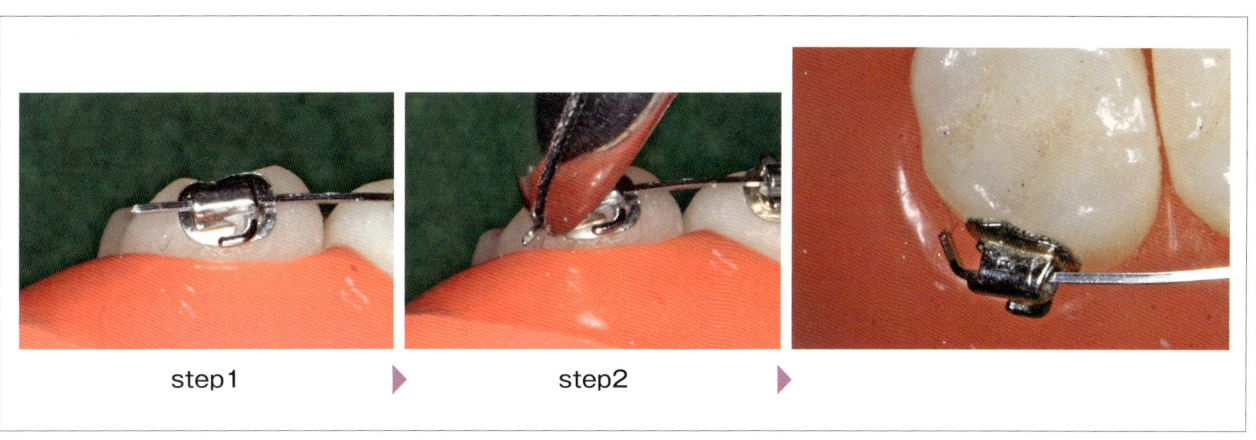

図6-1 シンチバックの手順.

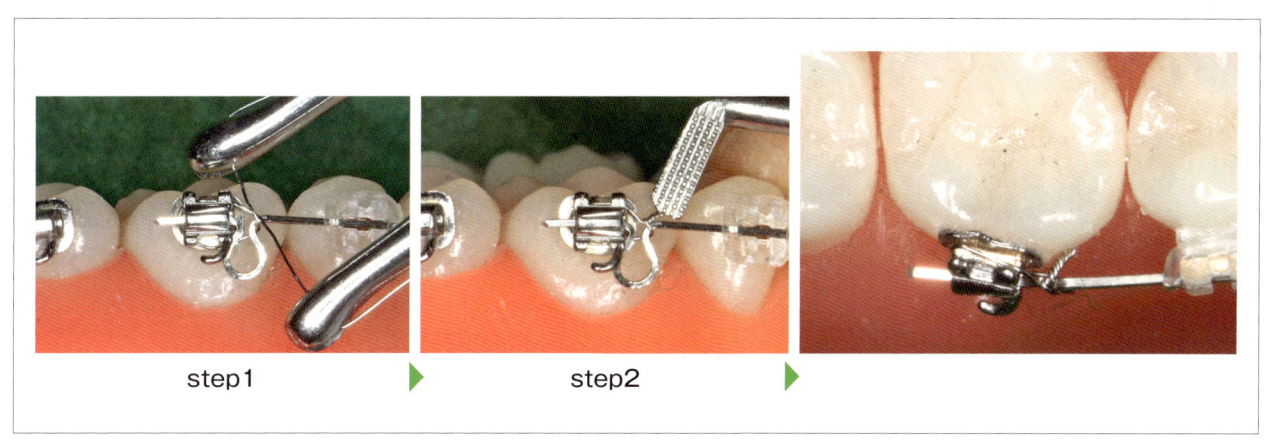

図6-2 タイバックの手順.

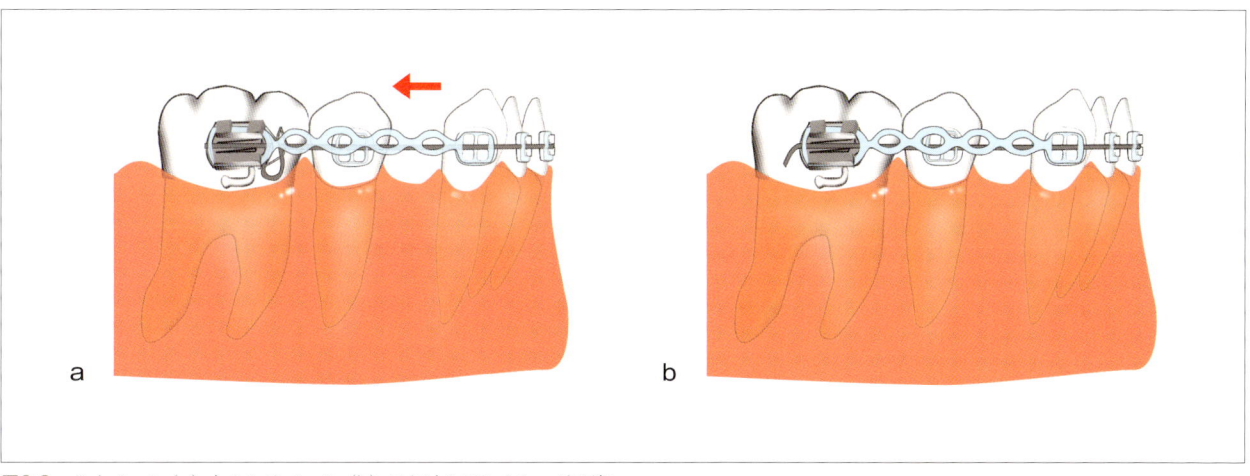

図6-3 タイバック（a）とシンチバック（b）におけるアンカレッジの違い．
a：$\overline{3|}$を遠心に牽引する場合，$\overline{6|}$のチューブの近心面にぴったりとしたループがあれば，かつ$\overline{2|+2}$にパッシブにワイヤーが挿入されているのであれば，$\overline{3|}$に対抗するアンカレッジは$\overline{6|}+\overline{5|}+\overline{2|1}$となる．b：aに対して，ルーズなシンチバックは何の意味ももたない．

メカニクスに関するQ&A

PART 2

83

Question 7 片側の歯列弓拡大は，どのようなメカニクスにすればよいですか？

A 片側性クワドヘリックス（上顎），バイオテンプレートとクロスエラスティックス，リップバンパーの応用（下顎）など

中島：基本的にはワイヤーでは無理です．私は，まず**クワドヘリックス**を入れます．そして，片方の**インナーワイヤーにパッド**を入れ，変則的な形にします．

ただ，どのようなメカニックを選択するかの前に，なぜこのようになってしまったのかを検討する必要があります．その原因が治っていなければ，また後戻りをしちゃうので．

槇：私もワイヤーのみでは難しいと思います．ただ，片側の結紮歯数をわざと少なくして挑戦したりはしました．あと，**ポーター**でも，支持するワイヤーに沿わせる歯の本数を多くしたりしてました．

中島：それは，そういうポーターでも何でも，変則的にアンカレッジが強化できるような方法であれば何でもいい，ということです．

槇：要するに，たぶんこの人は「ワイヤーでやる方法はあるのですか？」という意味も含んでいるのかと思います．

中島：アンカレッジがないのに，ワイヤーだけでは難しいと思いますよ．

図7-1 片側歯列弓拡大のためのユニラテラルクワドヘリックスの断面図（PA）．クワドヘリックスは通常，両側に拡大されるが，本図のように片側にレジン床があるときは，反対側がより大きく拡大される．

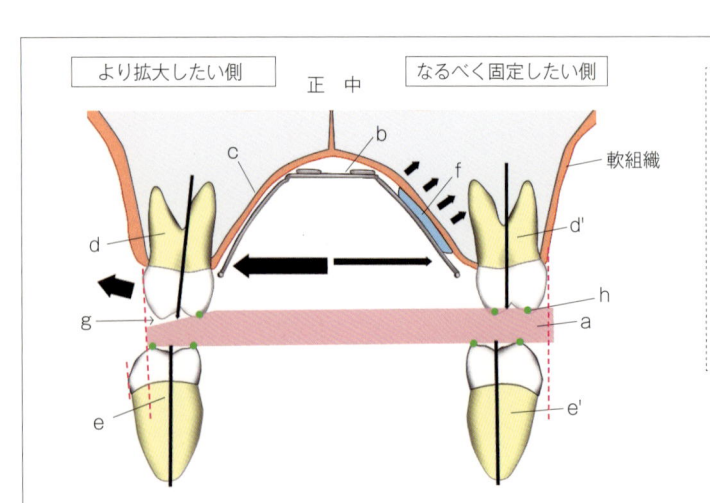

a：バイオテンプレート
b：クワドヘリックス
c：口蓋
d, d'：上顎第一大臼歯
e, e'：下顎第一大臼歯
f：レジン床
g：バイオテンプレートは上顎の舌側咬頭より頬側に向かい，約8〜10°傾斜している（拡大させたい方）．
h：正常な方は舌側，頬側の咬頭がバイオテンプレートに印記されているが，拡大側は舌側のみ．

[片側歯列弓拡大の症例（図7-2a, b）]

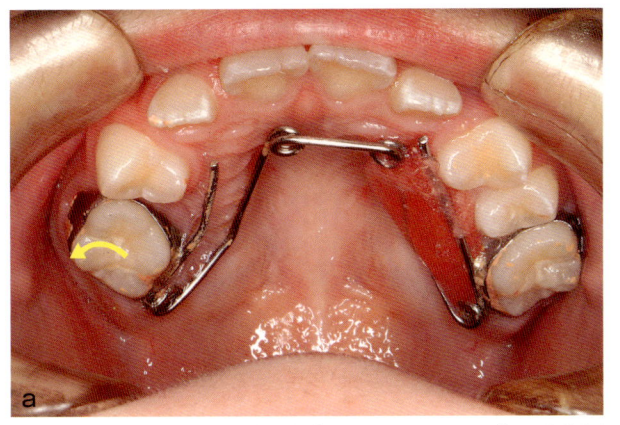

図7-2a, b　a：治療前．b：治療後（下顎にはバイオテンプレートを入れる）．

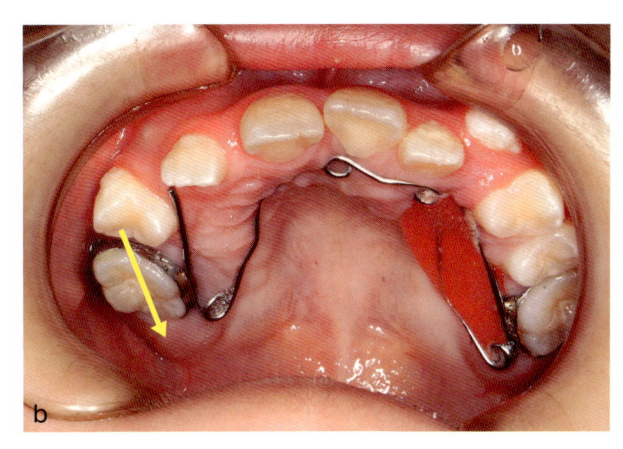

[片側性クワドヘックスの症例（図7-3a～f）]

図7-3a　T1．左：バイオテンプレート．中：セファログラム．右：顔貌．

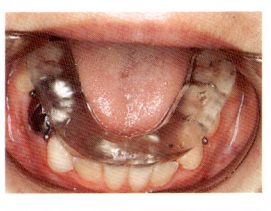

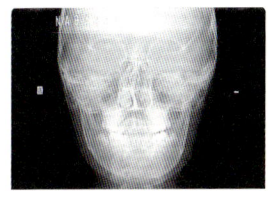

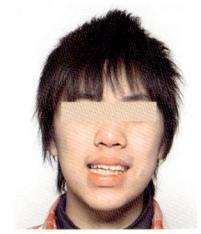

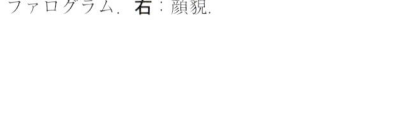

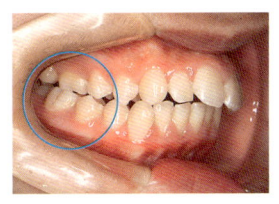

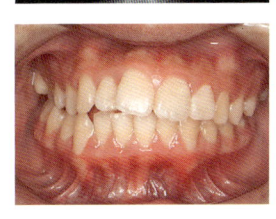

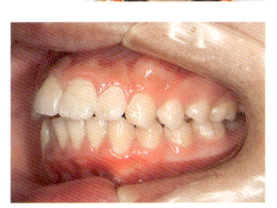

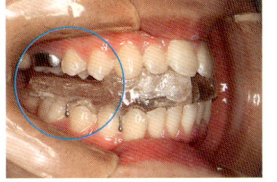

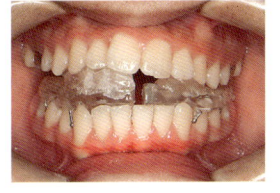

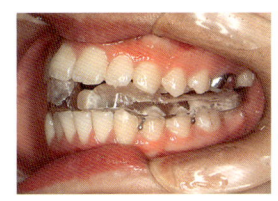

図7-3b　T2の口腔内．

図7-3c　バイオテンプレート装着時．

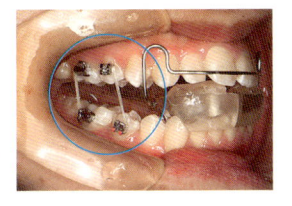

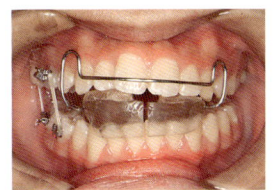

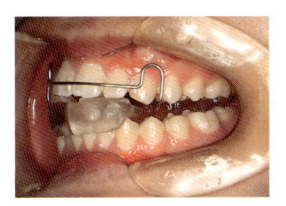

図7-3d　バイオネーターとエラスティックを同時に使用中．

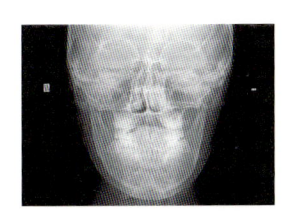

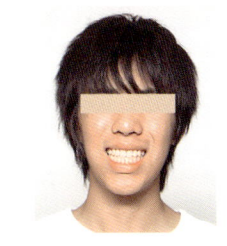

図7-3e　T2．左：セファログラム．右：顔貌．

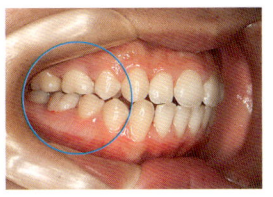

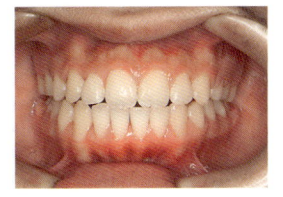

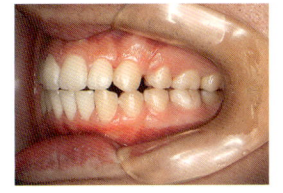

図7-3f　T2の口腔内．

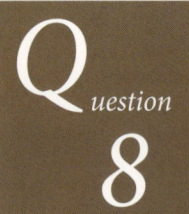

Question 8 上顎の正面観咬合平面の歪みは，ワイヤーで治すことはできますか？

A ワイヤーだけでは難しい…

槇：私見ですが，あまり期待しないほうがいいなと．複雑なベンディングを加えて，顎間ゴムを引いて何とか治療を進めたこともありますが，あまりうまくいきませんでした．とても時間がかかり，満足いく結果ではありませんでした．

　歪みの原因もわからずにやっていたからでしょう．原因がわかれば，もっとアタックするところも違ったのかもしれない．複雑なセカンドオーダーを加え，頭の中ではこういうふうに階段状になってくれると思うけれど，無理でした（笑）．

中島：当然それはアンカレッジがどこにあるか…．

槇：そうです．連鎖の影響なども読み切れなかったのです（笑）．

中島：基本的にワイヤーだけで治すことは難しい，できないと思います．

　槇先生と同じように，なぜそういうふうになってしまったかという**原因を考える**，ということですね．それはスケルタルなことも考えられるし，機能的なこととかあるし，最初にやるべきことは，ワイヤーではなくて**機能的な問題を改善する**ことです．その筋神経機構のもっともバランスのいい場所を選んで安定させます．そのあと，バイオテンプレートをアンカレッジにして，問題のあるほうをワイヤーとゴムで治していく．そういう2段階が必要になってくると思いますよ．

槇：正面からみて咬合平面が歪んでいる．つまり，どちらかが上がって，どちらかが下がっているというのは難しい．

　要は，**骨格性の変形症**がかなり疑われるので，その範囲をよく見極めた上で，もちろんセカンドオーダーベンドをかけて，圧下しながら，逆に下顎を挺出させるとかということはやりますが，あまりにひどい咬合平面の歪みは，ワイヤーではなかなか治せないと考えたほうがいいのではないでしょうか．

中島：咬合平面がそのように歪んでいる場合，一見軽い歪みでも単純にワイヤーだけでそれを達成できるということではないと思います．

　具体的なメカニクスとしては，それが長期の場合には，**PNF*とバイオテンプレートを併用**して，機能的な問題を解決してから，ワイヤーとゴムで治療します．骨格性の問題があり，明らかに範囲を越えていれば，外科的な手法も併用しなければならないこともあります．

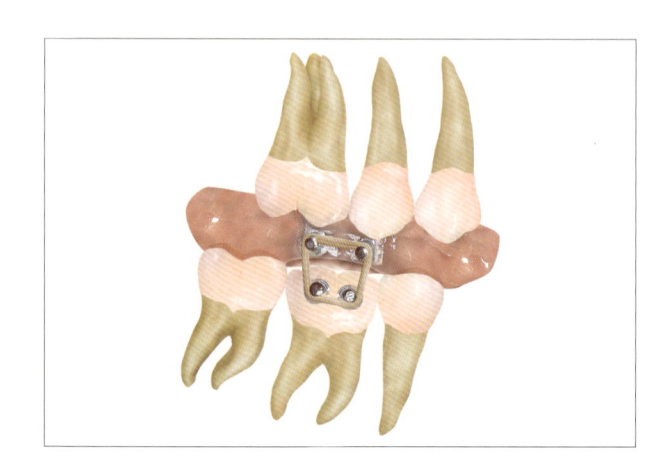

図8-1 バイオテンプレートを使って6を挺出する（中島榮一郎．必ず上達ワイヤーベンディング．東京：クインテッセンス出版，2009；86，図8-6より転載）．

*PNF＝固有受容性神経筋促通法

[正面からみて上顎咬合平面に歪みのある症例（図8-2a〜c）]

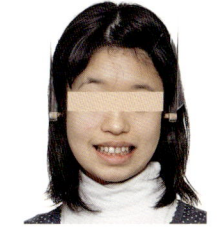

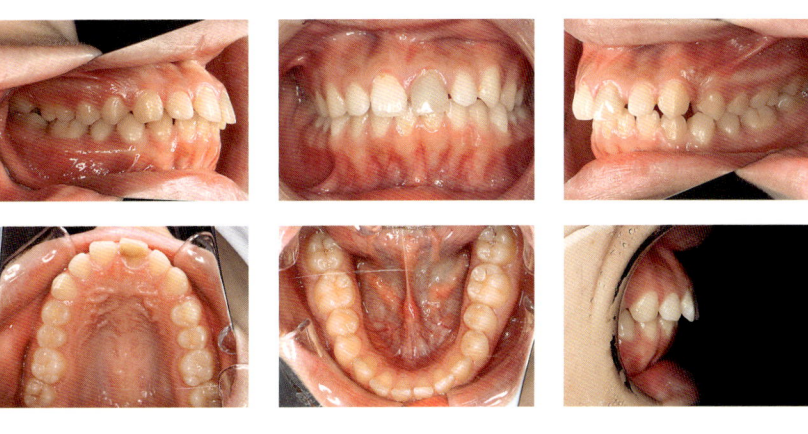

図8-2a 初診時.

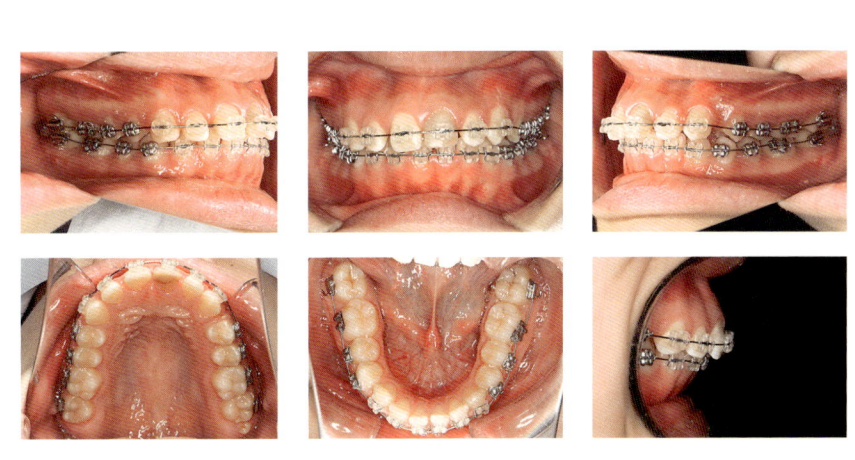

図8-2b 治療途中.

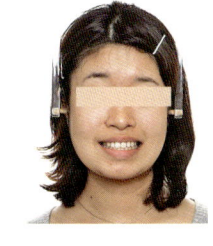

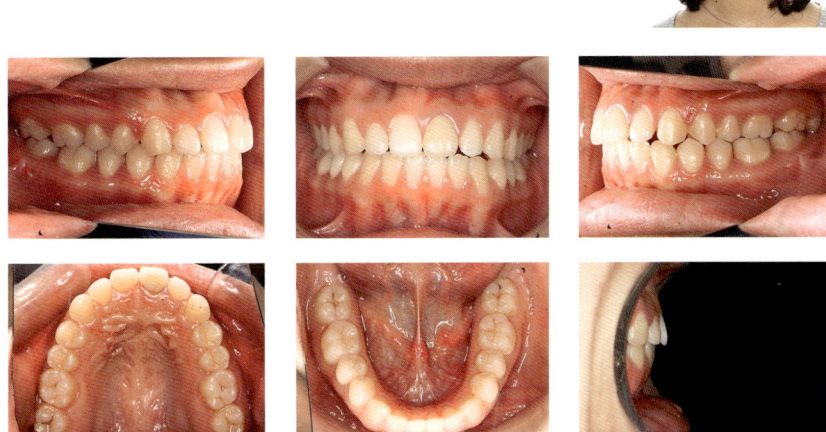

図8-2c 動的治療終了時. 咬合平面（正面観）の左右の高低差は，顔面半側の萎縮をともなうことも多く，治療を困難にする場合もあり，注意を要する（写真では目隠しされているが，目の大きさや頸部の傾斜などにも注意）.

Question 9 バイトレイズに効果的なメカはありますか？

A いくつかあります．たとえば，ワイヤーとバイオテンプレートの併用，アクチバトールなど…

中島：成長期の子ども，それからアダルトによっても違いますし，フェイシャルタイプによっても変わってくる．このご質問は，単純にそのメカニクスに限定されていると思いますので，ディープバイトを改善するためのメカニクスにはどんなものがあるかとしましょう．

槇：成人の症例では，水平的なアンカレッジバリューではなくて，**垂直的なアンカレッジバリュー**をどのように考えるか，その増減の制御を，どのように，いつから行うか，ですね．

　前にも述べましたが，移動した直後の歯は，アンカレッジバリューが下がっているはずです．正中の補正をしたり，リトラクションしていた歯かどうか．そこに注意していただきたい．それは，前歯部だけではなく，犬歯についても同じです．

中島：**成長期の場合には急速挙上**という方法を使っています．いわゆるレジンブロックなどを利用して，急速に2〜4週間程度でバイトを挙上する方法ですが，Y J system という名前です．『臨床家のための矯正 YEAR BOOK』*の中にも出ています．

槇：私は，混合歯列で，明らかにバイトが深くなるであろうというケースでは，下顎の成長を促進させ，いったん前下方に伸ばして，その後，なるべく浅い状態から抜歯をしてバイトを戻してくる，というやり方を使うことがあります．あまりよくないでしょうか？

中島：それはとてもいいと思います．基本的にこの場合はディープバイトということですから，スケルタルな問題の中にファンクショナルなものが含まれているのなら，そのファンクショナルな要因を基本的に改善しておくことが，スケルタルやデンチャーの改善にもつながってくると思います．

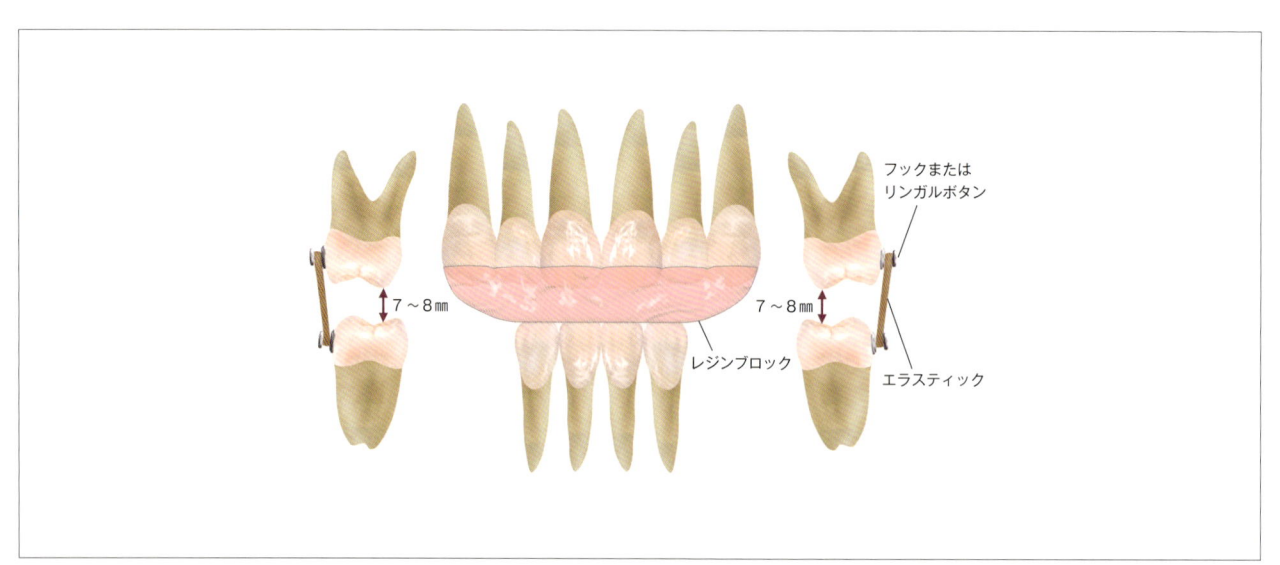

図9-1　Y J system を正面からみた図（In：伊藤学而，中島榮一郎（編）．臨床家のための矯正 YEAR BOOK' 08．東京：クインテッセンス出版，2008；117，図A より転載）．

*行本弘雄，中里桂子，宮野貴彦，黒田勇一，中島榮一郎．急速ディープバイト改善法．Y J system による効果的な治療．In：伊藤学而，中島榮一郎（編）．臨床家のための矯正 YEAR BOOK' 08．東京：クインテッセンス出版，2008；117-124．

[下顎の成長を促進させ，バイトレイズを行った症例（図9-2a～c）]

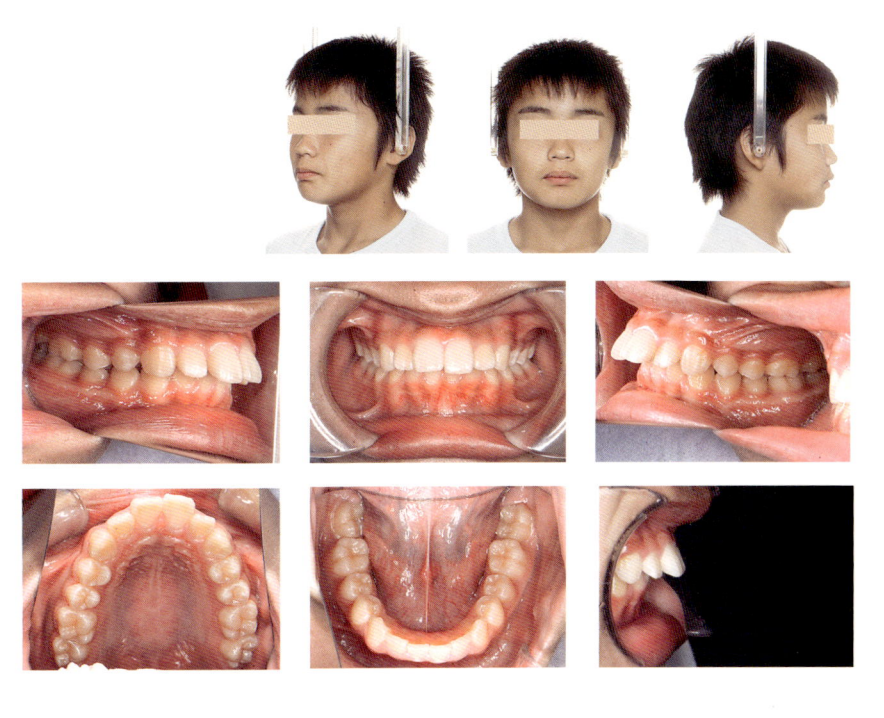

図9-2a　初診時．

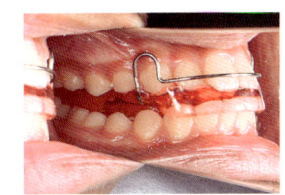

図9-2b　装置装着時（アクチバトール）．

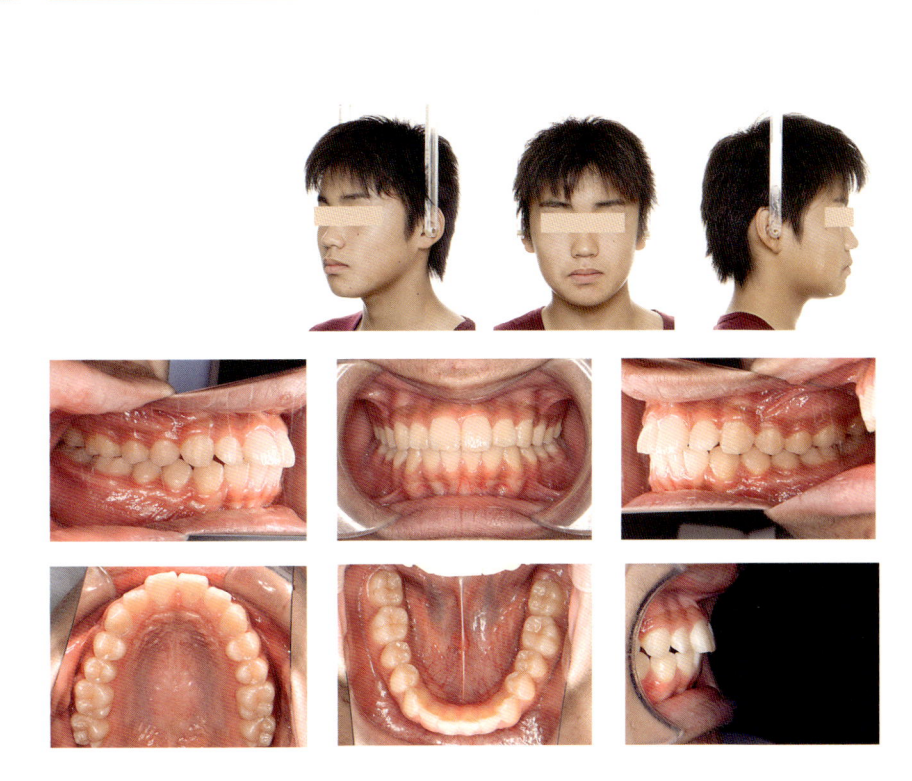

図9-2c　一期治療終了時．

Question 10 外科矯正直後の顎間ゴムのかけ方は，どのように注意すればよいですか？

A 手術直後の戻りを防ぐこと

槇：外科矯正の術直後に**顎間ゴム**が必要な場合には，いろいろなことが想定されます．たとえば，術前の状態がどちらの方向にずれていたか，術中にその骨片がどういう当たり方をしているのかなどです．もちろん外からみることはできませんが，よく注意し，どのような方向に戻ろうとするだろうか，ということを考える必要があります．

簡単な例で言えば，下顎前突症でオペをして後ろに下げた直後，前に戻り，開咬をも呈するような場合には，誘導してあげる意味も含めて，アップ＆ダウンと**Ⅲ級成分**を含んだものをよく使います．

中島：この問題に関しては非常に疎いですね．ですから，追加することは…．伊東先生が主催する熊本顎変形症研究会でも以前，オペ前にオペ後の機能の改善を考えておくべきだと口腔外科や整形外科の先生によく話してます．可能な限り**術前の機能訓練**をやってからオペを行うべきだということですが．始めは何それって感じでしたが，最近では少しずつその大切さを理解してくれるようになってきてます．

以前は，治療前の形態や機能はどうであっても，自分が考えたゴールというものを，その人の機能とは何の関係もない形態的なゴールをゴールとしてオペをしてしまうために，後戻りなどいろいろな問題が起きてしまいます．治療前にPNFを行い，その後でオペを行うことは，結局事前に脳のトレーニングをしておくということです．心構えもできていないのに，オペをされて突然，その日のうちに「あんた，こうよ」とかと言われても，形態はそこに戻ったといっても，脳は全く変わっていないわけですから，それをゴムやワイヤーやビスで止めているわけで，それ自体が，治療の方向性としては根本的に違うと思うんです．

20歳でオペするとしたら，20年間その状態で生きてきたものを，オペをして形態を変えたから明日からそれに適応せよというのは，無理だと思います．

槇：筋の付着部位を変えるということもされてはおりますが，習慣性になった中枢の制御機構までをすぐに適応させるのは難しいかもしれません．

中島：それはできないと思います．ましてやゴムでなんて…．だから，私は，たとえば，その付着部位の変更とかは技術的にはできると思いますが，筋肉のアダプテーションというのは関連する他の筋との協調性もあるし，もっと大きな範囲であるような気がします．

日本人宇宙飛行士の古川聡先生ら3人の宇宙飛行士を乗せたロシアの宇宙船ソユーズが，2011年6月に打ち上げられましたね．古川先生は国際宇宙ステーション（ISS）に長期滞在中，その間，無重力空間で目をつむって左右の人差し指を合わせることができるかどうかのミッションを行いました*．どう考えても，1回で合わせられる人なんていないですよね．でも，合わせる途中で微調整を繰り返しながらやっていると，いつしか指先がぴったり合わせられるようになる．こういった動作は全部人間の脳が調整しているわけだから，これが合わないということで，この筋肉をもう少し増やそうとか考えることはしないでしょ．

槇：そのとおりですね．これはすごく注目していい実験だと思いますけれど，先ほど述べた宇宙飛行士古川先生は，お医者さんなんですよね．一番やりたいことは脳の機能だと．顎のことは言いませんでしたが，どうしてそんな微妙なことができるのかと考えると，脳のアジャストメントの機構が顎顔面部にだけは関与しないなんてことはないと思います．

---

*古川宇宙飛行士が長期滞在する宇宙空間で行う実験を一般から応募し，選定した10テーマのうちのひとつ．実験の結果，開眼では，左右の指先がぴったりと合ったが，閉眼では，左右の指先の位置がずれた．地上では，手の協調運動は，腕の重さなどの情報を小脳が調節しているが，宇宙では腕の重さ情報がないため，協調運動がうまくできないとされる（http://iss.jaxa.jp/iss/jaxa_exp/furukawa/exp2/ より一部引用）．

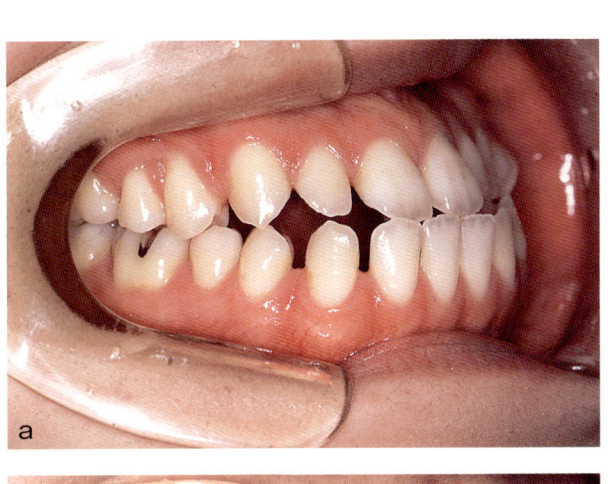

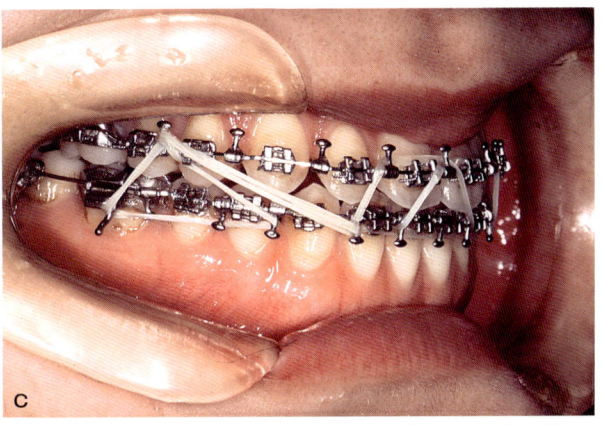

図10-1a〜d　上下顎間ゴム．a：T1．b：オペ前．c：オペ後．d：T2．

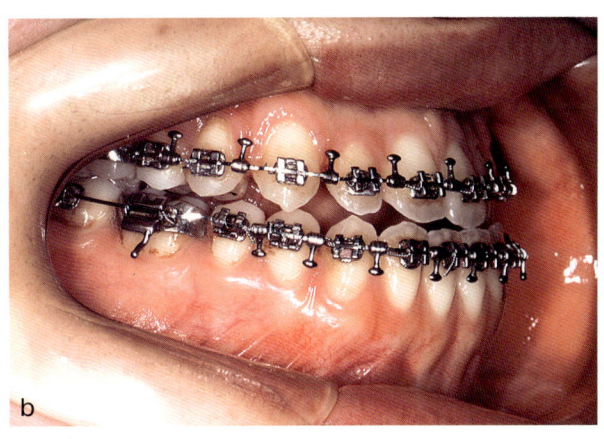

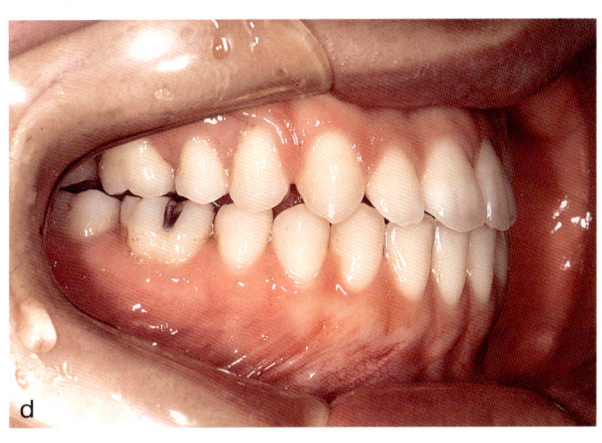

図10-2　術後矯正治療のステップと開始時期（菅原準二，川村仁（著），三谷英夫（監修）．現代外科的矯正治療の理論と実際．大阪：東京臨床出版，2000；208．図1より引用改変）．

顎矯正手術
↓
Step1：顎間固定の除去（0〜3週）
↓
Step2：顎間ゴム牽引開始（0〜3週）
↓
Step3：リハビリテーション開始（4週）
↓
Step4：咬合の安定化（1〜2か月）
↓
Step5：顎間ゴム牽引力の減少（2〜2.5か月）
↓
Step6：顎間ゴム牽引終了（2〜3か月）
↓
Step7：機能的咬合の確立（3〜4か月）
↓
Step8：ブラケット撤去・保定（5〜6か月）

メカニクスに関するQ&A

PART 2

91

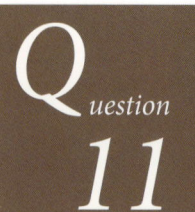

Question 11 上顎前方牽引装置*1のゴムのかけ方に工夫されていることはありますか？

A 咬合平面や縫合部の傾きを考えて

槇：この場合，プレートやリンガルアーチを介してゴムで前方に引っ張るわけですが，文献的には，咬合平面に対して15〜30°ほど前下方に牽引するといいというようなことが書いてあるものもあるようです．

しかし，成長の場である**臼後結節**や**縫合部**にどのような力が加わっているのかを調べないと何とも言えないと思います．また，大臼歯の植立状態や周囲の骨の硬さなども影響を及ぼしているはずです．

三次元の画像をよくみるようになってから，とくに**頬骨上顎縫合**の場所と縫合"面"の向いている方向がカギであるような気がしております．

中島：私は，口腔内装置がどのようなものかによって，そのゴムのかけ方も異なると思います．**上顎骨の複合体全体に牽引力を加える**としたら，リンガルアーチのように歯牙に固定源を持たせたものではとても無理だなと思います．

ですから，歯牙を介するということではなくて，上顎全体を何か固定できるものが必要です．SA＋フェイシャルマスク*に一番期待していることは，上顎3番の萌出位置をコントロールできないか，ということです．上顎永久犬歯の萌出力を利用しやすいような状態にもってくる．6番の歯だけが前方に移動してしまうような力はよくないと私は思っています．

私の場合は，外側に乳犬歯を出して，永久犬歯を内側にちょっと入れてあげる．そこができれば，あとは永久犬歯の萌出力で自然と**前上顎・上顎縫合に作用**して，拡大されます．

槇：上顎の成長を賦活できないまま使用すれば，前歯が傾斜してしまいます．萌出スペースは何もできずに最終的に抜歯ケースになった，というのを自分で経験しているので，9〜11歳ごろにあまり長期間使用することには賛成できません．とくに，口蓋裂では上顎の**瘢痕**が**劣成長**を引き起こしている場合も多いので，できるだけ早期に**骨移植**をして前方牽引することにしております．

中島：口蓋裂のときでも，市川先生のところでは早期にやっていますよね．非常に小さい時期にオペして，前口蓋をポンと前にもってきている．それと基本的には同じです．ただ，それには年齢的な要素がものすごくかかってくるので，少なくとも，この方法だと1〜2歳以前でないと，その効果が十分に発揮されにくい．それに「牽引する」という言葉のイメージが悪いですね．土木工事みたいな感じです．

槇：本来であれば，CBCTなどで，どこまで動いたか，どこが大きくなったかをみるべきですが，被曝のことを考えてしまい，なかなかそういう検証はないですね．

年齢と縫合部へのアタックという点で，中島先生は，**正中口蓋縫合**なら何歳くらいまで拡大されますか？

中島：私は，いわゆるいままでの文献の急速拡大で，2週間とか，そういう拡大であれば，8歳くらいまでは，急速拡大することもあります．それ以後の場合は，いわゆるスローイクスパンションですね．

槇：年齢ごとの縫合部への治療の違いとしては，仮骨に要する期間なども考えるべきでしょうね．前方牽引に関する質問ですが，いろいろ調べていかないといけない課題を教えてくれる話題だと思います．

---

*上顎前方牽引装置には，MPA（maxillary protractive appliance），あるいはSA（サジタルアプライアンス）＋フェイシャルマスク（FM）など，各種ある．ここでいうSAは，床形式だが，前上顎・上顎縫合（premaxillary-maxillary suture）の上に両側1個ずつスクリューを埋め込み，乳犬歯の遠心3分の2に相当する部位にフックを付けた装置をFMと併用する．

[上顎前方牽引装置を使用した症例（乳歯列期）（図11-1a～c）]

図11-1a　前期矯正（Ⅰ期治療）開始時（6歳0か月）．（中島榮一郎．アトラス矯正に強くなる本．東京：クインテッセンス出版，2004；31，図2-2より転載）．

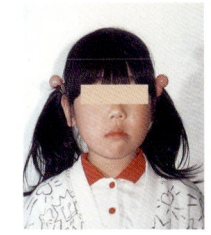

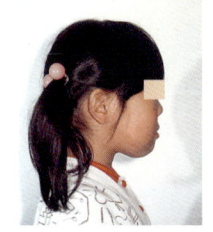

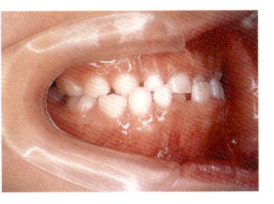

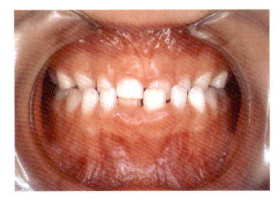

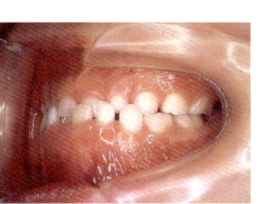

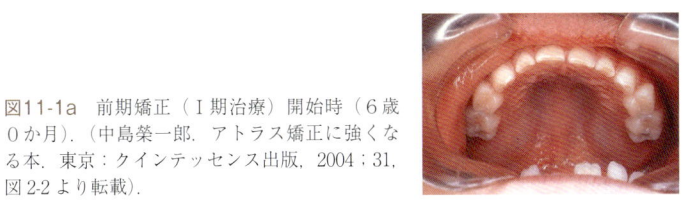

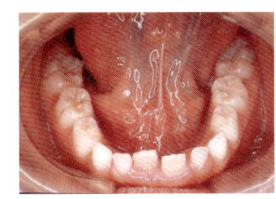

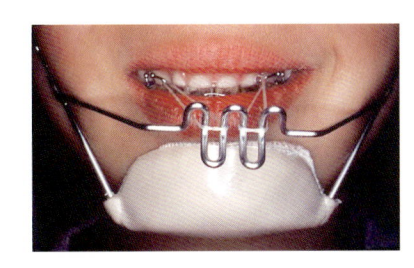

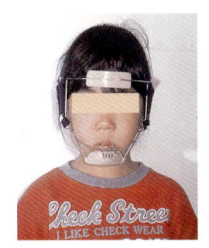

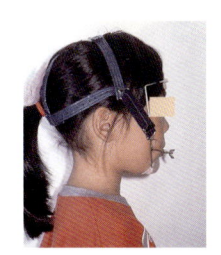

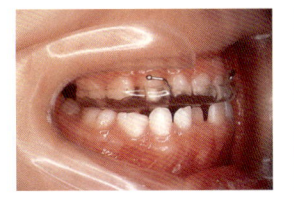

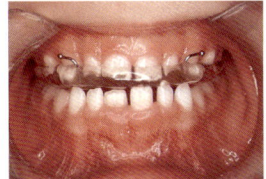

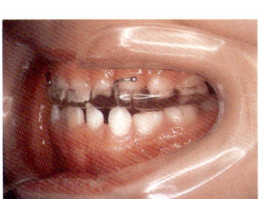

図11-1b　SA＋フェイシャルマスク（1年4か月）．（同上，図2-3より転載）．

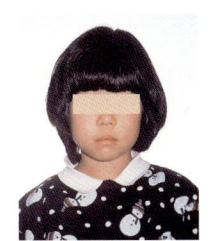

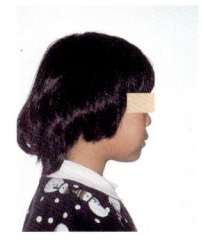

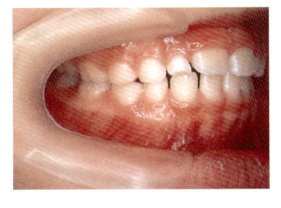

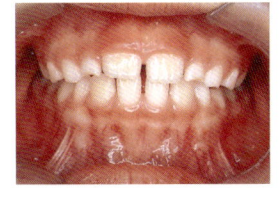

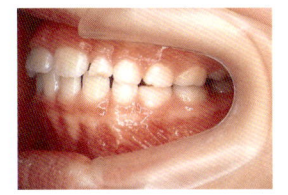

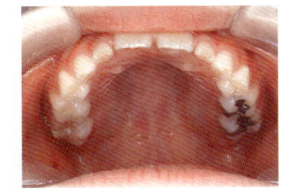

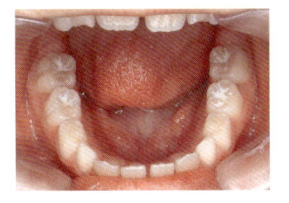

図11-1c　前期矯正（Ⅰ期治療）の結果（7歳8か月）（1年4か月）．（同上；32，図2-4より転載）．

メカニクスに関するQ&A

PART 2

［上顎前方牽引装置を使用した症例　その2（図11-2a〜f）］

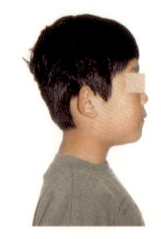

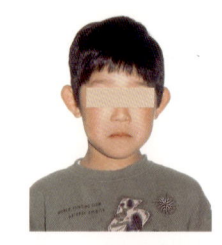

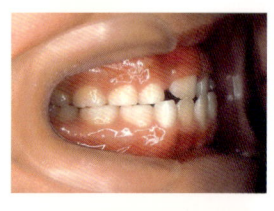

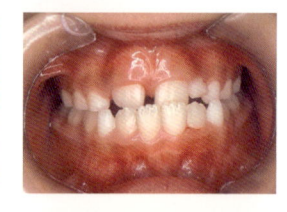

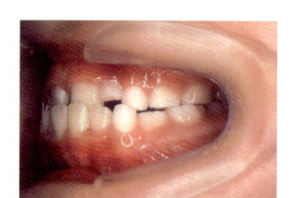

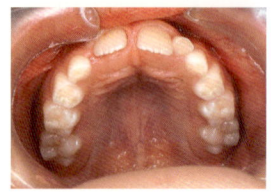

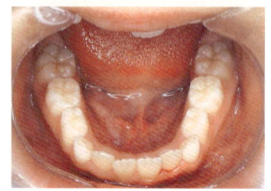

図11-2a　反対咬合＋正中のズレ（7歳0か月，Class Ⅲ）．（中島榮一郎．アトラス矯正に強くなる本．東京：クインテッセンス出版，2004；186，図12-1 より転載）．

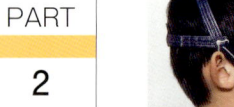

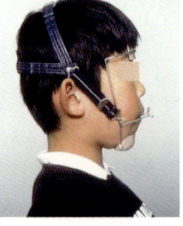

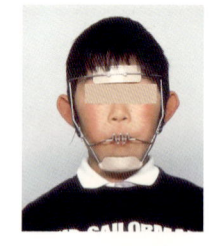

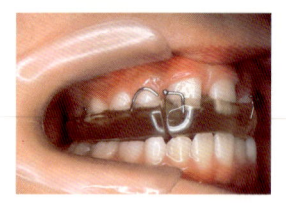

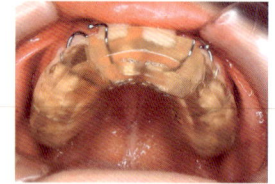

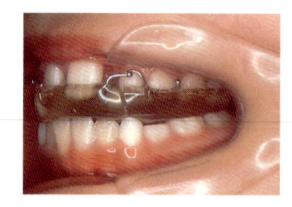

図11-2b　SA＋フェイシャルマスク（同上；187，図12-2 より転載）．

図11-2c　前歯部被蓋改善（同上；187，図12-3 より転載）．

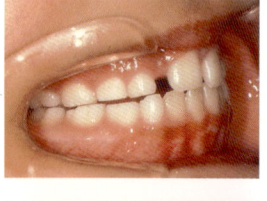

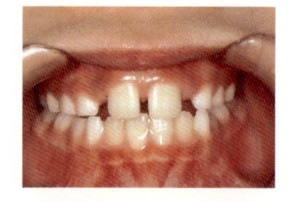

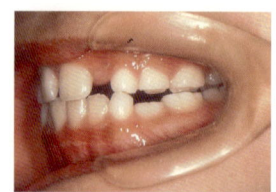

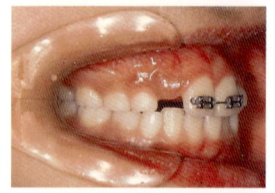

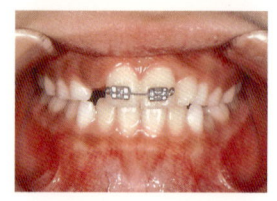

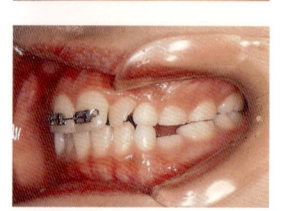

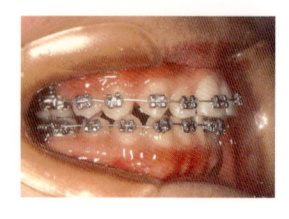

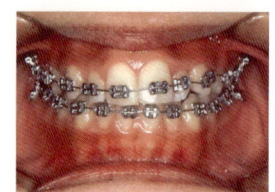

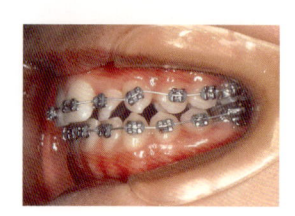

図11-2d　DBS10か月間（同上；187，図12-4 より転載）．

図11-2e　スクリュー付きリテーナー（動的治療終了時，12歳11か月）．（中島榮一郎．アトラス矯正に強くなる本．東京：クインテッセンス出版，2004；188，図12-5より転載）．

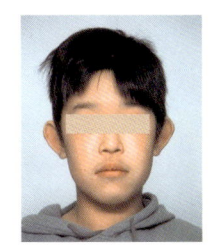

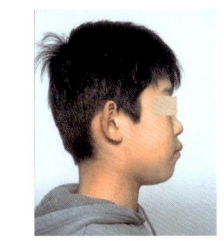

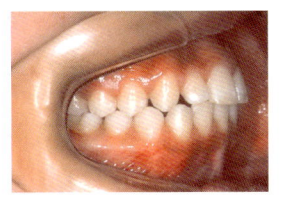

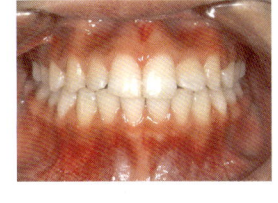

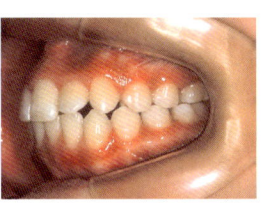

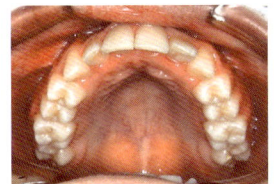

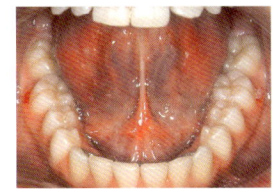

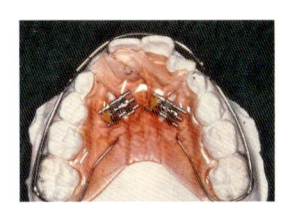

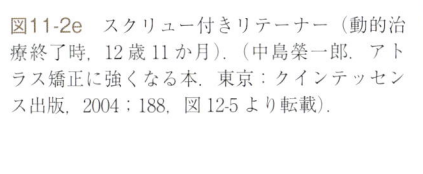

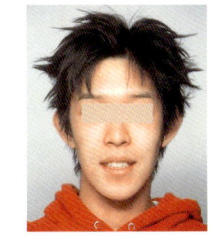

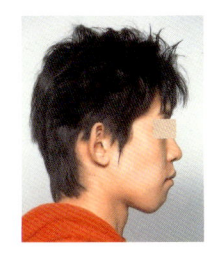

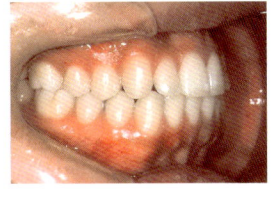

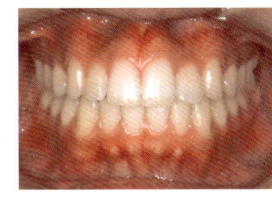

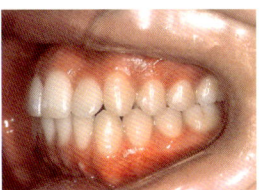

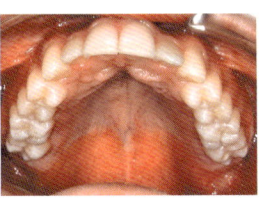

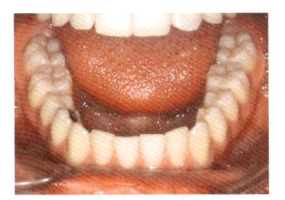

図11-2f　保定5年後（17歳11か月）．（同上；188，図12-6より転載）．

メカニクスに関するQ&A

PART 2

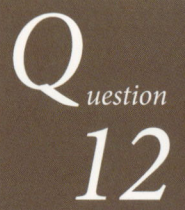

Question 12 口唇圧が強い場合，どのような治療をすればよいですか？

A 口唇圧も鑑みて，個々に適切な歯軸傾斜を考えるべき

中島：口唇圧が強いということの原因を考えるとき，ひとつはスケルタルの問題があるのかどうか，もうひとつは機能的な問題が考えられます．

　咀嚼や嚥下時に生じる内外の筋のバランスがとれたところに下顎前歯を位置づけることが大切です．Tweed法ではTweedの三角を利用してこれまでの臨床経験から算定された方法で決められた角度に下顎前歯の角度を設定しているようだね．Alexanderでも一定の公式に当てはめて設定しているようです．ただ，その根拠は科学的というより基本的には開発者の長い臨床経験に拠っている部分が多いんじゃないかな．

槇：私は不勉強でよくわからないのですが，そのようですね．

中島：日本ではもっとも古い矯正研究会のひとつですね．テクニックだけでなく，Alexanderの人となりを尊敬する人たちの集まりで，熱心な方が多いと聞いてます．

槇：それぞれのフィロソフィーを支持されているということでしょう．

中島：ただ昨今あたりにAlexanderの材料そのものが，米国の某社で扱われなくなり，Alexanderの人たちは困ったようです．それでコースができなくなっちゃったんです．日本の某社にその話が来て，「どうしましょうか？」という相談を受けたことがあります．ある日突然に米国の会社から「もうその材料は扱いません」と言われたそうです．

槇：日本だけがそのような状態なのでしょうか？

中島：いや，それはないでしょう．在庫が終わったら，もう終わりじゃないですか．

　要するに，日本の元のディーラーは，Alexanderの代わりにデーモンを使うようにといって，多くのメンバーはそれに換えたようです．理論的には何の関係もないと思いますが…．ひどい話ですよね．

槇：治験からくるアドバイスとも考えられますが．

中島：2010年の秋，クインテッセンス出版主催の日本国際歯科大会で槇先生と私で発表をやったでしょ．あのとき，塾長のような先生から質問を受けたとき，「個々の患者さんのゴールはどうするんですか？」と尋ねたら，「公式の通りです」とおっしゃってましたね．診断と治療方針と目標と結果の間にはあまり有機的なつながりがないような感じがします．

槇：まあいろいろな考え方があっていいと思いますが，経験上という観点から，この方法がいい，というふうに伝えられた場合には，そのデータの信頼性をも確認すべきかもしれません．ただ，口唇圧のような機能力を明確に検出する道具や方法がなさすぎるのも事実です．結局，その辺の**生体情報が曖昧**だから，口唇圧をどの程度制御できて，どのように歯軸を定めるべきかなども結論が出ないのではないでしょうか．私なんかも，正確にはわからないのに，ただ練習してくれと言っております．反省すべき点であると思います．

中島：だから，MFT*のトレーニングについても，どの患者さんにも同じように機械的にやらせるだけ，という人が多いような気がします．

槇：でも，他にないですから…．

中島：タングトレーニングの他に，私は**タングスパイク**も使ってます（図12-2）．脳に刺激を与えたほうが…．物理的な馬防冊をつけたり，単純な筋トレだけでは，無理な場合もあると思いますけど．

---

* MFT：Myofunctional Therapy＝口腔筋機能療法

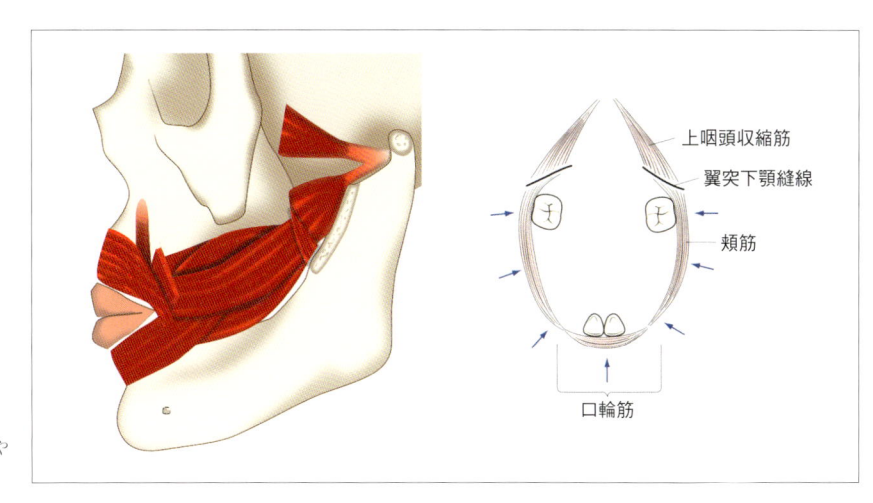

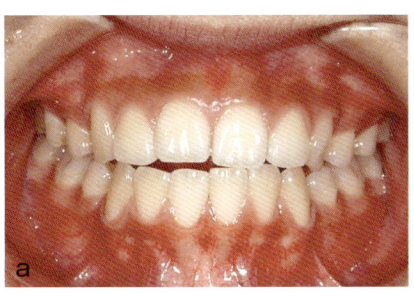

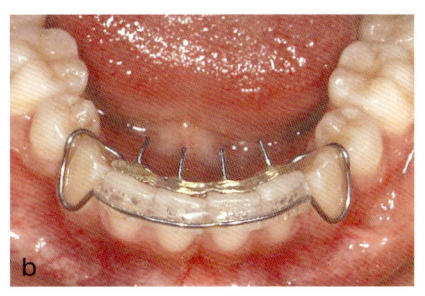

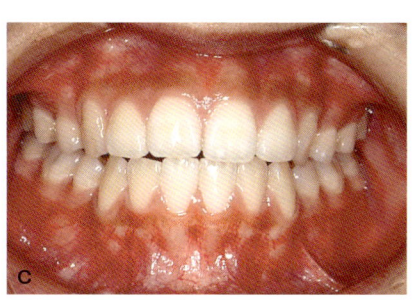

図12-1 口唇圧．歯列には，外側から口輪筋や頬筋などの力が働く．

図12-2a～c タングスパイク．a：矯正治療終了後保定中．タングスラストによるスペース．b，c：タングスパイク付きリテーナー装着3か月後．（中島榮一郎．アトラス矯正に強くなる本．東京：クインテッセンス出版，2004；106，図7-9より転載）．

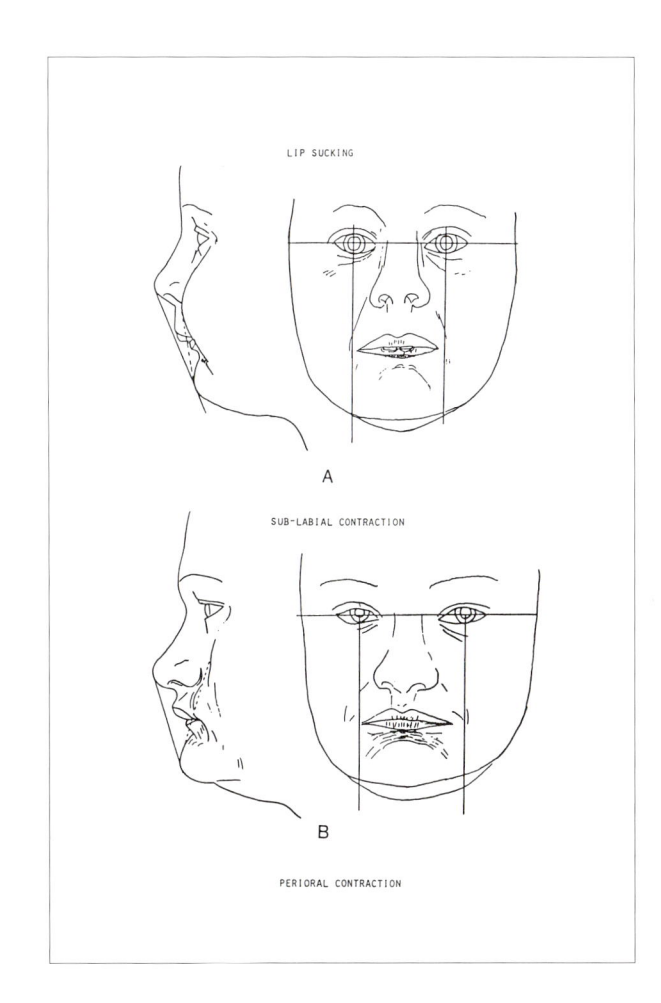

図12-3 A：リップサッキングによる下唇の後退．B：オトガイ筋や口輪筋の過緊張が原因と思われる下唇の後退と翻転（Robert Ricketts. Provocations and Perceptions in Craniofacial Orthopedics Dental Science and Facial Art/Parts 1 and 2．Denver：RMO,Inc，1989；194，Fig.6.42より引用改変）．

メカニクスに関するQ&A

PART 2

97

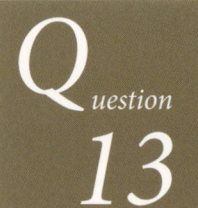

Question 13 口唇圧が強いことを見極める方法はありますか？

A 機能させてみる．たとえばボタンの牽引など

槇：重要なのは，口唇圧が強いか弱いかを判断できますか，ということですよね．戻ってから気がつく人が多いですよね．私もそうです．並べてみたら「やはりこれは強かったのか」とよく反省させられます．

形態的な証拠として，舌側傾斜とかクラウディングが出ている場合には，自分で口唇や頬粘膜を触って，嚥下してもらったりはしております．要するに，センサーとして自分の指しか使えないから，その指に感じる圧力で，「この人は強い」とか「弱い」というのを，非定量的に感じるのみです．でも，現在のところこのぐらいしかないのではないでしょうか．矯正診断に欠けている領域ですよね．

治療の目指すところとして，強い口唇圧を排除できれば排除すべきなのかも．難しい問題です．圧をゼロにしていいかというとそれも違うでしょう．

なかなかわかりにくいところですが，おそらく，この問いは，位置的な問題とか角度的な問題も聞きたいんじゃないのかな．

中島：マニュアル的な回答じゃないと満足してもらえないでしょう？　たとえば，槇先生が逆に「どうやって測りますか？」とかと言われたら「いやいや，それは言われても」となるはずですが…．

槇：咬合の構築方法，つまり，矯正治療の目標と治療後の維持との関連性まで含めて考えるべきでしょう．

中島：もうひとつ役に立つ指標は，**フェイシャルタイプ**だと思います．だから，前歯の角度だけでなくて，フェイシャルタイプをもっと活用すればいいのに，と思うことがあります．

槇：機能の集積された結果として，形態的な特徴を把握しておけ，ということですね．

たしかに，口唇圧とシンフィシス*の形状などには関連が深いものと思われます．

中島：それもフェイシャルタイプである程度わかるんですけどね．だから，なぜメントンが張り出しているのかといえば，いわゆる垂直的な筋肉のベクトルが強い人ですよね．だから，メントンが張り出していれば，シンフィシスの厚みがあり，下顎の前歯の角度の自由度も高くなるんです．

槇：わかりやすく言うと，Ⅱ級2類で，しかも顎角が小さくてmandibular planeがロウなタイプで，しかも，オトガイがひしゃげていて，口唇も強いし，咀嚼筋も強いとか．大変そうですよね．

中島：Class Ⅱ division 2でmandibular planeがロウタイプには，具体的にどういうことをやっているの？

槇：これまでやられていたMFTやボタンの牽引などをやってもらい，オトガイ筋や口腔周囲筋の緊張の緩和をしてますけど…なかなか難しいですね．

中島：ひどい場合，何らかの外科処置が必要なこともあるみたい．Rickettsもオトガイ筋の付着部の手術をかなりやっていたようですよ．

槇：結果はどうでしたか．

中島：あまり意味がなかったみたいですね．

槇：戻ってしまう，ということですか．舌と一緒ですね．

中島：そうそう．個別に**口腔周囲筋のPNF**をしたら，多少は効果があるんじゃないのかな．

---

*シンフィシス（symphysis）＝下顎結合部（一般的に線維軟骨結合の意であるが，この場合は下顎とする）

セラピストによる分析

1. 舌突出のタイプ：前方＿＿＿両側＿＿＿片側＿＿＿その他＿＿＿
2. 舌の状態：大きい＿＿＿動きが鈍い＿＿＿舌小帯が短い＿＿＿
   舌側縁に圧痕＿＿＿正常＿＿＿
3. オトガイの状態：緊張＿＿＿正常＿＿＿大きなチンボタン＿＿＿
4. 口唇の状態： 上唇：短い＿＿＿弛緩＿＿＿正常＿＿＿
   下唇：緊張＿＿＿弛緩＿＿＿正常＿＿＿　口唇圧＿500g＿→　T2 1000g
5. 硬口蓋の状態：高い＿＿＿狭い＿＿＿低く平坦＿＿＿正常＿＿＿
6. 軟口蓋の状態：短い＿＿＿動きが鈍い＿＿＿正常＿＿＿
7. 舌のポスチャー：低い＿＿＿上下歯列の間＿＿＿上顎歯列を押す＿＿＿下顎歯列を押す＿＿＿
   上下顎歯列を押す＿＿＿正常＿＿＿
8. 口唇のポスチャー：開いている＿＿＿閉じている＿＿＿下唇が上顎前歯の内側にある＿＿＿
9. 咬筋の収縮：左側（強い＿＿＿弱い＿＿＿）；右側（強い＿＿＿弱い＿＿＿）
10. 最大開口量＿＿＿mm　舌挙上時の最大開口量＿＿＿mm
11. 翼突筋：弱い＿＿＿正常＿＿＿
12. 口呼吸：あり＿＿＿なし＿＿＿
13. アレルギーおよび鼻疾患：あり＿＿＿なし＿＿＿
14. 咀嚼パターン：舌で前方に押す＿＿＿口角に余剰な唾液や食物がたまる＿＿＿

図13-1　診断表（William E. Zickefoose（著）．高橋治，高橋未哉子（訳）．ORAL MYOFUNCTIONAL THERAPY．California：OMT Materials，1980：5 より引用改変）．

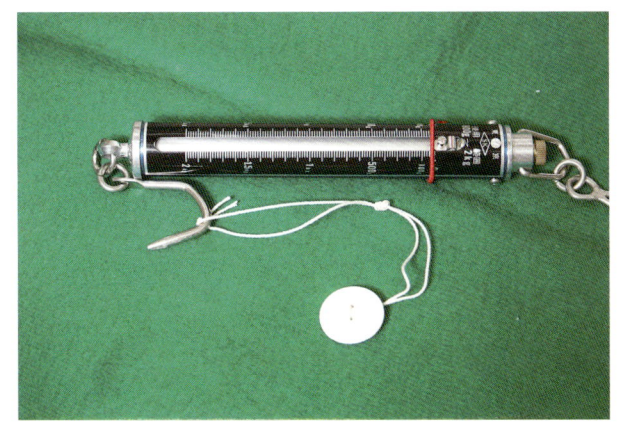

図13-2　バネハカリ＋ボタン（特別なハカリでなくてもよい）．

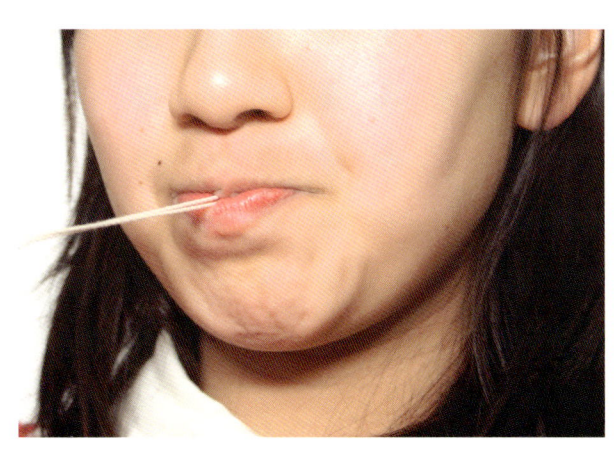

図13-3　バネハカリとボタンを使って口唇圧を測定する従来の方法．

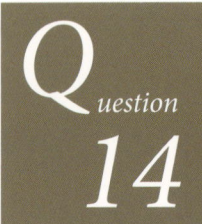

Question 14 歯根吸収を防ぐために工夫されていることはありますか？

A 力と頻度のコントロール

槇：私の経験で，私自身が歯根吸収をさせてしまった例としては，アンテリアリトラクションの最中に，舌突出癖が治らずに，行ったりきたりが続いていた例が1例（図14-4）．上顎前歯への下顎前歯の頻回の突き上げ，つまり，いつも異常な咬合力が加わってしまっていた例．それと，下顎の小臼歯をかなりの距離で動かさざるを得なかった例，などです．

これらの例で感じたのは，異常な頻度の力について気をつけなければならないという点です．

また，最近，三次元でみていてわかったのですが，前歯部でスパッと切断したような吸収を起こした場合には，皮質骨との位置関係を疑うべきということです．あのような断面は，円錐形が斜面にぶつかることによってできると思われます．

つまり，異常な**頻度**や**大きさ**の力，**皮質骨**との位置関係を注意すべきと思います．

中島：具体的に私のケースでどんなことが起こりやすかったかというと，以前，舌癖の強いケースにアップ＆ダウンエラスティックを長く使ってしまったケースです．顎間ゴムは，いまは可能な限り，使わないようにしています．顎間ゴムは，しゃべったり，咀嚼をしたりするたびに，あらゆる方向で負担がかかるので，十分注意して使うことが必要かと思います．

あとワイヤーに関しては，ジグリング*を生じないようにすることが大切です．そのためには可能な限り，ラウンドワイヤーは使わないことをおすすめします．ワイヤーの可塑化が高いワイヤーは使い方によっては，かなり危険な場合もあります．必要とされる歯牙の移動量とは関係なく，ワイヤーの性質により歯が動くわけですから，われわれが自分では微妙なコントロールできないでしょう．そういう意味で今度出た GUMMETAL ワイヤーなんかは，自分が設定した範囲でベンディングが可能なのでかなり安全ですね（図14-6）．

たとえば，ステンレスのコバルトワイヤーでも，それはワイヤーベンディングの問題もありますが，どんなに太いワイヤーを使おうが，そのテクニックさえ間違えなければ，必要以上に大きな負荷を与えることはありません．一方，これまでのメモリーアーチというのは，そういうこととは関係なくワイヤーが行き先を決めてしまうわけです．

こんなに急激に GUMMETAL ワイヤーが売れているのは，皮肉なことに最終的には微妙なワイヤーベンディングをしなければ治らないケースが多い，ということの裏返しなんですよ．

---

*ジグリング（jiggling）＝反復的矯正力

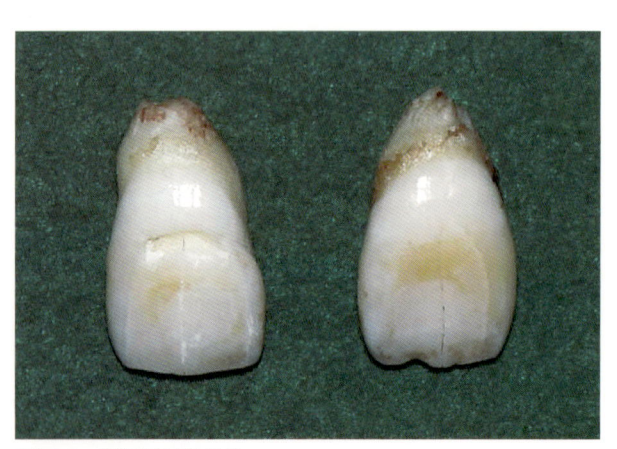

図14-1　歯根吸収実物写真．

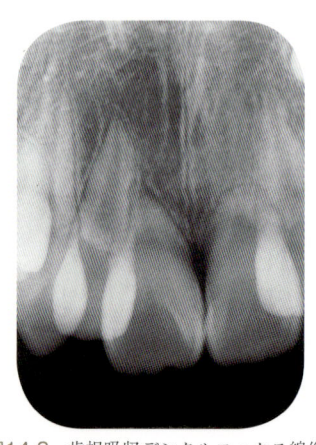

図14-2　歯根吸収デンタルエックス線像．

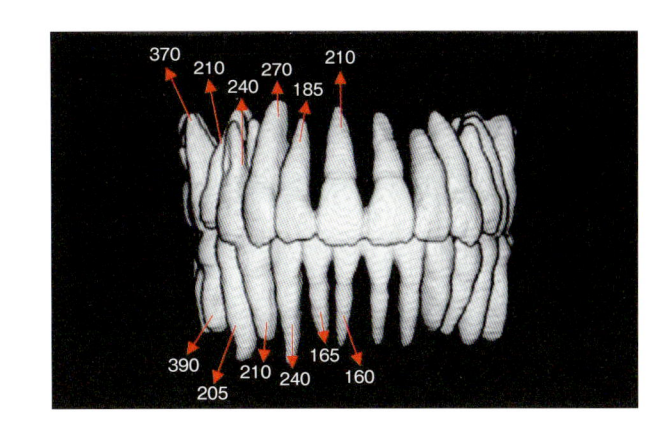

図14-3　歯根表面積数値（槇宏太郎．歯科矯正学サイドリーダー．東京：学建書院，2009；64より転載）．

[上顎中切歯の歯根吸収が顕著である症例（図14-4）]

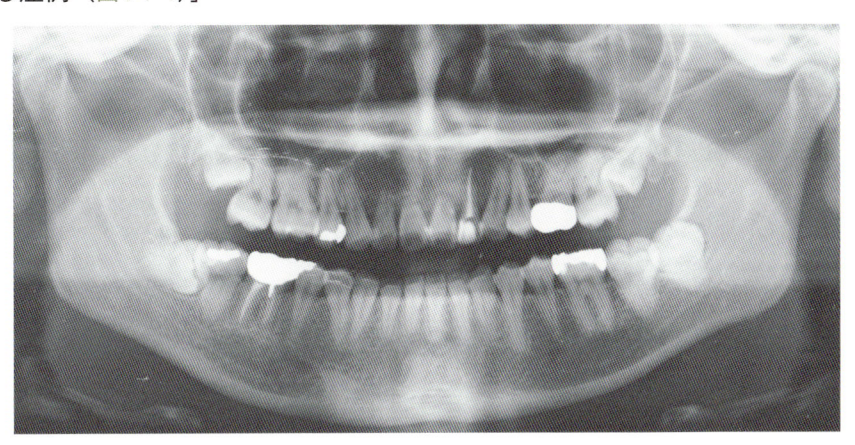

図14-4　動的治療終了時のパノラマエックス線像．アンテリアリトラクションの際，舌突出癖が原因で上顎前歯にジグリングが生じたことによる．

[前歯部の歯根が吸収している症例（図14-5）]

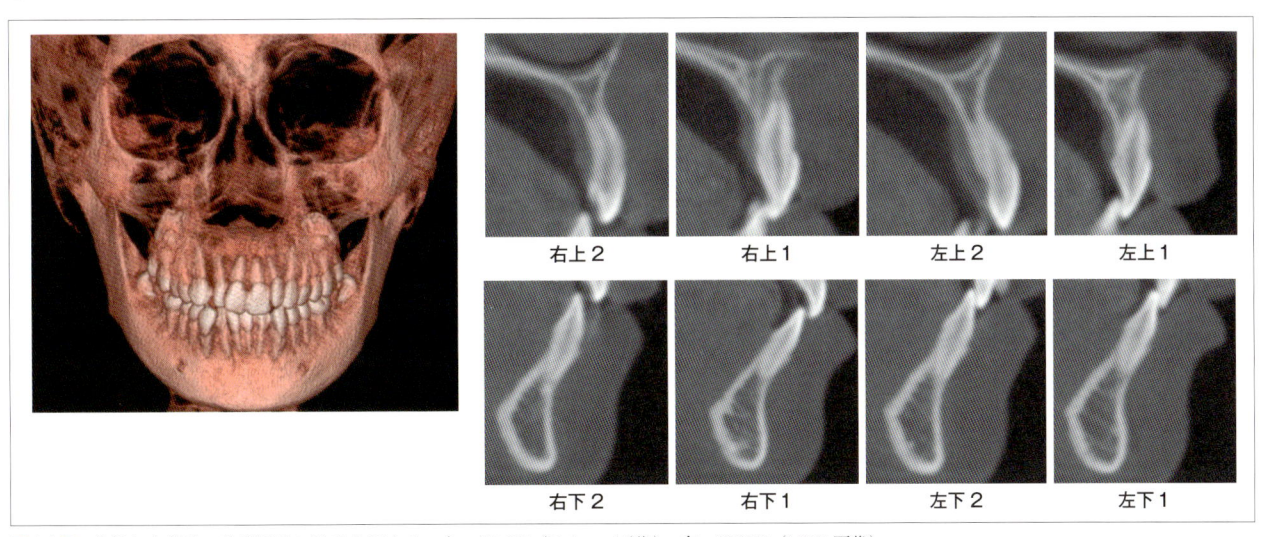

図14-5　歯根と皮質骨の位置関係に注意を要する．**左**：CBCT（Volume画像），**右**：CBCT（MPR画像）．

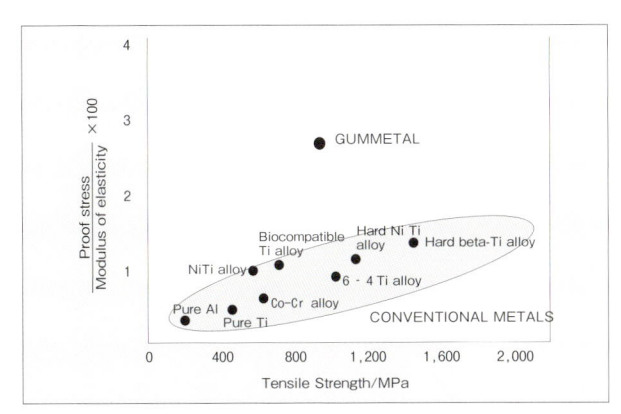

図14-6　GUMMETALワイヤーの特性（長谷川信．超弾塑性チタン合金GUMMETALが開く次世代矯正の展望．the Quintessence 2011；30（7）：127，図1より転載）．

PART 2

101

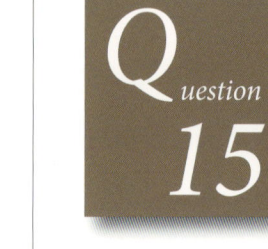

Question 15 矯正歯科臨床を学ぶには、どのような本がいいですか？

A 系統立てた本や教科書があればいいですね

中島：矯正歯科の臨床を扱った書籍の中で系統だった本があるかといわれたら、ないといわざるを得ません。それはなぜかというと、基本的にまず機器・材料といったものが先行して、その後で生体の理論をあてはめているのが現実です。

今回、私は比較的新しく出版された臨床書を調べて、実際の臨床と成長に書かれていることの整合性を調べて「臨床反映度」と名づけ、それぞれの項目をファクターとして出しました[*1]。この反映度は、検査項目→資料→診断→治療計画→治療目標→治療結果→治療結果の検討→今後の展望までが一連の流れとして、有機的に関連しているかどうかをみるものです。うまい・下手の問題でなくて….

槇：2011年の『矯正YEAR BOOK』に出された表ですよね。あれはわかりやすかったですね。

中島：そうそう。結果がいい・悪いではないんです。ちゃんとその路線に乗っているかどうかで、この流れに沿って本づくりをしていないことが、主な原因かなと私は思いますけれど。

槇：医学、歯学を通して、力を使って治す医療というのは整形外科の一部と矯正だけですよね。整形の方では、**生体力学**とかも少しは講義に入っているようですが、歯科ではあまり聞きません。また、中枢と咀嚼器官の制御に関しても、まだ載っている教科書は少ないと思います。ですから、矯正に限らず、歯学全体に関係している問題だと思いますけど….

中島：そうです。一番大きな問題です。

槇：経験的にわかったことを追体験なしに理解してもらうには、よほどの単純で明確な科学的根拠や論理を伝えなければなりません。しかし、臨床は可能ですかね….

つまり、科学的な理由を伝えられずに、しかも、追体験させる場面も少ない。症例は一つひとつみんな違うので、若いドクターに言ったとしても、その若いドクターが同じ悩みを持っているとか、かなり想像力の旺盛な方でないと、理解が難しいのかもしれません。臨床教育の難しさ、です。

中島：それには実際の症例を通してみえてくる普遍的な真理に近い理論を、ありありと脳の中に再現させる能力も必要になってきます。

槇：そうです。いわば生体の**複雑性**、**多様性**を知った上で、共通した部分を見つけ出せるかどうか。

中島：多様性を考える前に、歯学部に、いま槇先生がおっしゃったのと同じですが、サイエンスとか、哲学とか、教養学部で習得すべき課目を経ずしてそのままテクノロジーに入ってしまうと、新しいもの、目新しいもの、楽なもの、これが常にいいものになってしまう。その繰り返しですね。

だから、ずっとそれできてしまって、それが行き過ぎると、それでは対処できないものが出てきて、「ああ、やっぱりだめなんだ」「まただめなんだ」という繰り返しになってしまう。だから、歯科で矯正に限らず、"その流派"といわれる人たちが、次から次へと山ほど出てきてしまう。

それはなぜかというと、それを見抜くだけのベーシックな教養を身につけていない人が、そのまま「テクの世界」に入ってしまっていることもある。特に最近は国家試験優先主義だから、もう1年生からテクに入っちゃっているようなことがあるでしょ。槇先生も大変だよ。国家試験委員なの？

[*1] 中島榮一郎．矯正歯科治療がわかりにくい理由．In:伊藤学而，中島榮一郎(編)．臨床家のための矯正YEAR BOOK'11．東京:クインテッセンス出版，2011：31-33．
[*2] リベラルアーツ＝（大学の）一般教養教育

槇：一応，終了しました（笑）．国家試験は重要です．免許を与えるという意義の他に非常に大きな影響力があると思います．歯学医学を学問たらしめるのは，実は厚労省の最後の試験である国家試験かもしれないと最近気がつきました．だって，国家試験を受かりたいから，みんな勉強しているんだから．

中島：そう，受かるために．言ってみれば，あれは運転免許みたいなものですからね．

槇：国家試験がその目指す方向を変えると，学問や臨床の発展にも少なからず影響するかもしれません．まだ，矯正の意義や必要性などがきちんと体系づけられた上で出題されているという状況にはありません．矯正治療の重要性を問う問題があまりにも少ないような気がしてなりません．われわれの責任です．

中島：細かい細かい問題を出題して….

槇：そこがいけないのです．何かもっと考えるための領域を増やさないと．

中島：それぞれの分野のあり得ないようなものが入っていて，その真贋を見分けるのがベーシックな教養なんですよ．要するに，エセ何々などいろいろなものが出てきたときに，「これは間違いだぞ」「これはちょっと眉唾だぞ」ということをきちっと判断できるような人を育てることが，大学教育の目的なんじゃないですかね．「こういうものが新しい」「いや，これのほうがもっとが新しい」「何かこんな変わった機能があるぞ」とかそればかりになって，そこから生み出されるのは，断片的な知識でしかないような気がする．

槇：大事ですね．

中島：そうです．でも，これは触れないわけにはいかないですよね．だから，むしろ「まえがき」か何かにしましょうよ．これが，この本を出す目的のすべてですからね．

槇：「自分の力で科学的にみる目を持っていてくれ」ということは言いたいので，それに少し絡めて，本書の冒頭か最後にまとめるべきかもしれません….

中島：そうですね．ぜひ書き入れましょう．メカニクスの学び方だったら，それぞれが出している系統の本は，みんなわかりやすくなっている．全部それぞれがそこに行くようになっている．ところが，行っている目的地が，なるべくそこに誘導せんがためになっているから，本来あるべき方法とどんどん離れていっちゃう．その結果，個々の症例の問題の本質をとらえて，それを治療するべきなのに，そのテクニックのマニュアルを達成することが目的になっちゃう．それが問題なんです．こうなってしまう原因のひとつに大学教育もあると思うけど．

槇：私の大学でも，1年時には，哲学や倫理を少しやっているのですが，そこで終わってしまいます．米国みたいに**リベラルアーツ**[*2]を4年間じっくりやって，その後に，歯学部に来る，というパターンではないです．また，私学の多くは，入試問題に国語がありません．少しでもいいから国語を入れて，本を読む若者に入学してくれと思います（笑）．

中島：まずは国語ですよね．国語の理解力がないと．

槇：そう，それがないと，結局，その哲学とか倫理的な考えというものが避けられてしまいます．人を相手にした学問の場で，学生諸氏に得てほしい物はテクニックだけではないはずです．

中島：大変な苦労が要りますよね．大学入学前に何か「教養書」といわれるものを読んだかというと，昔の高校生だったら最低限読んでいるようなものは何もない．

槇：一度，教室で英語の文献の訳にとんでもない日本語が出てくるので，「英語の抄読会はやめた．これからは夏目漱石を読もう」と言ったこともあります（笑）．

中島：それはそうですよね．日本の先駆者たちは偉かったと思いますね．言葉をつくったんだからね．"哲学"とか"科学"とかという言葉自体をつくっていくわけでしょ．それ自体がすごいよね．

PART 3

各種機能 に関する Q&A

Questions and Answers to the Functions

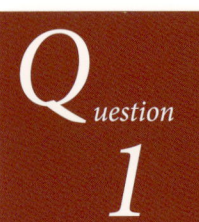

Question 1 頭蓋や背骨に歪みがある場合，治療目標はどのように設定していますか？

A 治療の限界性を考慮した目標を設定すべきでは

槇：これはなかなか難しい問題です．私は最近ようやくこれに気がつきました．「**姿勢や後頭部に歪みがあるかないか**」はきちんとみるようにしていますが，「治療目標にしよう」とか「これを治してから歯列を治そう」というところまでは，実はまだ達しておりません．ただ，診断のときに，左右の筋の長さが異なる症例や，**頸椎の彎曲**が極端に異なる症例では，治療が長期にわたる可能性や，完全に左右対称に治せない場合もある，ということをお知らせしております．

中島：私もそうですね．最近，全身とのかかわりとかをよく目にするのですが，何かもう歯科治療で全身をコントロールできるかのような誇大妄想をしてはいけない．それを第一に押さえておきたいと思います．

だからといって，そういうことを診断や治療計画を立てるときにまったく考えなくてもいいかというと，それとは違うということです．だから，それを治せるかどうかということとは違うと思います．

たとえば，側彎症や斜頸の治療は，どう考えたって整形外科の問題だし，ただ将来，こういう傾向がみられるかどうかを早くみつけて，整形外科の先生と連絡をとることが大切です．斜頸の傾向のある患者さんを整形に紹介し，整形の治療を受けながら，矯正治療を行った患者さんもいます．こうすれば患者さんにも喜ばれるし，整形外科の先生にも喜ばれるし，矯正の治療結果もきっといいはずです（図1-1）．

槇：そこまで積極的なことをやっていないので，診断のときにチェアで**頭蓋を触診**し，後頭部から側頭骨にかけて大きくひし形になっているような方で，下顎骨にも変形のある方は，「なかなか難しいですよ」とか，「戻りが大きいですよ」ということを言うくらいです．成長期の患者さんの場合には，日常生活での癖をお聞きし，注意を喚起しております．

中島：私は，矯正の範囲で考慮できるものは，第一はセファロという武器を持っていることです．セファロカセッテの位置を変えて，可能な限り第7頸椎まで写す．PAからの頸椎のトレースも必要です．全身の写真も大切です．なるべくなら上半身は着衣しないで背中を撮影できればいいですね．左右の肩や肩甲骨，ベルトラインの傾斜の違いや，頭部－首－背中－腰の曲がりもよくわかります．

[先天性筋性斜頸の症例（図1-1a〜j）]

図1-1a, b　顔貌の変化．a：T1．右側の胸鎖乳突筋の拘縮が強い．b：T2．PNFにより胸鎖乳突筋の拘縮が軽減．

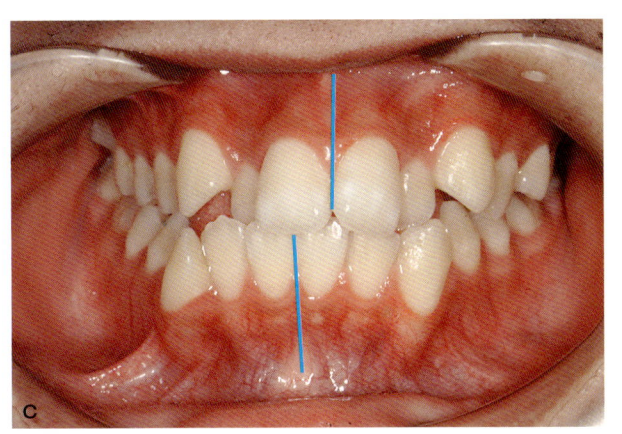

図1-1c, d　口腔内の変化．c：T1．d：T2．

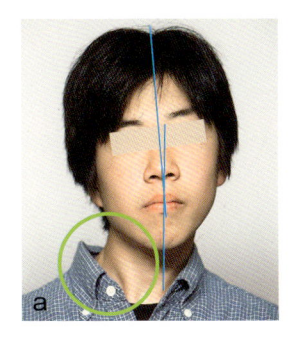

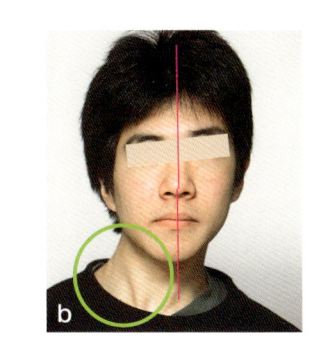

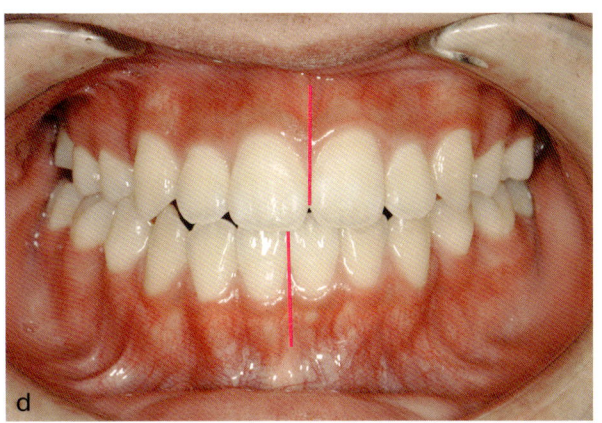

図1-1e, f　PAセファログラムの変化．e：T1．f：T2．

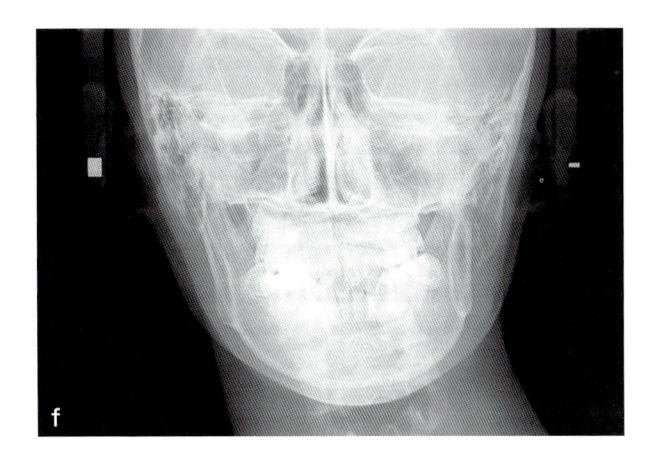

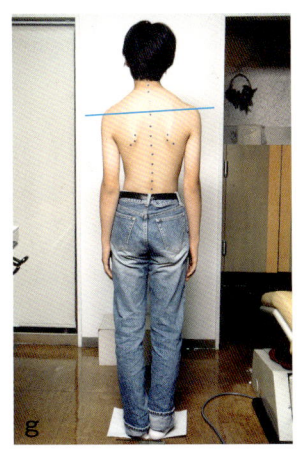

図1-1g, h　全身の変化．g：T1．h：T2．

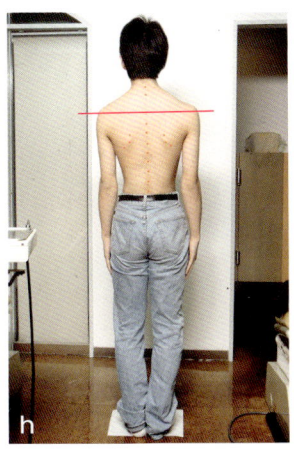

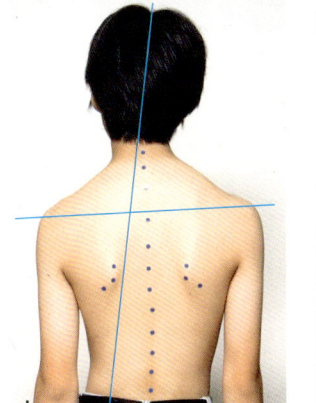

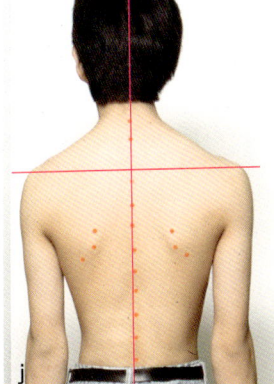

図1-1i, j　背中の変化．i：T1．左右の肩峰のラインが左側に傾いている．j：T2．左右の肩峰のラインが水平に近づく．

PART 3

各種機能に関するQ&A

107

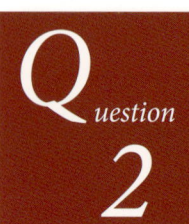

Question 2 顎関節円板転位は，矯正治療前に治療するべきですか？

A はい．発症から時間が経っていないものほど試すべきです

中島：治療前の検査では当然，**顎関節部の機能検査**を行うべきです．ただし，この問題についてAAO[*1]では訴訟があまりにも多いので，矯正専門医はこういう積極的な治療に関しては，トレーニングを受けた人がやるべきだというお達しを出したことがあります．

じゃあ，矯正からこういう問題を外したらやることは何かというと，ストレートアーチを入れればいいんじゃないか，ということになって，そればかりになってしまったような気がします．ただ，これはもうできる・できないにかかわらず，こういうものを最低限，診断項目の中には入れるべきだと思います．以前，ある機会で訪ねた日本の大学でもTMJの問題のある患者は一切扱わない，というところもありました．

槇：その発症の時期がいつ頃かということは問診でも重要です．転位した円板を戻すかどうかは，その発症からどのくらいの時間が経過したかで判断しております．そして，その原因が叢生による**早期接触**など，矯正で治せる範囲の原因であった場合には，円板を戻すことを試みます．

ただし，それが「何年も前に起きたことがあり，今もずれています．もう**下顎頭の吸収**もスタートしています」という場合には，治すのは難しい．深追いはしないほうがいいと思います．

ただ，顎関節症と咬合は関係があるとは言えない，と宣言されておりますが，私はそうは思えません．科学的な証明がなされていないだけで，実際の臨床の現場では，咬合に起因したものも多くあるように思います．

中島：まさにそう思いますよ．だって，矯正でそれを外したら，「やるべきことは何だよ？ ほかに何かあるか？」と思いますよね．

私のオフィスでは，基本的にはこれが最初に入ってきますから，当然治療もします．顎関節の機能の改善があって，はじめて個々の歯のアライメントを行う意味があると思います．

いまは，矯正学会の認定医の条件として，この問題は入っているでしょ？

槇：おそらく，皆さん，関節は気をつけてご覧になっていると思います．どのような情報から判断されているかはそれぞれでしょうが．

中島：たぶんCTがあったとしても，MRIがなければわからないですものね．

槇：この質問をされた方は，もしかすると円板が転位している症例の予後ということも気にされているかもしれません．円板が転位したままで置いておくと，その後，**OA**[*2]が進んで，転位しているほうの下顎頭が短くなってきて正中線がずれたりする．

いずれにしても，どういう状態であるかを的確に診断することは必要です．

開咬症例などで，OAが進行すると戻る例もよくみられます．ただし，どのくらい戻るのか，どのくらい進行するのか，ということを予測するのは難しいと言わざるを得ません．

中島：それがもしできるなら，あのフランク・ジョーブ博士の肘や膝の手術なんか要らないわけですからね．だから，矯正の臨床医としてできるとしたら，関節頭[*3]に生じた形態的な差は可能な限り機能的に調和してあげることが必要になると思います．

[*1] AAO＝米国矯正歯科医会
[*2] OA（Osteoarthritis）＝顎関節症Ⅳ型，または変形性関節症のことをいう．
[*3] ここでいう関節頭は，下顎頭の意味として使われている．

[開口時に左右の関節頭のズレが大きい症例（図2-1a〜h）]

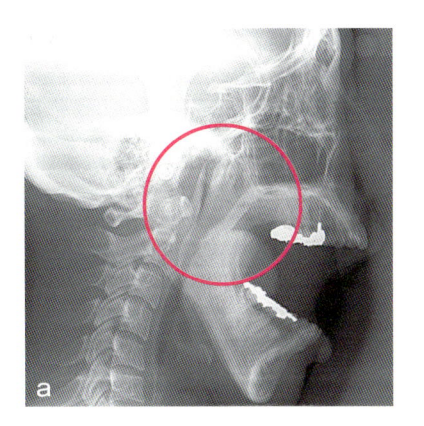

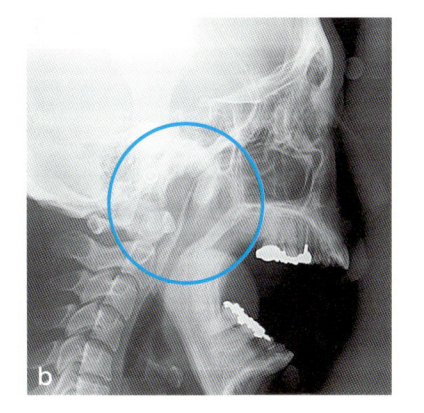

図2-1a, b　セファログラム（LW）の変化．a：T1．開口時に左右の関節頭のズレが大きい．b：T2．左右の関節頭のズレが減少．

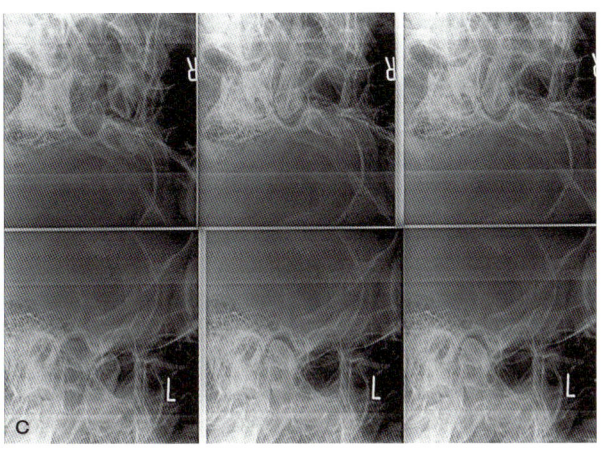

図2-1c, d　セファログラム（TMJ）の変化．c：T1．d：T2．

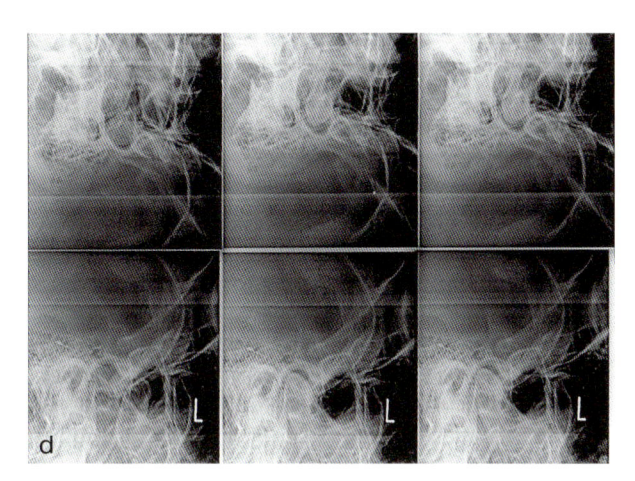

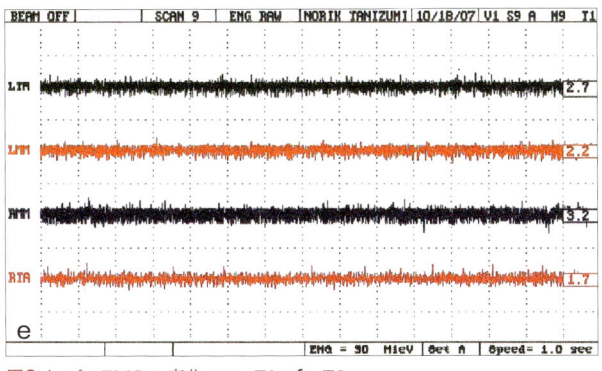

図2-1e, f　EMGの変化．e：T1．f：T2．

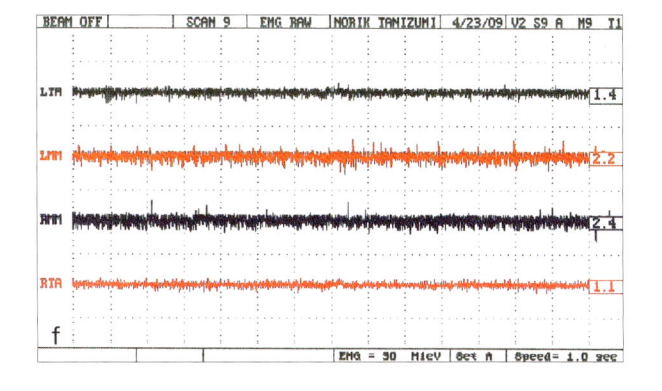

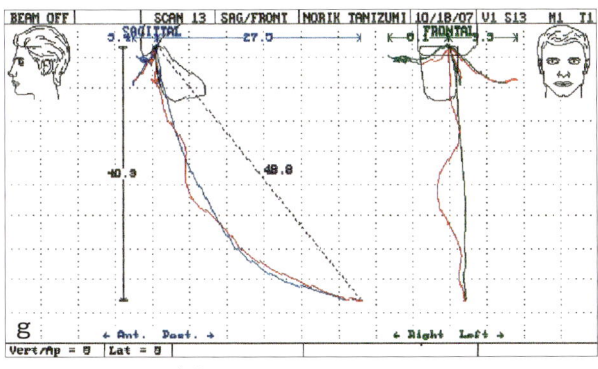

図2-1g, h　MKGの変化．g：T1．h：T2．

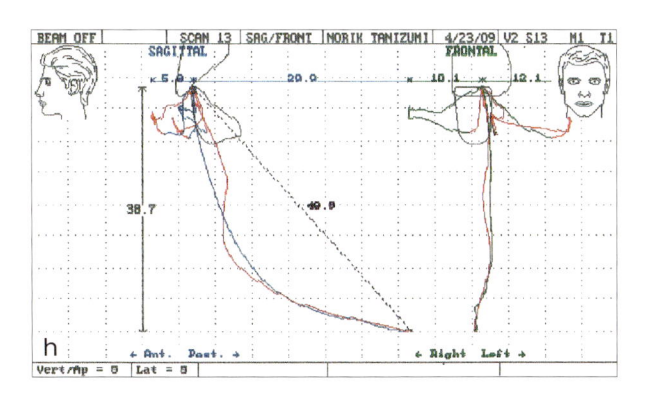

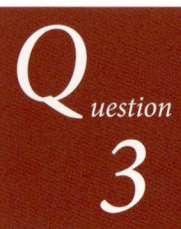

Question 3 下顎成長促進の際，構成咬合位の指標となるものはありますか？

A 安静位から前方滑走させたときの限界点を参考とする

槇：**構成咬合位**は難しいですが，私は，下顎窩の下顎頭の前にあるエミネンスのところの角度がどのくらいか，どっちの方向についているかをよくみながら，回転して滑走するときの状況も参考にして，できるだけ自然に誘導してあげるよう意識しております．ですから，構成咬合をとったときに，前歯の離れ具合が何ミリとは決めていません．

他の質問でもバイトの深い症例という話がありましたが，下顎の位置とともに大事な点は，その後の咬合状態をどうしたいかということを考えて，削合する部位を決めるということではないでしょうか．**咀嚼筋**の**牽引方向**と挺出させる部分との位置関係なども大雑把ではありますが，考えるようにしております．

中島：確認しておきたいのですが，ここでいう「構成咬合位」とはどういう意味？

槇：機能的な矯正装置を作るときの顎位じゃないですか．

中島：たとえば，バイオネーターみたいなものをつくるときの指標ということ？

槇：下顎の成長促進という場面と思われます．

中島：具体的なやり方としては，まず機械的な位置を決める前に，筋神経の安静位を求めます．そのあと，**構成咬合位**を求めます．

まずステップ1としては嚥下をさせます．そのときに，標準語を使う人であるならば"みかん"と発音させます．"みかん"と言いっぱなしのところの臼歯部のスペースを，その人の固有の安静位と考えます．その位置でバイオテンプレートを作ります．

バイオテンプレートをつけて一定程度の期間，ここでいう「一定程度の期間」というのは，私は3か月くらい使います．

それで，従来のそれまであった神経筋機構のネットワークを再構成します．だからこの時点ですでに誤ったかたちで誘導されているところを，そのまま構成咬合位と決めてもしようがないと思う．

要するに，なぜ構成咬合位をとるかといったら，下顎の関節頭部に適切なストレスをかけることを目的としているわけでしょ．だから，ストレスがかからない位置だったり，方向性が誤っていては正しい骨の添加は期待できないわけじゃない．もちろんそれは個人によって違うわけだから，それを見極めるためには，初診時では難しいと私は思います．

槇：本当は，筋電図とか採りながら決められればいいのかもしれません．私は，**側頭筋後腹**の活性が上がれば，前方に成長してくれると考えておりますが，すべての症例でそうではないようです．また，バイトのコントロールを重要な目標としています．II級症例で一番困るのが，オーバーバイトなので，DBSの前に，できるだけいい状態にしておきたい，ということをいつも考えてしまいます．

中島：あと追加としては，一見，上顎が前方に出ていて，オーバージェットも大きいのに，実は上顎に劣成長があって，なおかつ下顎も小さいということならば，フェイシャルマスクを使って，上顎に先にアタックし，上顎を前方に持ってきた後で，さらに，バイオネーターを使うというケースもあります．面白いですよ．

槇：でも，これを理解してくれる方は少ないかもしれません．

[*1] FA：フェイシャルアングル
[*2] 前田敏博．ヘッドギアの常識・非常識．In:花田晃治,伊藤学而,中島榮一郎（編）．臨床家のための矯正YEAR BOOK'03．東京：クインテッセンス出版, 2003；205-212．

中島：「えっ？　何で？」と思う人も多いかと思いますけど，私のところは症例がけっこうあるんです．

ただ，患者さんとのコミュニケーションが本当に難しい．「うちの子の出っ歯がどんどん悪くなってきてるように思うんですけど…」というお母様もいる．オーバージェットはこんなになって，出っ歯で来た人がどんどん出っ歯になっていくわけですから．だから，コミュニケーションが大切になります．

あとは前後の関係だけではなくて，垂直的な関係がとても大切だと思う．ファンクショナルアプライアンスというのは，日中使ってもらうことが大切です．つまり，筋肉が積極的に活動している時に使うことで，下顎頭への作用を継続することができます．また，症例報告でよく「ヘッドギアを使って，上顎の第一大臼歯を後方に移動させてⅠ級にした」と書いてある症例報告があるけど，「本当に重ね合わせてみたの？」と聞きたくなるものが多い．成長期の症例ではほとんどのⅡ級関係は，下顎の大臼歯が下前方に移動したことによって達成されていることが多い．

頭蓋に対する上下顎の位置を考慮しないで，どこにあってもいい Class Ⅰ を治療の目標にしていることが問題だと思いますけどね．

私は，基本的にはヘッドギアで第一大臼歯に挺出する力が加わり，それを感覚器が感知して，居心地の悪い位置から，居心地のいい位置に下顎を下前方にずらす．それによって，関節頭に骨添加が生じると考えています．方向はどうやってコントロールされているかというと，エミネンスの形態をはじめ，最初にその人が持っているスケルタルな特徴，たとえば，ハイアングルのケースであればFA[*1]がクローズする傾向に働き，ローアングルのケースならば，FAがオープンする方向に成長してくると考えられます．

槙先生はどう考えられますか．

槙：いや，この質問は難しいですよ．私は，下顎の成長方向を制御しているのは，咀嚼筋ベクトルと歯牙荷重位置との関係と考えております．ですから，本来ならば，筋活動と形態を統合して考察すべきと思います．

中島：もうひとつ大切なことは，成長期のハイアングルのケースにはハイプルヘッドギアを使っている人もいるけど，あれはまずいよ．

槙：きちんと，下顎頭の**力学環境**が，その治療によってどのように変わるかを知ってから，スタートしなければなりません．

中島：また，使用時間についても，なるべく長い時間使え，というのが定説だけど，必要以上に長時間使ってはいけません．ヘッドギアについては前田先生が「ヘッドギアの常識・非常識」という面白い論文を出しているので，参考になると思う[*2]．

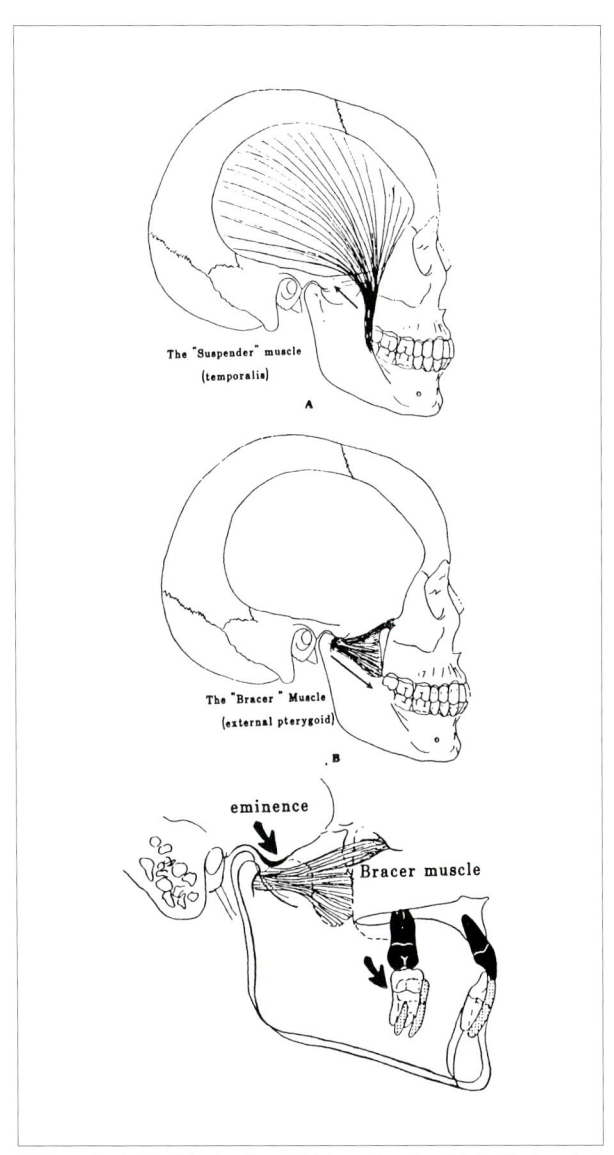

図3-1　上："吊り索"筋である側頭筋の分布．中："張り索"筋である外側翼突筋の分布．下：関節隆起のカム運動により生ずる下顎の滑走運動と臼歯のディスクルージョン（Robert Ricketts. Provocations and Perceptions in Craniofacial Orthopedics Dental Science and Facial Art/Parts 1 and 2．Denver：RMO, Inc. 1989；613．Fig.14.45より転載）．

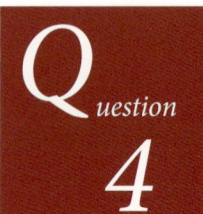

Question 4 矯正歯科治療と全身（姿勢）の関連はありますか？

A 当然あるでしょう．しかし，矯正歯科治療がすべてではありません

中島：全身と各部位が関連のない生体は，まず100％ないし．関連は当然あります．ただし，それがすべて咬合から生じていて，それを矯正すれば，全身的な問題がすべて解決するようなことを言う人もいるようだけど，私はそれは幻想かなと思っている．「全身を考慮して，歯科治療を行う」というのを謳い文句にして，その原因をすべて咬合に求めているというやり方はどうなんだろう．大げさに言えば歯科のルネッサンスが必要だね（図4-1）．

　質問に姿勢と書いてあるでしょ？　姿勢が悪くなっていることの原因として，どういう大きな原因が考えられるかをまず考えることが大切だと思う．もしかしたら形態異常があるのかもしれないし，機能的な問題があるのかもしれない．

　あとは生活習慣の癖などをチェックした上で，じゃあ，矯正歯科治療がどこまでそれに関与できるかという範囲は，あまり**過大評価をしない**ほうがいいかなと思います．「生活習慣病を治療して咬合を治す」という考え方もあるでしょう．あれは「100症例治しました」と言って，「101症例目はどうしますか？」と言ったら，「いや，この人はこの人でまた対応します」，「102症例目はどうされますか？」，「この人はまた対応します」と．だから，これをくり返しても103症例目に適応できるような何かルーティンは出てこないんじゃないのかな．

槇：姿勢や全身的な状況と咬合との関連性は，まだ科学的に明確にされておりません．診断方法もそうですが，両者の量的な関係やそのメカニズムを解くのが難しい．だから，個人的には非常にあり得るとは思うのですが，それが万人に一様の方法で効果をもたらすものとは言えないとも思います．

中島：ある意味では，一つの"Tweedの三角派"みたいなのがあるでしょ．それと同じ"態癖派？"ですよね．$E = MC^2$のように一つの公式で世界を表すことができればいいけど，臨床っていうのはそうはいかない．ひとつのやり方ですべてをねじ伏せようとすることが，そもそも間違っていると思うよ．どうして，そういう志向にはまりこんじゃうのかな，悲しくなっちゃうね．私はたまたまPNFを使用して姿勢を改善していますので，その2例をご紹介しますが，これも一つの方法ですべてじゃありません（図4-4〜5）．

槇：「それを明らかにするのが大学の人の役目でしょ」と言われるのはわかっております（笑）．「でも，いい装置がないので，どうしようもないです」と答えざるを得ない．

――話は少し異なりますが，矯正歯科治療によって，頭痛や肩こりはよくなるでしょうか？

中島：咬合が関与する頭痛とか肩こりであるならば，当然，改善する余地はあると思うけど．

　ただし，頭痛に関してみれば，頭痛の原因はたくさん考えられるので，一概には言えないし．肩こりとの関係に関しても，頭痛ほど危険ではありませんが，いくつかの要因があります．危険なのは，頭痛や肩こりということに関して，咬み合わせを治せばよくなりますよ，と安易に言い切ってしまうことですね．頭痛にも片頭痛，緊張型頭痛，群発頭痛とかいろいろな頭痛があり，もしかしたら脳腫瘍などの重大な疾患が考えられる場合もあるので，注意をする必要があると思うよ．

槇：原則的にはそうだと思います．

中島：頭頸部の筋肉の過緊張がみられるような症例であるならば，咬合が関与している場合もあります．ただ，それは一般の普通の矯正治療だけで，必ず対処できるかというとそうではないですね．

槇：確定診断を言っておいたほうがいいですよね．

中島：まずそれを言うべきだと思いますね．

槇：何割かの人では，咬合が深く関連しているでしょうが，すべての肩こりが矯正や咬合治療で治るとは絶対に言えない．

中島：一般の歯科治療や補綴治療，矯正治療により，起こったと言われる場合もあるしね（笑）．

　NIH*が発症機構に基づいた分類を発表したが，必ずしも明確なものではない．たとえば，頭痛薬にしても非器質性疾患により生ずる片頭痛，緊張性頭痛，群発頭痛およびその他の三叉神経，自律神経性頭痛，その他の一次性頭痛を軽減する薬物などいろいろある．

*NIH（National Institutes of Health）＝米国国立衛生研究所

図4-1　ルネッサンスの象徴としてのレオナルド・ダ・ヴィンチの人体図．外側の円は臍を中心として半径で描かれ，内側の正方形は上肢を広げた幅と高さである（Robert Ricketts. Provocations and Perceptions in Craniofacial Orthopedics Dental Science and Facial Art/Parts 1 and 2．Denver：RMO, Inc, 1989；76，Fig.3.1 より転載）．

図4-2　上気道の機能と顎顔面の成長との関係（Bushey RS. F.O.R.at preconference meeting, 1984 を参照）．

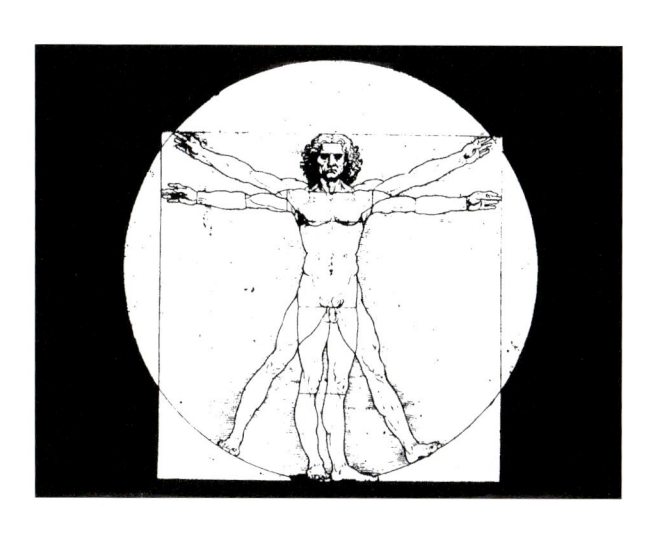

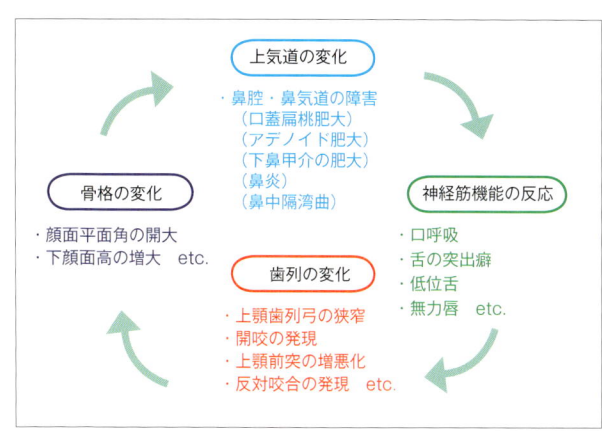

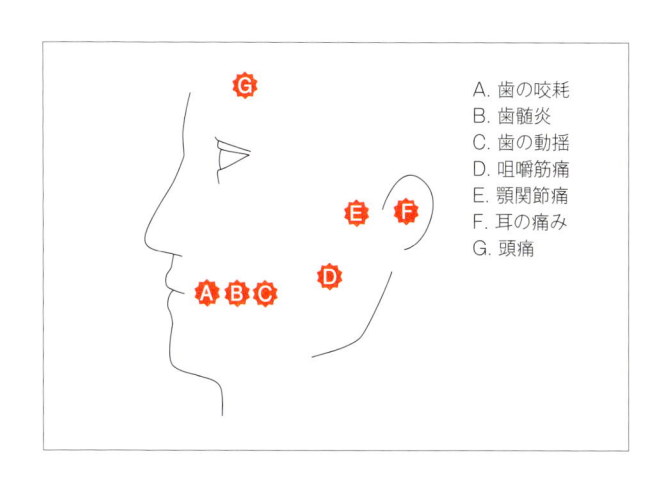

図4-3　咀嚼システムが負担過重となった場合の主な症状．

A. 歯の咬耗
B. 歯髄炎
C. 歯の動揺
D. 咀嚼筋痛
E. 顎関節痛
F. 耳の痛み
G. 頭痛

各種機能に関するQ&A

PART 3

[PNFにより姿勢を改善した症例　その1（図4-4a〜h）]

診　断：右側の側方運動が制限されたことにより，頭が左側に回転したと思われる

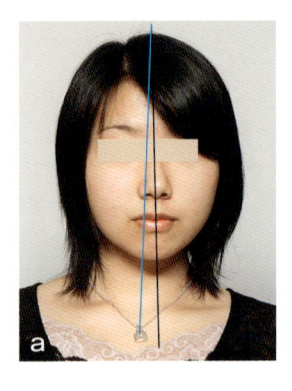

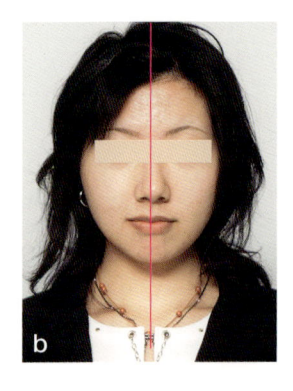

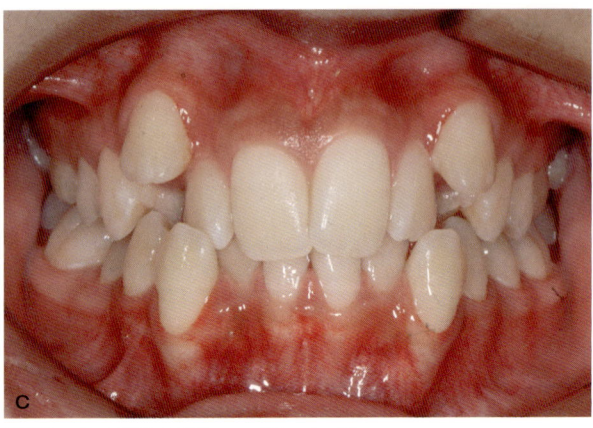

図4-4a, b　顔貌と頭軸の変化およびペンダントとオトガイの位置の変化に注目．a：T1．b：T2．

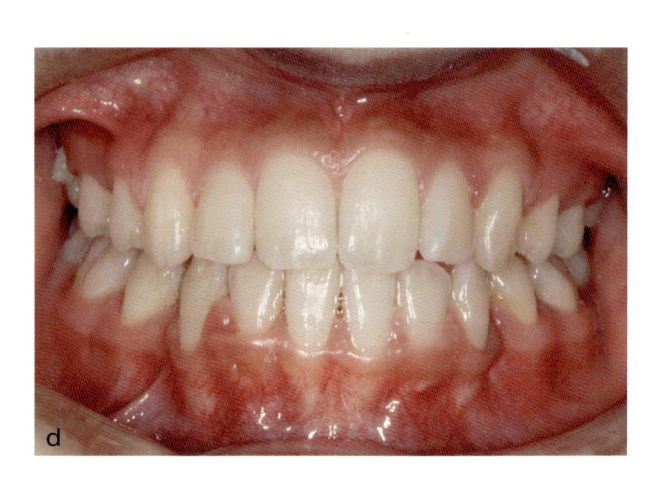

図4-4c, d　口腔内の変化．c：T1．d：T2．

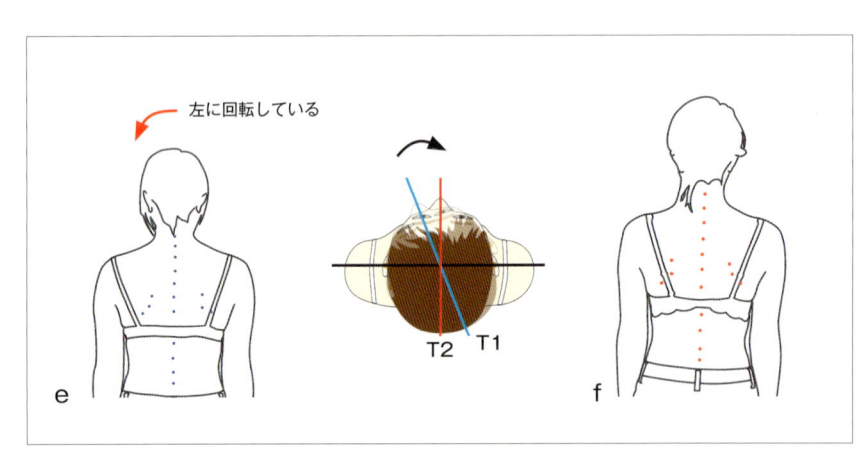

図4-4e, f　体幹に対する頭軸の変化．e：T1．f：T2．

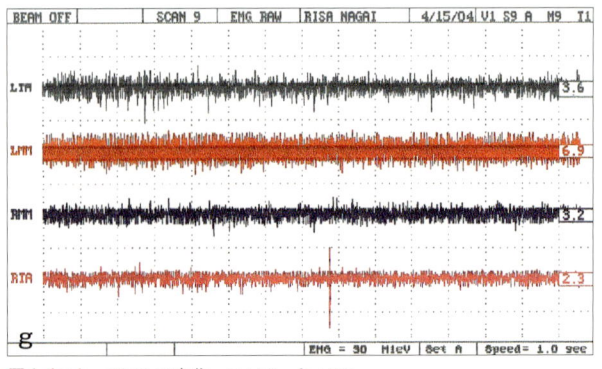

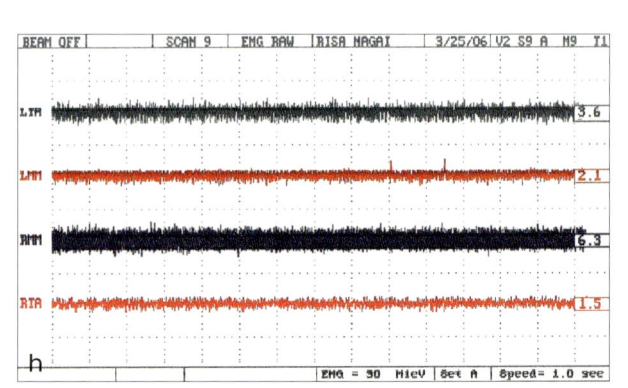

図4-4g, h　EMGの変化．g：T1．h：T2．

[PNFにより姿勢を改善した症例　その2（図4-5a～j）]

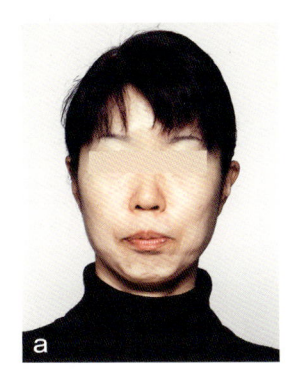

図4-5a, b　顔貌の変化．**a**：T1．**b**：T2．

図4-5c　左側の肩峰が下がっている（T1）．

図4-5d　左右の肩峰が水平になる（T2）．

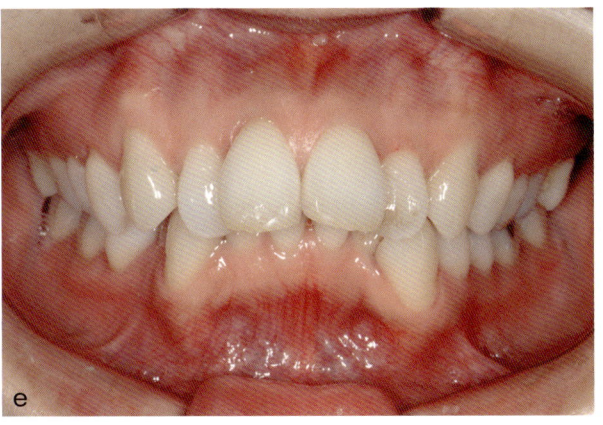

図4-5e, f　口腔内の変化．**e**：T1．**f**：T2．

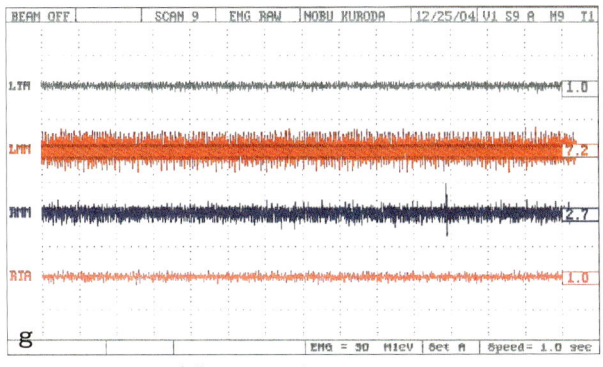

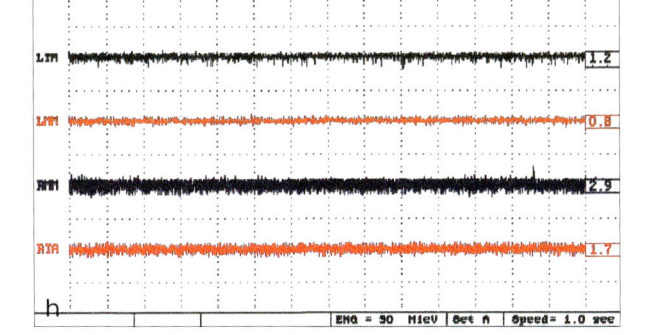

図4-5g, h　EMGの変化．**g**：T1．**h**：T2．

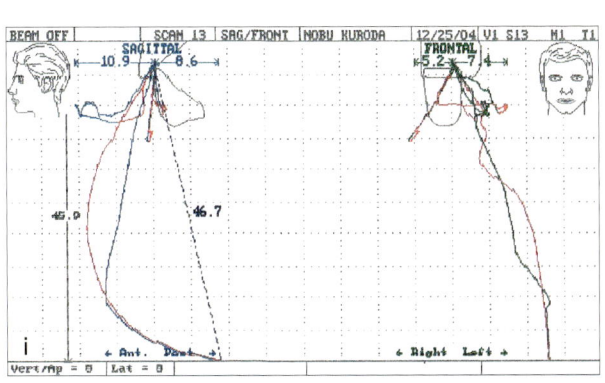

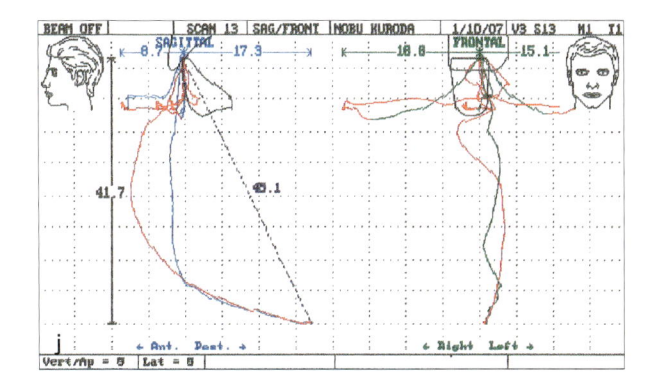

図4-5i, j　MKGの変化．**i**：T1．**j**：T2．

各種機能に関するQ&A

PART 3

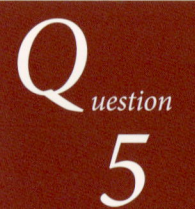

Question 5 矯正歯科治療と視力の関連はありますか？

A あるといわれています

槇：私は質問で問われているように，矯正歯科治療と視力の関連性はあると思っています．ただし，科学的な証左を挙げることは未だにできていません．ただ，臨床的に，特に咬合状態が悪くて不定愁訴を持たれている方で，矯正しながら咀嚼筋や**表情筋のマッサージ**を続けていると，特に側頭筋前腹あたりの緊張がとれた方は「視野が広がった」という方が多いです．視野というか，「明るくなった」と言っておられます．

中島：私は，**動眼筋の緊張の緩和**という機能に合わせたトレーニングを併用して，左右非対称の症例の矯正をしたことがあります．かなり効果があったと思いますが，本当のところはわかりません．視力障害は基本的には視神経の機能の問題だから，一義的には咬合関係が関与するとは思いませんが，咬合関係を改善したら視力が上がったという報告はあります．

ただ，視神経は唯一，臨界期との関連が証明されているので，幼児期に何らかの原因で入力障害があったケースなどでは，正常の方に眼帯をつけて入力を制限し，もう一方の機能の改善を図る方法もとられているようです．

槇：悪い方を使えということですか．

中島：悪い方を使えと．感覚器としてほかは，言葉とか味覚にしても，関連はあると思いますが，論文としてまだ証明されていないようです．私がやっていることはいわゆるリラクゼーションですが，視神経の障害がなければ，ある程度の効果はあると思います．

槇：視神経と中枢の関連性がありそうですね．

中島：ただ，**動眼筋の過緊張と見え方の関連**はあると思います．ある種の点眼薬もそうでしょう？

たとえば，その人の利き目によっても違うんです．槇先生も一緒に試してみてください．まず2ミリくらい先を両方であるモノに合わせて，指をさしてください．右目でみても同じで，左目にすると外れちゃうでしょ．その場合，右目が利き目です．その外れの度合いを少なくすることはできるんです．一点をみつめながら，ゆっくり顔を横にぐっと動かしてきます．でも，あるところを過ぎると，ぎりぎりという動眼筋が緊張するところがあるでしょう．眼球を固定したまま顔だけ動かしていく（図5-1）．それで一定のところにいくと，槇先生も目が動いたでしょ．それはもう無理なんです．

今度は，さっきと同じように左で合わせてみます．さっきより幅が短くなりましたね．それは動眼筋のリラクゼーションになるんです．

動眼筋に対するある種のPNF効果があるかもしれません*．槇先生どうですか？

槇：あっ，変わりましたね．

中島：「明暗」というか，いまのは「視野」ですね．視野が広がる．楽になった感じになったでしょ．

槇：試してみると確かに楽になりました．やはりストレッチですよね．でも「咬合関係がよくなったら，視力も上がるんじゃないか」という意味に直結されても困ります．

中島：私がいくつかみた論文では，元神戸山手大学の島田彰夫先生が「視力とかみ合わせの関係」という論文を出されていましたね（図5-2）．実験ではなく，統計調査をされた研究のようですが…．

---

*S.S.Adler, D.Beckers, M.Buck（著），柳澤健，中島榮一郎，高橋護（訳）．PNFハンドブック．東京：クインテッセンス出版，2004；242．

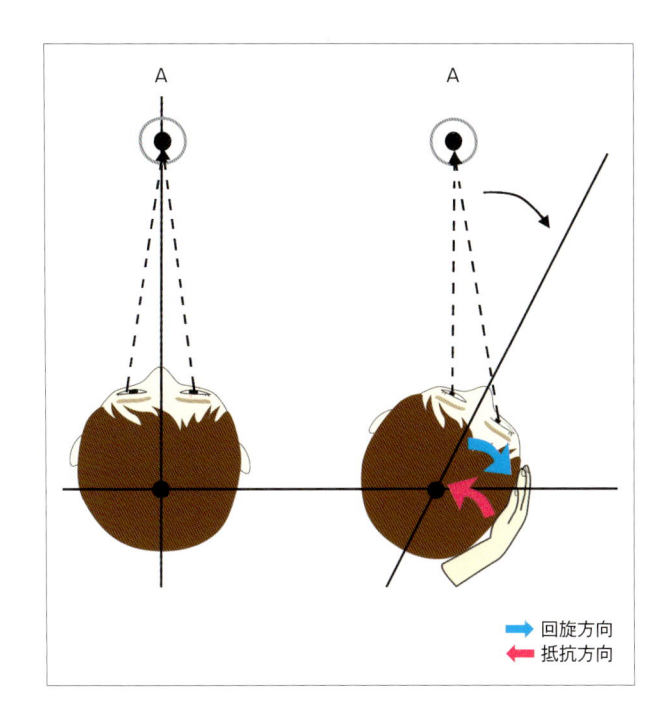

図5-1 眼内筋群の強化の例（側方）．正面の目標Aを定めた上，そのAをみつめたまま，頭を右（左）にゆっくりと回旋（回転）するように指示．その方向と反対方向に抵抗を加える．図の眼球の位置に注目（上下など他の方向も可）＊．

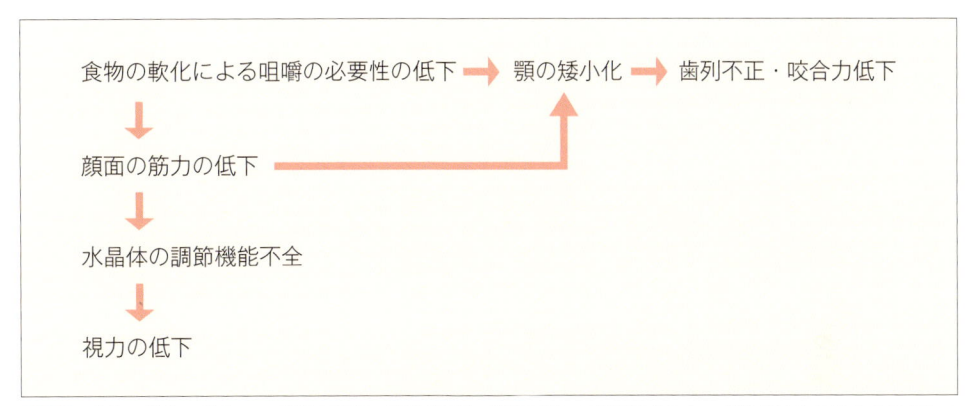

→ 回旋方向
← 抵抗方向

図5-2 食物の軟化の視力への影響の推定．伊藤学而ら（1988年）の研究によると，歯科領域からはすでに食物の軟化が咀嚼の必要性を低下させ，咀嚼筋の発達を妨げ，顎を矮小化させたと指摘されている．これは同時に顔面の筋力を低下させ，筋力の低下が水晶体の調節を困難にし，水晶体が常時屈折が大きい状態にあると推察できる，としている（島田彰夫．縦断的にみた視力低下の現状とその要因．民族衛生 1990；56（5）：234，図4より引用）．

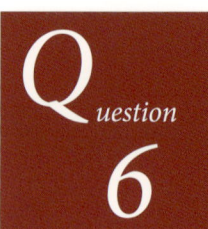

Question 6 矯正歯科治療により，患者の食べられる物は変わりますか？

A はい．食べられなかった物が食べられます．それ以上に…

槇：オープンバイトの方で，うどんとかそばを咬み切れないと言っていた人が，治って「食べられるようになりました」と言われて，泣かれたことはあります．ただ，それが「食生活が変わったか？」と言われると，日常がどうなったかまではちょっと聞いてないので…．ただ，食べられるものが増える人はいるとは思います．

中島：そうですね．私もこれまでにも同じようなケースがあります．いまオープンバイトのケースは間違いなくありますね．食生活全般ということよりも…．

槇：アンケート結果などでも出ていると思います．

中島：私は，そういう統計的なデータは持っていないのですが，矯正治療を必要とするような，いわゆる不正咬合の原因の一つになっている可能性がありますね．

　不正咬合を矯正治療し，治療後にいままで食べられなかったものが食べられるということだけではなくて，**食生活そのものが改善される**方法になるといいですね．矯正治療を受ける・する時に「食べる」ということの意義を，われわれのほうからきちっと問いかけてゆく必要があるんじゃないかな．私が本質的に考えているのは，これは料理研究家の辰巳芳子さんが言っていることだけど…．「食べることは生きること」だけど，そのためには，何を食べたらいいか，何を食べるべきかを治療を通じて，肌で覚えてもらう必要があると思うんだけど．

　そのひとつの方法として，うま味を感知する能力の精度を上げること．私は仮に**「うま味の臨界期？」**と呼んでいるんだけど，そのうま味を覚えさせることが食育の原点かなと．今の「食育」の流れはこれから離れていっちゃったけれど，そんなことです．

槇：何か**食育**みたいな，もっと大きな質問と考えたほうがいいのでしょうか．

中島：歯科・矯正治療の本当の目的はどうあるべきかとか，そういうのがいいですね．

槇：ええ．その問題は，この項目に入れるような問題ではなくて，もっと大きいですね．

中島：この話はまた別の機会に…．食べ物に関していえば，先生がされたラットの実験はどういう？

槇：ラットの実験は，きちんとした硬さのあるものを食べていないと，**海馬**の**神経新生**に影響が出て，**行動試験**でも異常な行動が多く認められたというものです．

中島：ニューロンのネットワークが少ない，ということですね．

槇：少ないからなのか，それとも変なつながり方になったんだと思いますが，非常におかしいんです．

中島：それはいいですね．将来的には，たとえば認知症の予防とか，80歳で20本で長生きという，8020の運動もそういう意味も含んでいると思いますが，長寿遺伝子の発現とかね．第10座にある長寿遺伝子の発現に，咀嚼が関係がある可能性があるらしいです．だから，まさに先生の海馬のニューロンの数は，結果的にそういうことが起こったんじゃないのかな．

槇：ジェネティクス*¹ のみという見方が90年代〜2000年代にあり，遺伝子の発現で90何％左右され

---

*¹ ジェネティクス＝遺伝学
*² サーチュイン遺伝子：老化を遅らせて，寿命を延ばす遺伝子．ウィスコンシン大学が20年間にわたり行ったアカゲザルの実験によって発見されたという（http://www.nhk.or.jp/special/onair/110612.html 参照）．

ると．要するに，昔は，ゲノムの解析ですべてがわかれば，すべての病気の原因がわかると思われていたのです．しかし，その遺伝子の二重らせんの中で要らないと考えられていたところが，周囲からの刺激によってすごい差をもたらすことがわかってきました．

中島：なぜその発現を起こさせるかという要因として，たぶん硬いものを食べるということを怠ってきたことが大きいと思うんです．

　要するに，火を使えない・何も使えないときに，硬いもの以外の食べ物はないわけだから，たとえば，果物だけ食べている動物は，硬いものを食べているものよりも早く死んでしまうと言われています．できるだけ過酷な条件に耐え得るように用意された遺伝子を，いかに発現しないようにしてしまっているのが現在でしょ．

　だとするならば，咀嚼に関係したら，できるだけ硬いものを食べたり，できるだけ薄味にするとか，できるだけ無駄なカロリーをとらないとかね．薄味にしなければ，うま味がわからないでしょ．うま味の感受性を高めるということは，そういう意味では，有効な遺伝子の発現を促進するのではないかと考えられませんか？　小学生に「きょう，朝飯は何を食べましたか」と聞くと，「ガム食べました」「朝飯はガムです」という人がいるらしいけど，それは食生活以前の問題ですよね．

　私はそんなふうに考えているので，3つ目の別個の話題として，遺伝と環境と矯正との関係ね．「素人が疑問に思っていること」ということで，私が疑問に思っていたことは，「発現」というキーワードは絶対に必要だと思います．

槇：それは何の遺伝子かわかりますか．

中島：長寿遺伝子 "サーチュイン遺伝子"[*2] という名前ですが，だれでも持っているわけだから，結局発現させるかどうかということが問題になります．発現させるには何がいいかというと，やはりローカロリーだって．「ローカロリー」がキーワードだと．お互いに耳が痛いね（笑）．

　ただ，サーチュイン遺伝子については学会で異論も出ているようなので，確実なところはわかりませんね．

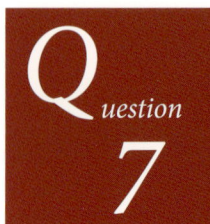

Question 7 舌癖はⅠ級叢生症例でも治療対象となりますか？

A もちろん，なります

中島：アングルⅠ級で叢生を生じている原因が，主に舌癖に起因しているということであるならば，積極的な対象になるとは思います．この「治療対象」というのは，アングルⅠ級叢生治療を治療するのかどうかではなくて，舌癖の改善を治療計画の中に入れるかどうか，ということでしょ．私は，それはその中に入ると思います．

槇：私もそう思います．舌癖というと，皆さん，前突とか開咬のイメージがあるから，こういう質問が出てきたのでしょう．だけど，叢生があれば，2番のインスタンドがあって，舌尖が正しい位置を触れないという人は，必ず変な癖を持っているはずです．歯列形態を治しながら，かつその癖を除くことがいいと思います．そのほうが安定につながります．

中島：それは舌癖を矯正歯科治療のルーティンとしてチェックしたほうがいいかということだろうけど．一般的に**舌癖は，生きること・食べることに**あまり関係しないように思われているでしょ．
舌癖は，まず「発音」を通じて「コミュニケーション」に大きく関係するし，また必要とする食べ物や栄養素を咀嚼，消化，吸収する能力が低下すると思います（図7-1）．
運動機能だけではなくて，感覚機能の低下もあるのではないかと思います．舌先が感じられる能力と，舌根部が感じられる能力は全然違うんです．
たとえば，2点間の距離がどのくらい離れていますか，という検査があるんですが，舌先と舌根では全然違います．ほとんど舌先に集中しているんです．
そういう意味から言っても，危険なもの，食べてもいいもの，食べたら悪いものを判断する能力も舌根部に生じる圧痕によって低下することが考えられます．つい最近，味の素研究所の二宮先生がこの論文を発表しています（図7-2）[*1]．

甘みとかって，うまいでしょ．それはアミノ酸だから．アミノ酸というのは，咀嚼をして最後に感じるそうなんです．だから，最初からアミノ酸が出ている食べ物なんてないんですよ．

槇：だから，食べ物が十分に破壊されてはじめて，うま味が出てきて，破壊されればされるほど濃度が高くなってきているから，ということですね．

中島：ええ．たとえば，昔はスープストックみたいな，全部スープのうま味をコンデンスしていますという製品なんて，あるわけがないじゃないですか．それは口の中で作らなければいけなかったわけです．

槇：なるほど．だんだんいろいろな事象が符合してきますね．壊れる量が十分にできないわけですよ．

中島：そうそう．だから，咀嚼回数も大きく関係してくると思います．
たとえば，固形物はなぜニューロンをつなげるかというと，固形物という物理的な刺激だけではなくて，それによってそれに含まれるうま味が生じてきて，そのうま味は**舌だけでなく，胃にも感覚器があり**[*2] 生きる意欲を刺激して，「これは大切だから，しっかり食べなさいよ」ということを本能的に感じていたんじゃないかと思います．どうでしょうか．

槇：このことを証明する実験もできますね．マウスを使って毒とアミノ酸を分けておいて，その後のニューロジェネシス[*3]がどのくらいか．

中島：それは人間も可能かと．歴史的に，うま味を感知できる種だけが生き残ってきたんだと思いますよ．

[*1] 二宮くみ子．味わって食べることの意義．"うま味"を知る．In：伊藤学而，中島榮一郎（編）．臨床家のための矯正 YEAR BOOK '11．東京：クインテッセンス出版，2011；89-92．
[*2] San Gabriel AM, Maekawa T, Uneyama H, Yoshie S, Torii K．mGluR1 in the fundic glands of rat stomach. FEBS Lett 2007；581（6）：1119-1123．
[*3] ニューロジェネシス＝神経細胞新生
[*4] ドキュメンタリー映画「天のしずく～辰巳芳子"いのちのスープ"～」詳しくは http://tennoshizuku.com/ 参照．

槇：要するに，それはアミノ酸をきちんと生体がとれていた．それで進化してきたということですね．

中島：そうです．そういうものがいま残っている．そのアミノ酸を抽出できるような機械的な咀嚼能力とか，そういう部品がなくなってしまったものは，途中で絶えてしまったんじゃないですか．

槇：動物としても昔は実は生き残れなかったけれど，いまはそれが食品加工により生き残ったと．

中島：固形物にアミノ酸を入れるというのは，私はいいとは思いますけれど．

槇：われわれもさまざまな実験をしていますが，ある程度，硬い食べ物を食べていないと中枢の神経新生も異常でした．

中島：アスペルガーに近いんじゃないですか．

槇：ええ，**統合失調症**とまったく同じです．しかし，そこまで言うと，矯正歯科の我田引水的な結果と見られると嫌なのですが…．

中島：でも，こうやって話してみると，新しい課題とかがわいてきますね．特に先生が感じていることとやっていらっしゃることと，私が感覚的に感じていることがかなり一致する部分が出てくる．私は実験は人にしてもらうしかないので…．

槇：いえ，先生にはどんどん研究にも参加していただいて（笑）．

中島：先ほどふれた二宮先生は「うま味」を広める活動を中心的にオーガナイズしている方ですから，世界中のシェフを集めて「うま味」を教え，広めています．今度スペインでの集まりで，トマトから抽出したうま味を感じる試みを開くそうです．西洋のシェフは「うま味」の存在を感じたことがないんですね．だからそれを教えるのは無理だと思ってたんでしょう．文化的な素養が違うから．昆布なんか食べたことのない人に，うま味なんか…と思われていたそうですが，意外とそうでもないようです．

槇：でも，わかるんじゃないですかね．

中島：わかるんだそうですよ．それは知識としてはもちろん，そういう鋭い感覚を持った人たちがシェフになっているからわかるんでしょう．われわれ矯正とか歯科医がやるべき仕事は，それを離乳期からの食育の中で，お母さんに伝えることじゃないかと思います．

　それで，「母と子のうま味教室」というのを頭の中で考えています．それをやってくれる人だけはみつけたけれど，どこでどのように展開していこうかというのはまだ決めていませんが…．その中に先生の大学からも参加してもらえれば，歯科の分野ではだれもやったことがないから，絶対におもしろいと思うんです．歯科医師会にも提案してみようかと思っています．「うま味教室」の全国展開を…．また今，「食」をテーマにした映画も製作してますので，それもぜひお母さんや学校関係者にみてもらいたいと思ってます[*4]．

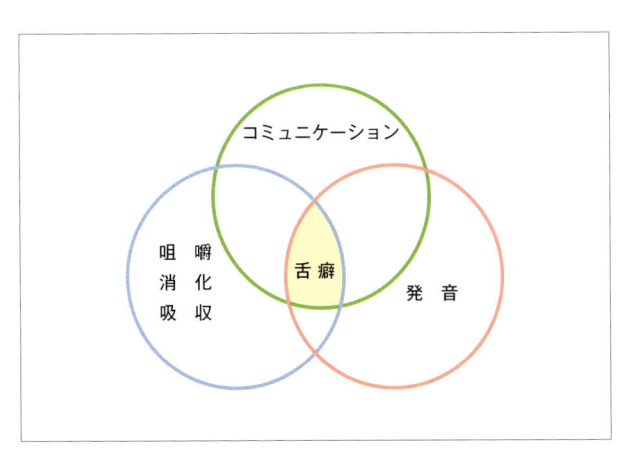

図7-1　舌癖が関連すると考えられる因子．

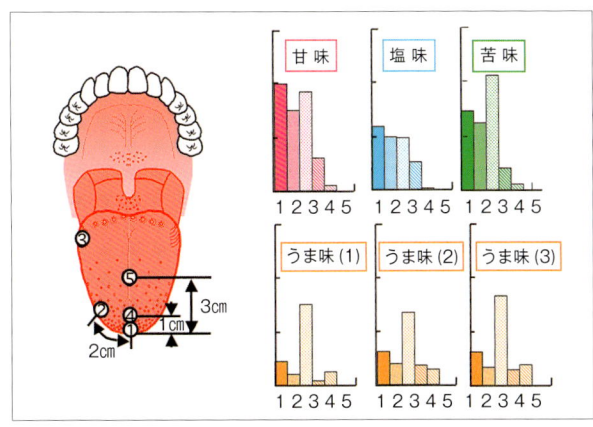

図7-2　ろ紙ディスク法による舌各部位の味覚感度測定結果（二宮くみ子．味わって食べることの意義．"うま味"を知る．In：伊藤学而，中島榮一郎（編）．臨床家のための矯正 YEAR BOOK'11．東京：クインテッセンス出版，2011；91，図4より転載）[*1]．

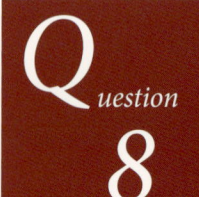

Question 8 開咬症例において，前歯挺出と臼歯圧下の各々の程度を治療方針としてどのように決定していますか？

A 開咬の原因をよく考えて

中島：これは，基本的に一番目安にしているのが**フェイシャルタイプ**ですね．フェイシャルタイプによってそれぞれ許される限度があると思うので，その範囲で前歯部の挺出や臼歯部の圧下を組み合わせて対処しています．ただ臼歯部の圧下は難しいので，あまり行ったことはないね．最近はミニインプラントの症例もかなり報告されているけど…．

槇：できる・できないというのもあるし，オペを想定しないでワイヤーだけで，という質問ですかね．私は，骨格性開咬症例の多くでは，**臼歯の圧下**というのがかなり効果が出ないと感じてまして，臼歯部をひどく圧下した人は臼歯部がむし歯になってしまったり，あとの補綴処置を難しくしてしまう例を多く経験しました．ですから，圧下しないで治せる症例かどうかをまず判定してしまいます．

中島：そうですね．それは非常にいいですね．

槇：そういう言い方しかできない．

中島：臼歯部の圧下というのは，それ自体を積極的な治療目標にして治療しましたという症例は，あまりみたことがない．

槇：一時的に下がっても，たぶん戻りがすごいかと…．

中島：特に最近，インプラントをして積極的に圧下をやりましたよ，という発表もあるけれど，あの30年後をみてみたい．

槇：あれは絶対に戻ってくるのではないかと思います．オープンになった原因は違うところにあるのが多いのですから．

中島：あの予後をみてみたいという理由は，機能を無視して安定が得られるか，ということです．咬合平面がなぜ作られるかということを考えることも大切でしょう．

じゃあ，咬合平面の決定に何が相対的な要因として関係しているかというと，まず嚥下をしたときに，きちっと口唇が閉鎖でき，陰圧になるような状態を作れる上下の前歯の関係があれば，そこで大臼歯の位置が決まってくるんじゃないのかな．**大臼歯が余分に萌出してきたから，オープンバイトになったわけではない**と思う．そうすると，この順番としては，臼歯の圧下とかを考える前に，嚥下の機能をどこまで改善できるかということと，上下の前歯をどこにセットアップすることが可能かどうかを調べて，その上で大臼歯をどうするかということを決める必要がある．これは必ずしも矯正治療にかかわらないで，補綴でも同じですよ．

槇：私は矯正医で自分の前歯を圧下した人を知っているのですが，この間，みたら，全部戻っているんです（笑）．「先生，それは発表しないんですか」と言いたいんですけれど．局所で治すのはいいと思うんです．だけど，筋機能や吸収した下顎頭にアタックできないのなら，間違いだろうと思います．

中島：かなり戻ったといったら，また元の状態のように…．冬山に夏装備で行くようなものだよね．矯正歯科のミニインプラントが流行って何が変わったのかというと，矯正の可能性が広がったという一方，ストレートワイヤーと同じように，矯正医の思考能力を削いでしまったような気がしますね．

槇：そういう恐れもあります．教育の仕方にもよりますが．

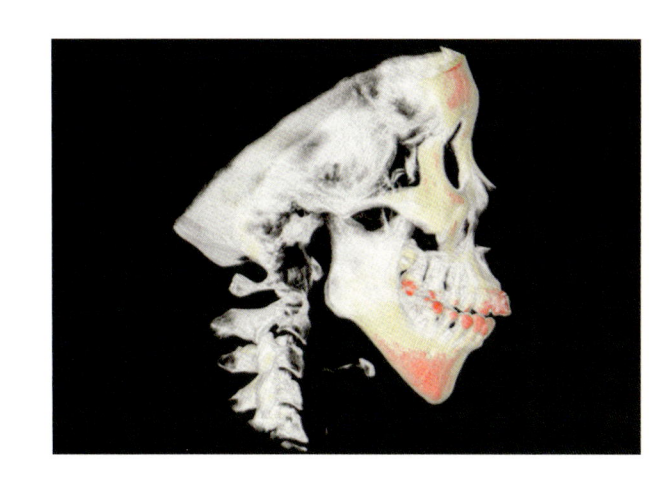

図8-1 開咬症例のCBCT.

[乳歯の開咬症例（図8-2a〜c'）]

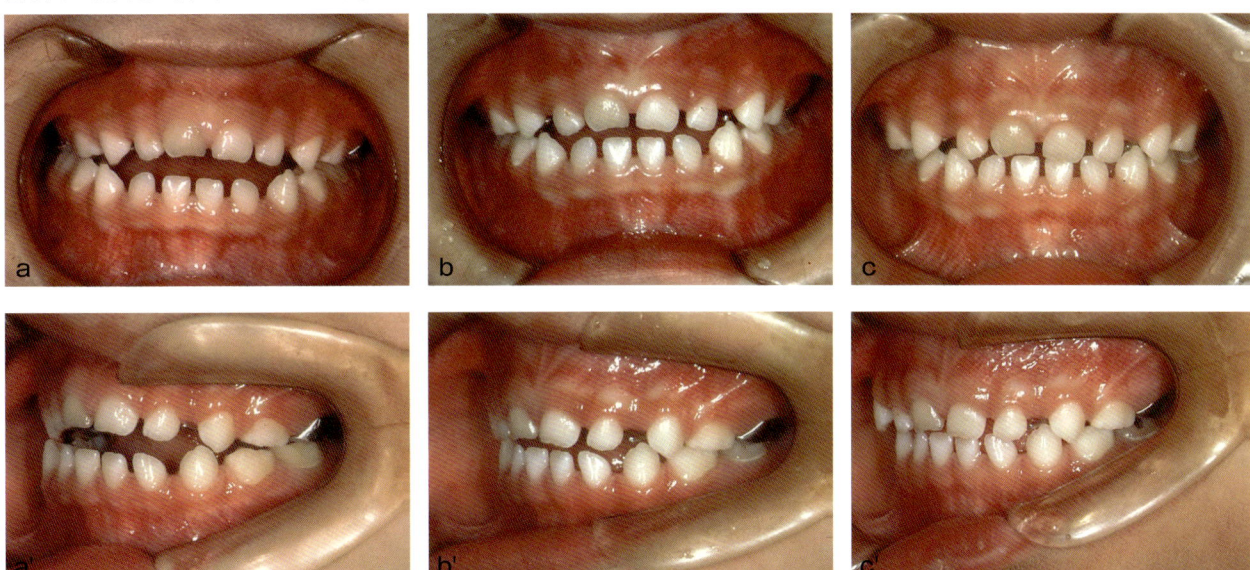

図8-2a〜c' 乳歯の開咬症例. a, a'：治療前. b, b'：治療中. c, c'：治療後（中島榮一郎. アトラス矯正に強くなる本. 東京：クインテッセンス出版, 2004；28, 図1-28より転載）.

[成人の開咬症例（図8-3a〜c）]

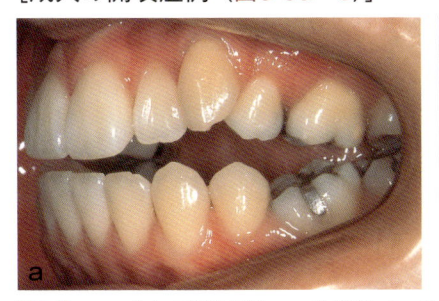

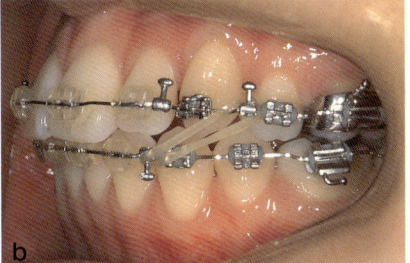

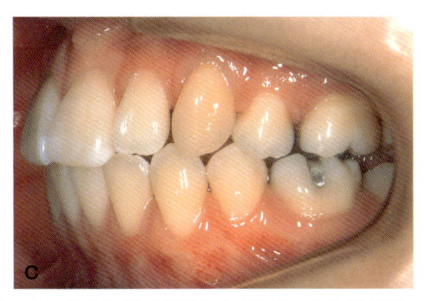

図8-3a〜c 成人の開咬症例. a：治療前. b：治療中. c：治療後（中島榮一郎. 必ず上達ワイヤーベンディング. 東京：クインテッセンス出版, 2009；82, 図5-1, 5-4, 5-5より転載）.

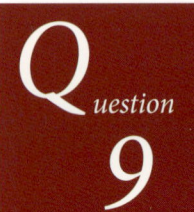

Question 9 レベリングにより唇側傾斜（フレアー）する患者としない患者の違いは何ですか？

A ディスクレパンシー，機能，フォースシステムなど，さまざまです

槇：「違いは何ですか？」，メカの違いというのもあるんじゃないの？

中島：フレアーアウトするというのは，基底骨よりも大きな歯列弓長をもって，それを無理やりアライメントしたときにフレアーアウトするわけでしょ．
　まずは機能も考慮した，正しい診断をしているかどうかが大きな原因になるんじゃない？
　ただ，この質問は，同じような人に同じようなメカニクスを使ってフレアーアウトしやすい人だとしたら，やはり吸収や嚥下，舌の機能とかさらに歯周組織の健康度も大きく関係してくると思います．

槇：患者さんが，どういうタイプの患者さんかということですかね．

中島：私は，基本的にこれはフェイシャルタイプと機能によって変わってくると思います．フェイシャルタイプがドリコ傾向の人*の場合は，フレアーアウトする確率が高いし，ブレーキーフェイシャルタイプの人の場合は，フレアーアウトは少ないと思う．これならイメージしやすいんじゃない．

槇：唇舌側ということでの問いでしょうが，ストップをつけないで後ろに全部抜けるようにした状態であるか，水平的なディスクレパンシーが大きいのか，垂直的なディスクレパンシーがひどいのかなどによっても変わります．また，口唇圧も関係します．

中島：歯列弓の幅径が狭い人は，前方にフレアーアウトしやすい．なぜ狭いのかと言われれば，骨格的要因とバクシネーターとか嚥下の機能によって，幅径を狭くするような筋機能の問題が考えられます．そこにワイヤーを入れたとしたら，一番弱いところに出てくる．一番弱いところはどこかというと，この場合は唇側．こういうときは，いたずらにアライメントせずに，事前に神経系と筋力のレベリングというか，そういうものをはかっておくべきだと思います．ユーティリティアーチのバッカルブリッジの形も，実は筋のトレーニングには有効なんですよ．

槇：それは，今回，先生に聞くまで私はわからなかった（笑）．

中島：単なる形だと（笑）．これはわざわざフレアーアウトさせるんです．だから，ここの基底面からバッカルブリッジを外側に開く．そして嚥下させたときに，これが頬粘膜に必ず当たるようにするんです．

槇：Rickkets は，当たってそのきついのが弱まると考えたのですか．それとも，軟組織の力も利用して出そうとしたのでしょうか．

中島：それはどうなんだろう．ただ，今考えればPNF 効果もあると思います．少なくとも彼が一番考えた理由は，なぜ歯列弓が狭いか．それは筋神経機能の結果でしょ．そうすると，**歯をアライメントする前に，まず筋神経をアライメントすべき**だと考えたんでしょうね．

槇：じゃあ，排除しようということですね．

中島：そうでしょうね．最初はね．

槇：本来なら，臨床でもっと簡便に使える軟組織圧センサーがほしいところです．今まで用いられてきたセンサーをかなり追試したのですが，微弱な力を精度よくはかることができませんでした．

---

*ドリコフェイシャルタイプ（dolicho facial type）＝長顔型

[前歯部と口唇の変化（図9-1a〜d）]

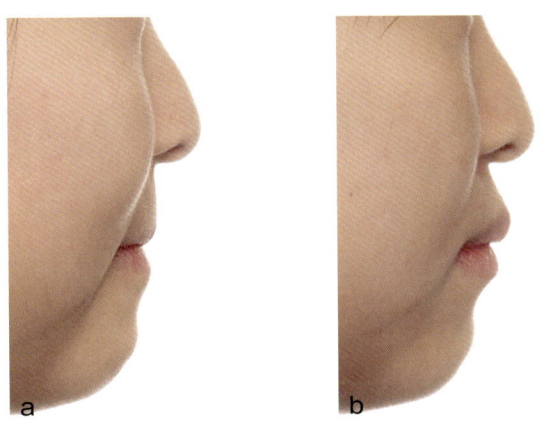

図9-1a〜b'　側貌の変化．a, a'：治療前．b, b'：治療後．

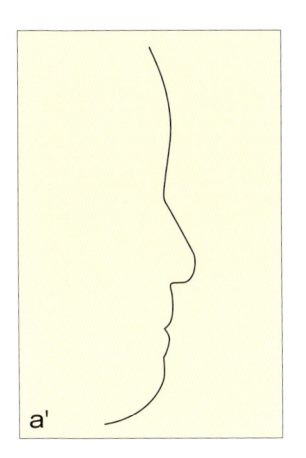

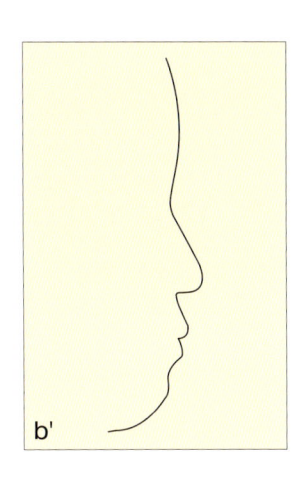

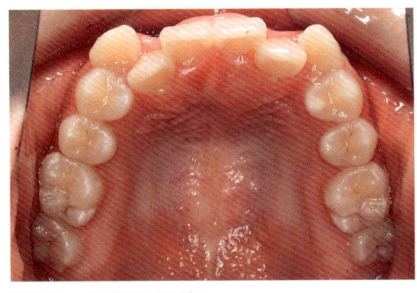

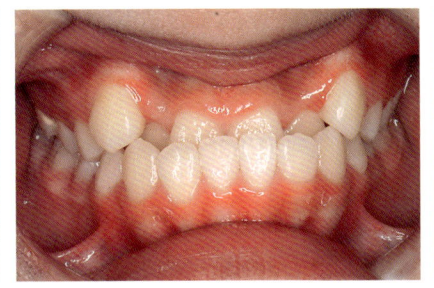

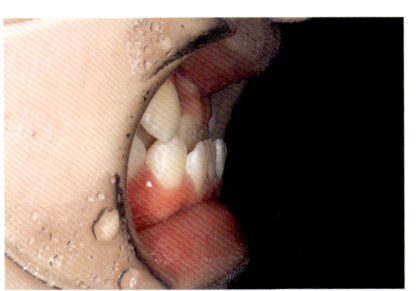

図9-1c　初診時口腔内．

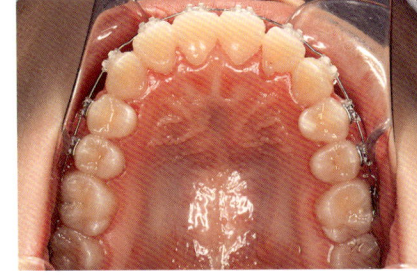

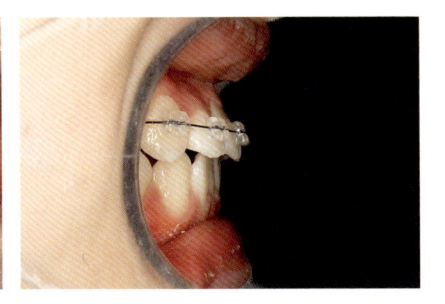

図9-1d　フレアーの口腔内．

Question 10 顎位が定まらない症例は，どのように顎位を決定しますか？

A 習慣性感覚入力の遮断と障害の除去から

槇：私は**スプリント**を使います．もちろん，最初に嚥下とかをさせてみるとか，筋電図をみたりしますけれど，診断の上で生理的な位置を探るためにも，さらに治療中の確認にも使います．

中島：私も基本的に同じです．Ricketts が「**バイオテンプレート**」と名前をつけたものだけど，その顎位を閉口筋系で作るのか，それから閉口筋・開口筋との調和した状態で作るのか，ということで大きく変わってきてしまう．

たとえば，バイトテンプレートを作るとき，前歯部に何か，「ちょっとこれを咬んでみてください」と言ったとき，すでに閉口筋系が関与しているわけです．だからまず閉口筋が関与しない状態でバイオテンプレートを作って，そこから PNF を併用していくことによって，徐々にターゲットを絞っていくというやり方です．

槇：早期接触とかがあったときに，実はスプリントを使っていても「やはり，問題はここだったんだ」となることが多いんです．それで，私は少し動かしてからでも，逆に安定するかなという感じもしています．

中島：初期の段階でね．それはみて，それでイニシャルコンタクトとか，そういうのはみますけれど．たとえば槇先生の場合，テンプレートは上・下どちらに使いますか？

槇：上に使うことが多いですね．

中島：そうすると，当然，舌の関係があるでしょ．だから，私は下に使うわけですが，その顎位の安定が得られた後に，当然エキスパンジョンしていかなければならないし，その場合には，上顎にクワドヘリックスなどの拡大装置を入れます．

槇：やっている最中はですね．

中島：だから，私は下顎にバイオテンプレートを入れて，上顎にクワドヘリックスを入れ，上下一緒にやれば，6，7 か月で終わりますから，そういうふうにしています．

上顎の拡大と同時に，当然，下顎もスクリューを付けるので，下顎も拡大するんですよ．上下の拡大のときに，単独で上顎の拡大装置を使ってはいけない．これは臨床でやってはいけない禁忌ナンバー 1 です．

槇：それは舌がついてこないということですか？

中島：いえ，それがトリガーとなって，TMJ の障害を引き起こすことがあります．

槇：接触部位が変になってしまっているため，ということですね．そして，中枢にも影響があると．

中島：そう．もうひとつは，その時期にバイオテンプレートを入れていることによって，その異常接触の機能を発見しやすい．それを調整しながら，主に機能異常が表れている部位の PNF を加えていくことで，だんだん安定したスポットの位置に近づいていきます．

槇：真ん中に拡大装置か何か入れるのですか．

中島：はい．アダルトで必要ない場合は入れないけれど，たいていの場合は必要があるから，正中にスクリューを入れてます．

槇：私の患者さんで，顎位が全然安定しなくて，来るたびに位置が変わってしまっている方もいました．**下顎頭が吸収**している方でした（図10-1）．

中島：それだと長くなりますよね．

[顎位が不安定で定まらない症例（図10-1a〜e）]

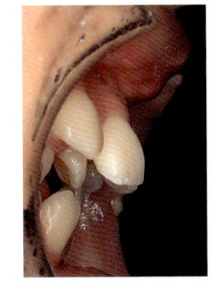

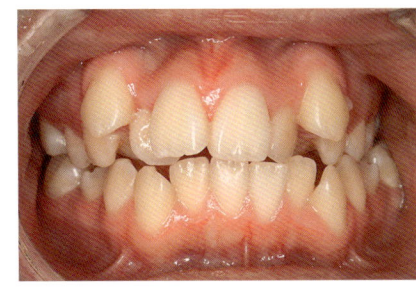

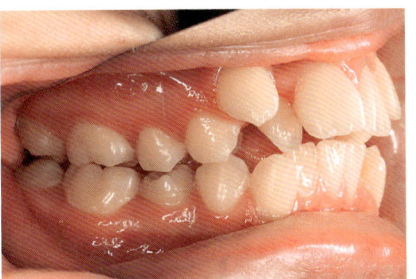

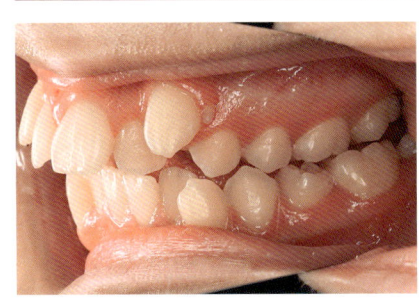

図10-1a　初診時口腔内.

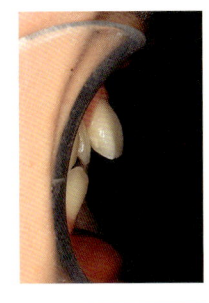

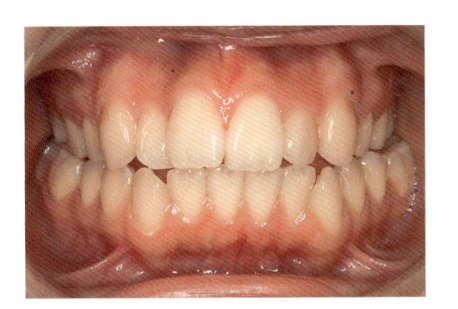

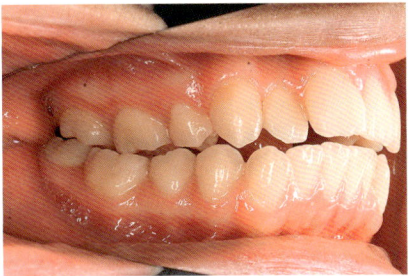

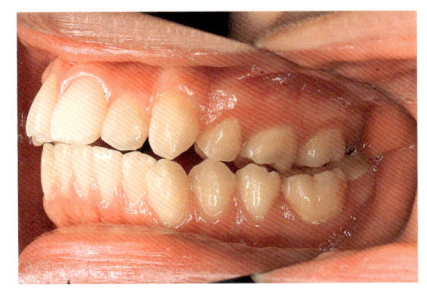

図10-1b　顎位確認のための再診断時口腔内.

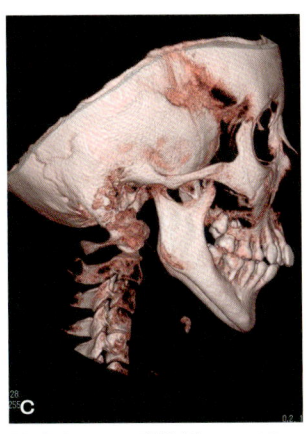

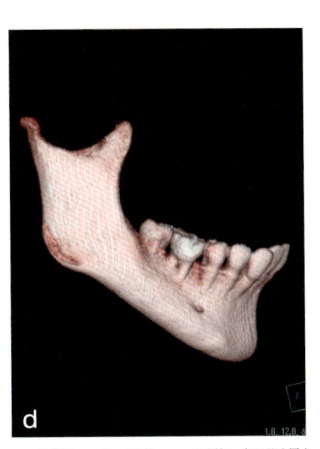

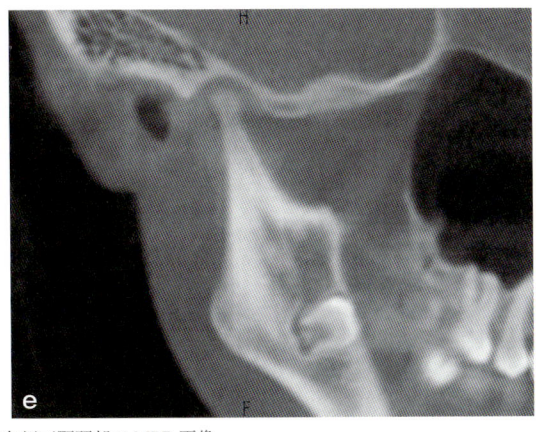

図10-1c〜e　再診断時のCBCT. **c**：Volume画像. **d**：Volume画像（下顎骨）. **e**：右側下顎頭部のMPR画像.

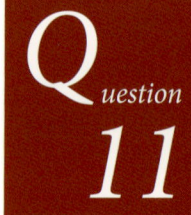

Question 11 なぜ矯正歯科治療が必要なのですか？

A これこそがわれわれがもっとクリアにしなければならない課題です

中島：形態の改善は当然ですが，矯正歯科治療によってどんな諸機能が改善するのかということだよね．咀嚼機能の改善は当然ですが，その他，口呼吸から鼻呼吸への改善，発音・発語の改善とかは，咬合の改善に付随するものとして考えられます．また，抗重力機能の改善も重要なことです．ただし，これも「咬合の改善をした」ということが，イコールそれぞれの改善に直接的につながるかどうかを実証するのは，難しいこともあると思います．

槇：100％ではないにしろ，改善の方向に向かっているのではないでしょうか．

この質問をした方は，自分たちがやっている矯正歯科治療が，どのくらい人のためになっているかを知りたがっているのでしょうね．いい疑問です．医療の原点だ．だから，この答えは，**「回復される」**です．

ただ，どの程度回復されたかとか，どういう治療で，どういう機能が回復されたかを明らかにしていくのは今後の研究になります．

中島：そうですよね．一生かけて…．なぜかといったら，その諸機能というのは，ネズミの実験のようにコントロール群と実験群に分けてできないじゃない．

槇：別に書いた質問としては，「矯正歯科治療によって，その人の人生のQOLはどの程度上がるんですか？」ということを聞きたいのでしょうね．間違いなく「上がる」，そういう回答ではだめですかね．

中島：いや，いいと思います．ただ，上がるような治療をしなければだめだけど…（笑）．

槇：矯正歯科治療の意義をていねいに，細かく記述してある教科書があまりないような気もします．これは私も非常に反省させられます．

中島：この問題を正面から扱っている教科書としては，阪大の高田先生が出した教科書*は，Proffitみたいにぶ厚い本じゃなくて，"**いまできることはこれだけです**"，と，幻想みたいなものは書いてない．とても正直で率直ないい本だと思う．

---

*高田健治．高田の歯科矯正の学び方．わかる理論・治す技術．大阪：メデジットコーポレーション，2010．

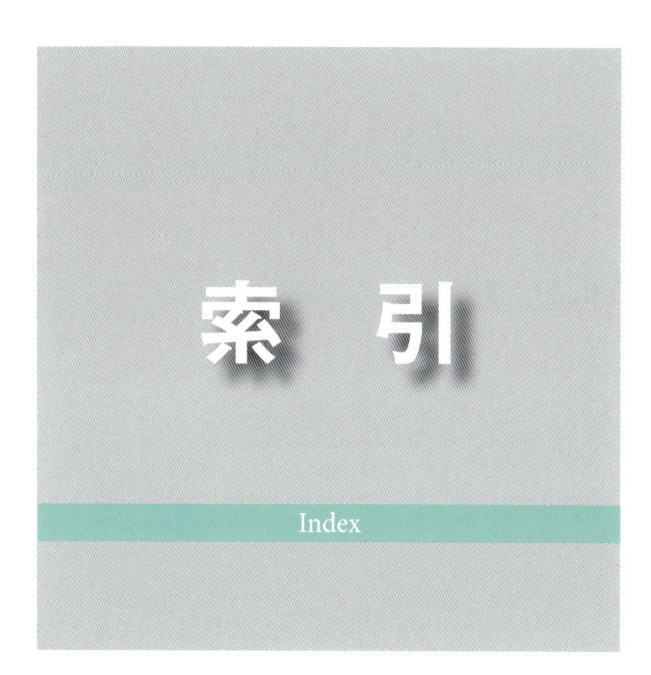

索引

Index

索 引

[あ行]

- adenoidectomy（アデノイド切除術） ……… 48
- Angle …………………………………… 42, 44
  - ──の定義 …………………………… 44
  - ──の分類 …………………………… 42
- Eライン ………………………………… 20
- OA（Osteoarthritis） …………………… 108
- Oリング ………………………………… 80
- upper molar position ………………… 44
- 悪習慣 …………………………………… 30
- アデノイド（咽頭扁桃） ………………… 34
  - ──切除術 …………………………… 48
- アンカー効果 …………………………… 72
- アンカレッジ（固定源） ………………… 70
  - ──バリュー ……………………… 70, 88
- アンチカーブオブスピー ……………… 78
- アンテリアリトラクション ……………… 70
- 咽頭腔狭窄 ……………………………… 35
- 咽頭扁桃肥大 …………………………… 35
- うま味 ……………………………… 118, 120
  - ──の臨界期 ……………………… 118
- エステティックベンド ………………… 74
- エッジワイズ …………………………… 72
- エピジェネティクス（後成的遺伝学） … 38
- 嚥下 ……………………………………… 26
- オーバージェット ……………………… 62
- オメガ …………………………………… 82

[か行]

- CBCT …………………………………… 32
  - ──歯冠計測法 ……………………… 46
- Class I 仕上げと Class II 仕上げ ……… 42
- GUMMETAL ワイヤー ……………… 74, 100
- 開咬症例 ……………………………… 122
- 海馬 …………………………………… 118
- 解剖学的トレース ……………………… 8
- カウンセラー …………………………… 60
- 下顎成長促進 ………………………… 110
- 下顎頭 ……………………………… 10, 32
  - ──の吸収 ……………………… 108, 126
  - ──の左右差 ………………………… 32
  - ──の発生 …………………………… 10
  - ──の力学環境 ……………………… 111
- 顎位 …………………………………… 126
  - ──の決定 ………………………… 126
- ──の定まらない症例 ……………… 126
- 顎関節円板転位 ……………………… 108
- 顎関節部の機能検査 ………………… 108
- 顎顔面咽頭機能 ……………………… 50
- 顎顔面の成長 ………………………… 48
- 各椎間板の上下幅 …………………… 14
- 顎変形症 …………………………… 32, 66
- カセッテ ……………………………… 14
- 片側歯列弓拡大 ……………………… 84
- 肩こり ………………………………… 112
- 顎間ゴム ……………………………… 90
- 顎骨の歪み …………………………… 66
- カットモデル ………………………… 46
- カーブオブスピー …………………… 78
- 加齢変化の予測 ……………………… 36
- 気道の狭窄 …………………………… 34
- 機能訓練 ……………………………… 90
- 機能の問題 …………………………… 56
- 臼歯の圧下 ………………………… 122
- 急速挙上 ……………………………… 88
- 臼後結節 ……………………………… 92
- 頰筋 …………………………………… 56
- 頰骨弓下縁 ……………………………… 8
- 頰骨上顎縫合 ………………………… 92
- 筋牽引ベクトル ……………………… 42
- 筋電図 ………………………………… 28
- 筋突起 ………………………………… 8
- 筋力の左右差 ………………………… 66
- クローズドオメガ …………………… 82
- クロスエラスティックス ……………… 84
- クワドヘリックス ……………………… 84
- クーンタイプ ………………………… 80
- 形態と機能の相互関係 ……………… 20
- 頸椎 …………………………………… 14
  - ──の彎曲 ………………………… 106
- ゲイブルベンド ……………………… 74
- 外科矯正 ……………………………… 66
- 結紮線 ………………………………… 80
- 咬筋 …………………………………… 8
- 口腔周囲筋 …………………………… 98
- 咬合力 ………………………………… 76
- 口唇圧 …………………………… 96, 98
- 口唇の力 ……………………………… 56
- 構成咬合位 ………………………… 110
- 硬組織と軟組織の関係 ……………… 22

索 引

行動試験	118
呼吸	48
コスメティックベンド	74
骨移植	92
骨塩量	36, 37
骨格性の変形症	86
骨吸収のレートと骨形成のレート	60
骨の改造現象	54
骨の歪み	54
骨密度	8, 36, 54
コーティカルボーンアンカレッジ	76
コラーゲンの弾性	54
混合歯列期	56
──の抜歯	56
──の非抜歯	58
コンタクトポイント	46, 62, 76

[さ行]

サジタル・アプライアンス	40
左右の非対称性	32
Ⅲ級成分	90
歯根吸収	60, 100
歯根膜	54
歯根湾曲	18
姿勢	106
歯槽骨	54
歯槽部の骨	54
習癖	30
重力	14
──の影響	44
上顎骨複合体	40
上顎前方牽引装置	92
上顎の正面観咬合平面の歪み	86
食育	118
食生活	118
視力	116
心因的な過度の要求	60
神経管	60
神経新生	118
シンチバック	82
頭蓋	106
──に対する上顎の位置	56
──の触診	106
頭痛	112
ストリッピング	62
スプリント	126
スライディングメカ	70
生体力学	8, 44, 76, 102
正中口蓋縫合	92
成長・発育	56
舌縮小術	50
舌癖	26, 120
セファロトレース	8, 10
背骨の歪み	106
先天欠如歯	62
前方誘導路の決定	36
早期接触	108
側頭筋	8, 110
──後腹	8, 110
──前腹	8
咀嚼筋の牽引方向	110
咀嚼時の動き	26

[た行]

DNA解析	38
tonsillectomy（扁桃摘出術）	48
Tweed	72, 82
タイイングプライヤー	80
態癖	26
タングスパイク	96
タングトレーニング	50
力の作用点	8
椎間板の加齢の変化	37
ディスキング	62
ディスクレパンシー	124
──の予測	46
ティップバック	78
デンシトメトリー	36
動眼筋	116
──の過緊張	116
──の緊張緩和	116
統合失調症	121
トーイン	78

[な行]

軟組織の評価	20
日常生活	30
乳歯の前歯部反対咬合の治療	38

索　引

[は行]

PNF（固有受容性神経筋促通法） ……… 30, 86
premaxillary-maxillary suture（前上顎 - 上顎縫合）
　……………………………………………… 38
バイオテンプレート ………… 84, 86, 126
バイトレイズ ……………………………… 88
バクシネーターメカニズム（頬筋機能機構） …… 54
歯の移動速度 ……………………………… 54
パラレリング ……………………………… 18
パワーチェーン …………………………… 80
瘢痕 ………………………………………… 92
鼻咽頭気道 ………………………………… 34
皮質骨 ……………………………………… 60
鼻上顎複合体 ……………………………… 48
鼻粘膜の肥厚 ……………………………… 34
表情筋のマッサージ …………………… 116
表面筋電図 ………………………………… 28
フェイシャルタイプ ……… 36, 72, 98, 122
フォースシステム ……………………… 124
物理性状 …………………………………… 22
ブラックトライアングル ………………… 75
フラットワイズ …………………………… 72
ブルループ ………………………………… 70
フレアーアウト ………………………… 124
閉口筋の機能 ……………………………… 8
扁桃 ………………………………………… 34
　──摘出術 ……………………………… 48
縫合部 ……………………………………… 92

ポーター …………………………………… 84
頬杖 ………………………………………… 30
補綴 ………………………………………… 52

[ま行]

マキシマムアンカレッジ ………………… 82
毛細血管 …………………………………… 54
モダレートアンカレッジ ………………… 82

[や行]

八重歯 ……………………………………… 40
有限要素法 ………………………………… 45
ユーティリティーアーチ ………………… 54

[ら行]

ratio ………………………………………… 62
Ricketts ……………… 44, 78, 124, 126
ライノグラフ（鼻腔通気度計） ………… 48
リスクマネジメント ……………………… 60
リップバンパー …………………………… 84
リバースカーブオブスピー ……………… 78
$\sqrt{2}$の評価法 …………………………… 20, 22
ループ ……………………………………… 70

[わ行]

YJ system ………………………………… 88
矮小歯 ……………………………………… 52
　──の補綴 ……………………………… 53

あとがき

　中島榮一郎先生から本書のお話をいただいた時には，私の方が聞きたいこと多いのに？と，正直，戸惑った．しかし，対談は終始和やかに進行し，心から楽しい時間を過ごさせていただいた．

　臨床教育の現場において，先輩医師が後輩に問う質問には，答えがわかっているものと，自分でもわからずに悩んでいるものの2つが含まれている．

　特に，問題意識を持って深く考えてもらいたい場合や研究テーマとして選んでもらいたい場合などには，どうしても後者の範疇が多くなってしまう．

　案の定，医局の先生がたから集められた質問事項には，日頃，私が悩んでいる内容も多く，私の回答は，自分で質問して自分でわからないと答えているようなものも多くなってしまった．いずれの質問でも経験豊富な中島先生に助け舟を出してもらい，何とか切り抜けられた感がある．

　しかし，未だに解決されていない問題から眼を背けずに，今後，科学的にその答えを見つけていくこともわれわれには大事であると思われる．その点では，本書は，矯正臨床における研究テーマの『宝の山』と言ってもいいのかもしれない．

　読者諸氏が，各質問に対する答えを自分なりに考える契機とし，日常の臨床に新しい観点で臨んでいただければ，浅学を露呈した我身にとっても大きな幸せである．

　本書を作成するにあたり，夜遅くまで画像や文献を収集し整理してくれた二木克嘉先生（昭和大学助教），藤田悠子先生（同院生），および松崎智子さん（DH・中島矯正歯科），菅井ゆき子さん（DH・同上），栗田和江さん（認定心理士・同上）のみなさまのご協力に深謝したい．また今回，図版の提供を快く引き受けてくださった先生がたには心より御礼申し上げたい．

　そして，どうしても遅くなりがちな進行を，強い意志とプロの立場でご指導いただいたクインテッセンス出版の江森かおりさんに深甚なる感謝の意を捧げる．

　また本書のようなユニークな企画を快く取り上げてくださったクインテッセンス出版株式会社の佐々木一高社長に心から感謝を申し上げる．

2012年　早春

槇　宏太郎／中島榮一郎

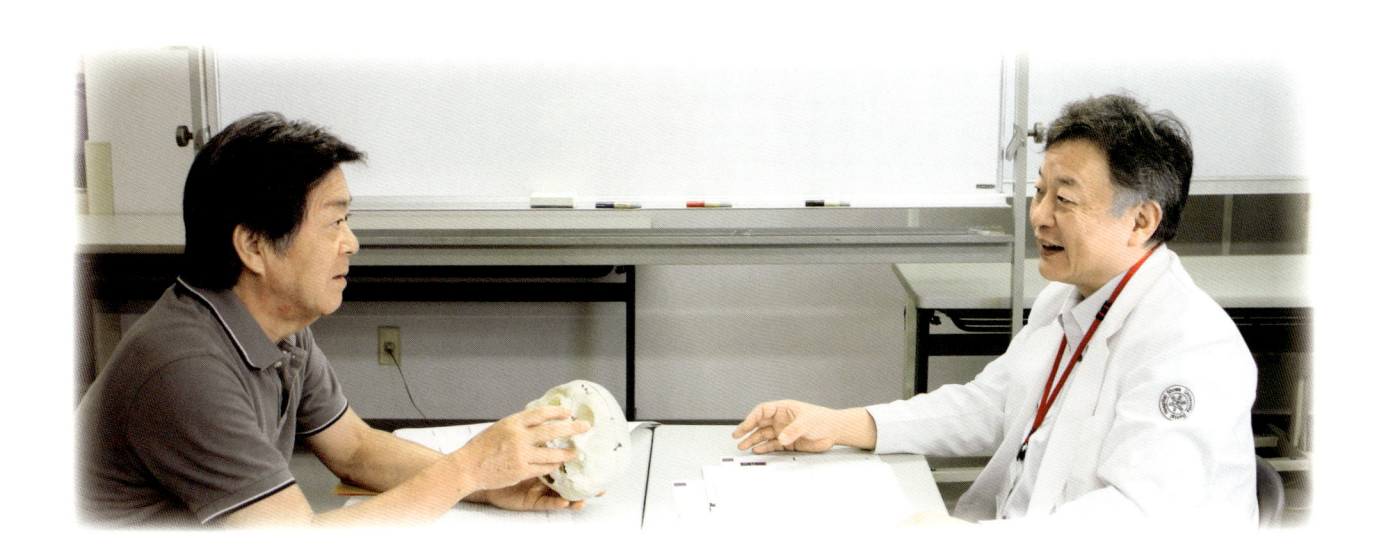

著者略歴

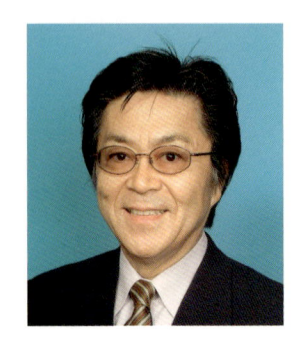

中島 榮一郎（なかじま えいいちろう）

東京都文京区開業．中島矯正歯科クリニック
1970 年　日本大学歯学部卒業
1972 年　東京医科歯科大学歯学部専攻生修了（矯正学）
1972～74 年　Drs. Galblum & Suyehiro 留学（米国ワシントン DC）
1974 年　文京区湯島にて専門開業
1981～82 年　UCLA 客員教授（米国）
2006 年～　臺北醫學大學臨床教授（台湾）
〈主な著書〉
『アトラス矯正に強くなる本』（クインテッセンス出版，2005）
『必ず上達ワイヤーベンディング』（クインテッセンス出版，2009）
『矯正歯科装置の技工ガイドブック（大づかみ矯正歯科臨床シリーズ）』（クインテッセンス出版，2011）ほか．

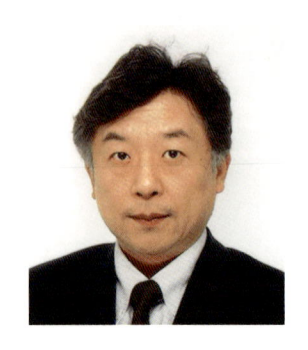

槇 宏太郎（まき こうたろう）

昭和大学歯学部・主任教授（歯科矯正学教室）
1989 年　昭和大学大学院・歯学研究科修了（歯学博士）
　　　　昭和大学歯学部・助手（歯科矯正学教室）
1995 年　昭和大学歯学部・講師（歯科矯正学教室）
1998 年　UCSF 客員教授（米国）
2003 年　昭和大学歯学部・主任教授（歯科矯正学教室）
2005～10 年　昭和大学歯科病院・副院長
2011 年　Basel 大学客員教授（スイス）
〈主な著書〉
『歯科矯正マニュアル』（南山堂，2006）
『歯科矯正学サイドリーダー』（学建書院，2009）
『矯正歯科治療　この症例にこの装置』（医歯薬出版，2010）ほか．

大づかみ矯正歯科臨床シリーズ
知りたい・聞きたい矯正歯科 Q&A

2012年 5 月10日　第 1 版第 1 刷発行

著　者　中島　榮一郎／槇　宏太郎

発 行 人　佐々木　一高

発 行 所　クインテッセンス出版株式会社
　　　　　東京都文京区本郷 3 丁目 2 番 6 号　〒113-0033
　　　　　クイントハウスビル　電話 (03)5842-2270(代表)
　　　　　　　　　　　　　　　　　(03)5842-2272(営業部)
　　　　　　　　　　　　　　　　　(03)5842-2275(the Quintessence 編集部)
　　　　　web page address　http://www.quint-j.co.jp/

印刷・製本　サン美術印刷株式会社

©2012　クインテッセンス出版株式会社　　　　禁無断転載・複写
Printed in Japan　　　　　　　　　　　　落丁本・乱丁本はお取り替えします
　　　　　　　　　　　　　　　　　　　　ISBN978-4-7812-0255-6　C3047
定価はカバーに表示してあります

必ず上達 ワイヤーベンディング

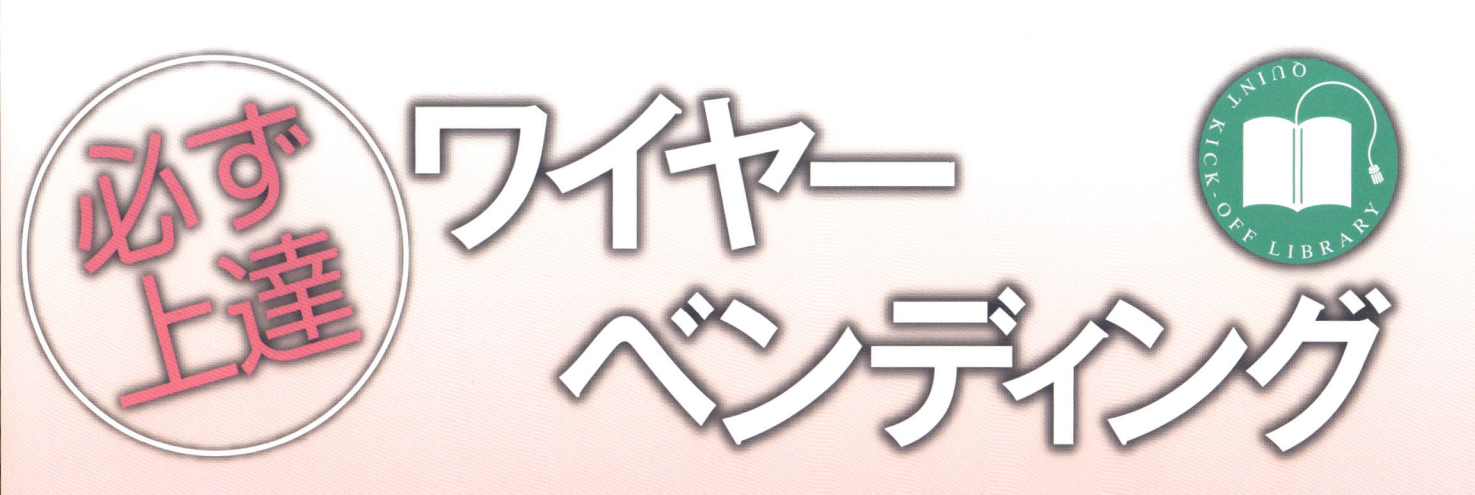

豊富な連続写真と簡潔な図説で
ワイヤーベンディング上達を目指す!

中島 榮一郎:著

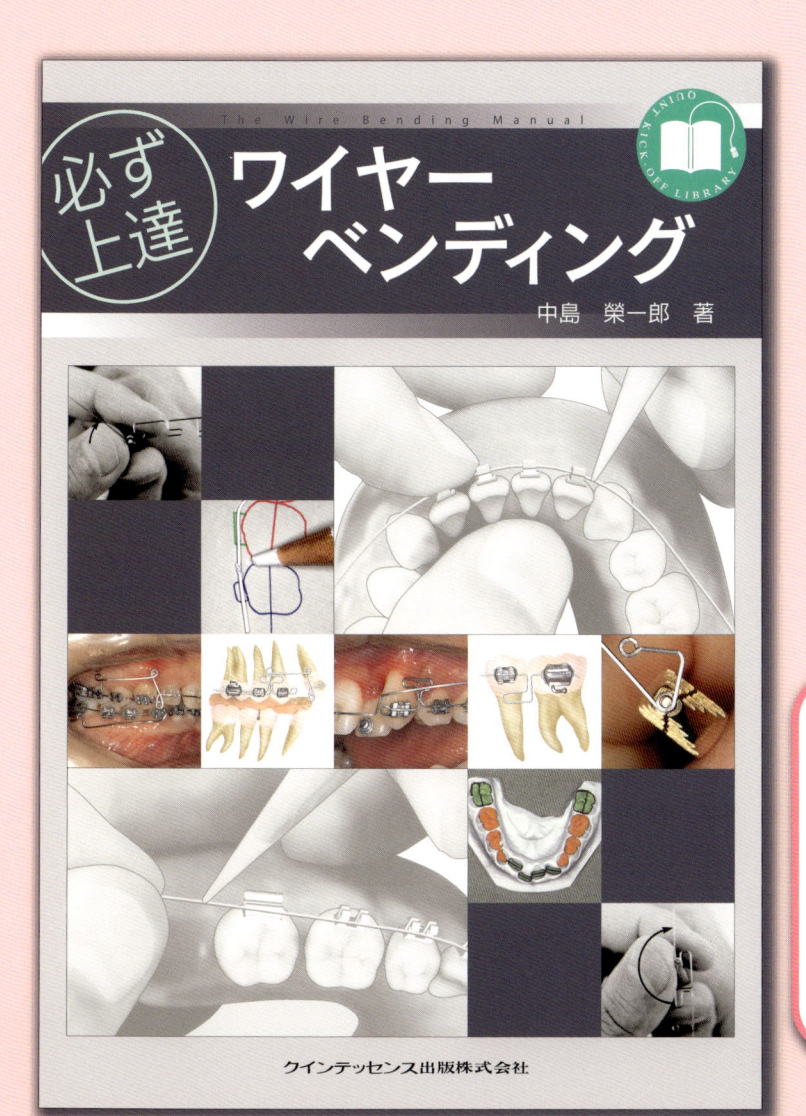

**矯正歯科治療を行う際に
もっとも大切なことのひとつは
アーチワイヤーの作成**

　矯正家は言うまでもなく、プライヤーを持つ姿勢や持ち方、使い方を各自が絶えず繰り返し修練して、上達することが大切。

　ファースト、セカンド、サードオーダーベンドを入れたコンティニュアス アイデアルアーチは、個々の歯がそれぞれどこに位置すべきかを理解するための基本中の基本である。

CONTENTS

第1章　「時間」と「重力」に対話する
　　　　ワイヤーベンディングとは?
第2章　カットモデルの役割
第3章　ベーシック ワイヤーベンディング
第4章　起こりやすいトラブルの調整法

●サイズ:A4判　●96ページ　●定価:5,040円(本体4,800円・税5%)

クインテッセンス出版株式会社
〒113-0033　東京都文京区本郷3丁目2番6号　クイントハウスビル
TEL. 03-5842-2272(営業)　FAX. 03-5800-7592　http://www.quint-j.co.jp/　e-mail mb@quint-j.co.jp

矯正歯科専門技工所発!
多様化する矯正歯科装置のマニュアル決定版

大づかみ矯正歯科臨床シリーズ

矯正歯科装置の技工ガイドブック

中島榮一郎／監修　阿曽敏正／著

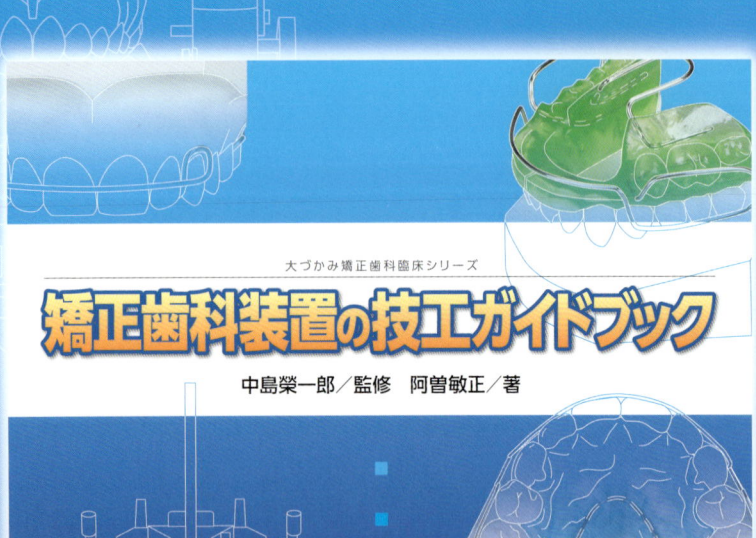

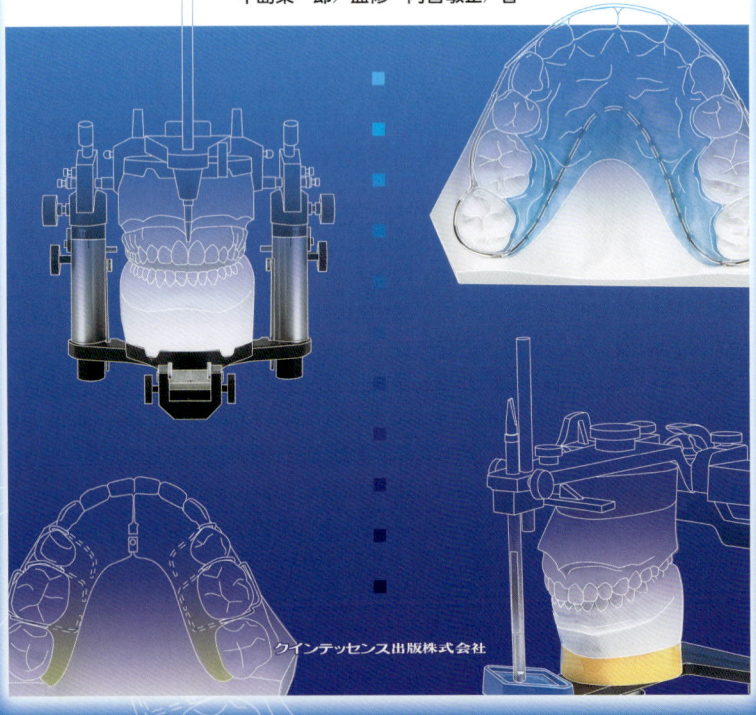

- 90点の装置*をタイプ別に分類配列
- 各装置の使用目的・利点・欠点がわかる
- 技工所に依頼する場合のポイントがわかる
- 図600点により製作工程を簡潔にまとめた
- 製品名で検索できる索引付き

CONTENTS

A 矯正装置

B 機能的矯正装置

E 口腔内装置（オーラルアプライアンス）

D 口腔内装置（マウスガード）

C 保定装置

F その他の装置
矯正模型／矯正装置／乳児用装置／
顎機能装置／歯面漂白用装置／舌側矯正装置／
クリアプラスティックアプライアンス／
3D模型／3D舌側矯正装置

(*: 国内外で矯正専門技工所を展開する(株)アソインターナショナル製品)

●サイズ:A4判変型　●132ページ　●定価:9,030円(本体8,600円・税5%)

クインテッセンス出版株式会社

〒113-0033　東京都文京区本郷3丁目2番6号　クイントハウスビル
TEL. 03-5842-2272（営業）　FAX. 03-5800-7592　http://www.quint-j.co.jp/　e-mail mb@quint-j.co.jp